全国中医药行业高等教育"十四五"创新教材

中医健康管理与常见病适宜技术

（供健康管理、针灸推拿学、康复治疗学、全科医学、护理学等专业用）

主　编　陈桂敏（海南医学院）
　　　　梁振钰（海南医学院）

全国百佳图书出版单位
中国中医药出版社
·北京·

图书在版编目（CIP）数据

中医健康管理与常见病适宜技术／陈桂敏，梁振钰
主编．—北京：中国中医药出版社，2022.11
全国中医药行业高等教育"十四五"创新教材
ISBN 978-7-5132-7727-3

Ⅰ.①中… Ⅱ.①陈… ②梁… Ⅲ.①中药学-保健-
中医学院-教材 Ⅳ.①R212

中国版本图书馆 CIP 数据核字（2022）第 137112 号

免费使用本书数字资源步骤说明
本书为融合出版物，相关数字化资源（如图片、视频等）在全国中医药行业
教育云平台"医开讲"发布。
资源访问说明
扫描二维码下载"医开讲"APP 或到"医开讲网站"（www. e - lesson. cn）
注册登录，在搜索框内输入书名，点击"立即购买"，选择"全部"，点击
"选择支付"（0.00 元），显示支付成功。
点击 APP 首页下方"书架" – "我的订单"，找到本书，即可阅读并使用数字
资源。或点击 APP 首页"扫图"，扫描书中二维码，即可阅读对应数字资源。

中国中医药出版社出版
北京经济技术开发区科创十三街 31 号院二区 8 号楼
邮政编码　100176
传真　010 - 64405721
北京联兴盛业印刷股份有限公司印刷
各地新华书店经销

开本 787×1092　1/16　印张 19.25　彩插 0.25　字数 422 千字
2022 年 11 月第 1 版　2022 年 11 月第 1 次印刷
书号　ISBN 978 - 7 - 5132 - 7727 - 3

定价　88.00 元
网址　www. cptcm. com

服 务 热 线　010 - 64405510
购 书 热 线　010 - 89535836
维 权 打 假　010 - 64405753

微信服务号　**zgzyycbs**
微商城网址　**https://kdt. im/LIdUGr**
官 方 微 博　**http://e. weibo. com/cptcm**
天猫旗舰店网址　**https://zgzyycbs. tmall. com**

如有印装质量问题请与本社出版部联系（010 - 64405510）

编写说明

中医药作为国人防病治病的常用方法，越来越受到国家政策的支持，因而国家对中医药教育教学改革也不断深化。强化实践教学环节，提高学生动手能力，培养学生运用中医思维解决临床实际问题的能力，已成为中医药院校和国家培训机构以及相关专业追求的共同目标。

健康医学是现代医学的发展趋势。随着经济的发展，人们对健康的观念也在发生变化，中医药在实现国民健康的社会目标中担当重要角色。中医药不仅是文化资源，也是科技创新之源、新经济增长点之源。发展健康产业、转变经济增长方式，中医将发挥更大的作用。这就为以治未病见长的中医药发展指明了方向，中医药在提高人民健康水平方面具有独特优势，在治病防病等方面能够为群众提供简便验廉的服务。

《"十四五"中医药发展规划》对中医药未来的发展工作进行了全面部署，在重点任务中提出了提升中医药健康服务能力，彰显中医药在健康服务中的特色优势。本教材的编写应正符合这一发展规划，对常见病的适宜技术进行了细化，为推广中医综合诊疗模式、建设中医医疗技术中心，挖掘、整理、评估、优化、创新、推广安全有效的中医医疗技术奠定坚实的基础，是培训必备的应用教材。

《中医健康管理与常见病适宜技术》是将中医常见病与适宜技术融为一体的创新教材，将常见病基础知识与临床各种疾病治疗适宜技术相结合，属于中医类大专、成人中医教育及中医相关健康管理专业课程改革教材。本教材编写目的是使学生在掌握基础理论知识的基础上，重点突出掌握临床常见病症适宜养疗技术的多种方法，这对提高中医相关专业医学生的健康管理意识及临床实际动手能力有很大帮助。本教材可作为中医院校学生的基础与实践技能合二为一的教材，供相关专业学生使用，也可供中医相关专业的健康管理师、临床医师、全科医师、护理人员及社区医务人员等学习参考。

全书分上、下篇，共14章。上篇中医健康管理服务规范、中医健康管理沟通技巧由陈桂敏、曹卫洁撰写，中医基础理论、四诊与辨证、常用技术基本操作由梁振钰、宫爱民、李凯、彭丹凤、崔亚娟、李宏英、张会杰撰写；下篇20多种常见病的辨证及其各种适宜调理技术由陈桂敏、唐晓亮、刘茜、孙塱、沈巍、王高岸、孟庆雯、吉珍料等撰写。全书不仅注重培养学生掌握中医基本理论、基本知识，更期望能运用这些知识更好地提高学生的动手操作能力、分析解决问题的能力，为中医健康管理及临床服务打下坚实的基础。

本教材按照中医学院课程体系改革的指导意见，结合中医学课程的特点和中医院校教学的具体情况，由一线任课教师进行编写，编写中突出体现了中医学的传统特色，同时编入了综合应用基础知识进行各种实践操作的相关内容，不但总结了我们自身教学实践的经验，也参考了兄弟院校及医务工作者的相关经验，在此致以深深的谢意！由于我们开展实训教学工作的经验尚少，必然会有许多不足，敬请各位同道斧正！

《中医健康管理与常见病适宜技术》编委会

2022 年 4 月

目　录

下篇　常见病知识与适宜调理技术

上　篇　**基础知识**

第一章　中医健康管理服务规范 ▷▷▷▷

第一节　中医药健康管理服务内容

一、服务内容

1. 中医体质辨识：按照各年龄段人群生理特点设计问题，制定量表，采集信息，根据体质判定标准进行体质辨识，并将辨识结果告知服务对象。

2. 中医药保健指导：根据不同体质从情志调摄、药食调养、起居调摄、运动保健、穴位保健等方面进行相应的中医药保健指导。

二、服务要求

1. 开展中医药健康管理服务可结合人群年龄段不同特点设置每年一次的健康体检和慢病管理及日常诊疗时间。

2. 开展中医药健康管理服务的乡镇卫生院和社区卫生服务中心（站）应当具备相应的设备和条件。有条件的地区应利用信息化手段开展老年人中医药健康管理服务。

3. 开展中医体质辨识工作的人员应为接受过中医药知识和技能培训的中医药专业人员。开展中医药保健指导工作的人员应当为中医类别执业（助理）医师或接受过中医药知识和技能专门培训能够提供上述服务的其他类别医师。

4. 服务机构要加强与当地居委会、派出所等相关部门的联系，掌握人口信息变化。

5. 服务机构要加强宣传，告知服务内容，使更多的人愿意接受服务。

6. 每次服务后要及时、完整记录相关信息，纳入人群健康档案。

三、考核指标

1. 中医药健康管理服务率＝接受中医药健康管理服务居民数/年内辖区内常住居民数×100％。

2. 中医药健康管理服务记录表完整率 = 抽查填写完整的中医药健康管理服务记录表/抽查的中医药健康管理服务记录表×100%。

第二节　中医药健康管理服务流程图（图1-1）

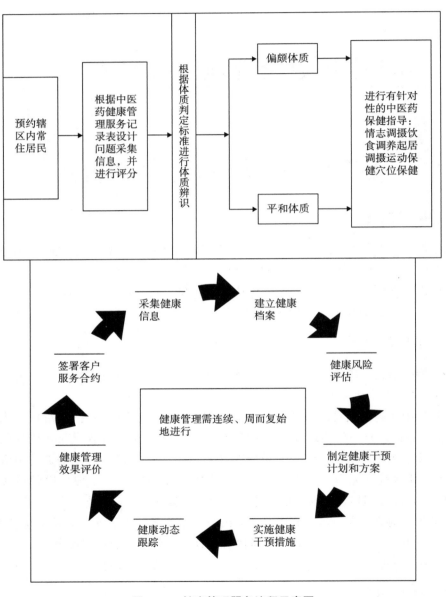

图1-1　健康管理服务流程示意图

第二章 中医健康管理沟通技巧 ▷▷▷▷

第一节 沟通的基本技巧

一、举止端庄，态度热情

医务工作者应举止端庄、态度热情，使患者及其家属产生信赖感和亲切感，缓解紧张情绪，有利于患者陈述病情、告知与疾病相关的隐私等，从而能更加全面获取可靠的病史，利于对疾病的诊断和排除。

此外，工作环境应保持干净整洁，桌面各类纸张报告摆放整齐有序，可以使患者、患者家属对医生留下条理清楚的良好印象。

医生在进行体格检查时，态度认真庄重，要按照一定顺序检查，根据患者病情选择舒适的体位，动作敏捷、手法轻柔，用语言转移患者的注意力，避免让患者频繁更换体位，以免增加患者的痛苦。检查异性、畸形患者时，尊重患者，心正无私。

二、全神贯注，语言得当

医生要精神集中、沉着冷静，语言温婉、通俗简单，避免使用有特定含义的医学术语，避免使用惊叹、惋惜、埋怨的语言，以免增加患者的心理负担。

多使用礼貌用语，如："您好""请坐，请稍候！""请问您感觉哪儿不舒服？""我将为您做一下身体检查，请您配合一下！""谢谢您的合作"，等等。

平等对待，一视同仁。医生应从患者的痛苦出发，换位思考、设身处地，把患者当做亲人来对待。一切为患者利益着想，尽可能为患者及其家庭、社会减少治疗费用，减轻经济负担。

称呼要得体。医生在诊疗过程中要根据患者的身份、年龄等具体情况，因人而异，称呼要得体、恰当，让患者对医生产生良好的第一印象，为后续就诊做好准备。

三、耐心聆听，正确指导

医生要耐心聆听患者及其家属的诉说，并进行整理、分析，引导患者陈述有关病情的重要信息，从而给出正确的指导意见，避免机械性地听记模式，避免主观臆断以及误导。

耐心聆听，主动参与。用温和的语言与病人交流，给予患者积极的反馈。善于使用安慰性、鼓励性和劝说性的语言引导，缓解病人痛苦与紧张情绪，以促进医患双方的交流。

正确指导，尽职尽责。如在开立辅助检查项目时，要耐心地向患者及及家属解释检查目的和意义，从患者所患疾病诊察实际出发，避免"广撒网"式、漏做等失职行为出现。当遇到开具风险性较大的检查时，应耐心详实讲解，得到患者的理解和同意，疏导其因紧张或惧怕痛苦而拒绝检查的情绪，讲清辅助检查对诊断和治疗的意义。

繁杂的临床工作，有效的交流与沟通，需要医生能够认真、静心、耐心地聆听患者的诉说，因为这个行为对于患者心理上来说也是一种释放和安慰。我们除了是一名优秀医生，也是一名耐心的聆听者。

四、重视心理，和谐沟通

患者除了具有一般人共有的心理需求以外，同时具有在疾病状态下的特殊心理需要，比如：接纳、尊重、安全以及提供诊疗信息的需要。各类患者的心理特点也有差异，门诊患者希望能及时就诊，得到良好医护对待，期盼明确的诊断以早治疗；住院患者由于环境突变、疾病较为严重的因素，更多的是负性心理，易焦虑和自我认同迷失。

医生在交流沟通时，耐心聆听，与患者同感反应，控制谈话方向，引导患者情绪疏泄，并及时适当的作出反应和反馈，在恰当时机选择沉默。

医患沟通是互动的、双向的，患者也会因为社会背景、文化素养的不同而在医生面前有不同的表现。所以在要求医生的同时，患者也应该做到真诚地配合、理解，不隐瞒病情，真实的主诉，不能有意夸大病痛。只有在医患双方共同、友好的参与下才能达到和谐沟通的目的。

第二节　中医医患沟通特点

中医学具有深厚的传统文化背景与中医学丰富的人文精神以及整体观念、辨证论治思想指导下，中医医患沟通除了一般医患沟通的作用与特点之外，还具有其自身的特点。

一、医理通俗易懂

中医学深植于中国传统文化的土壤，在其发生与发展过程中，深受中国文化的影响，同时也深扎于民众的日常生活中。比如道家提出"顺应自然，返璞归真"的养生思想，民俗文化"艾叶辟邪"之说，端午节饮用雄黄酒的习俗，等等。在中国文化背景下形成中医学理论，贴近自然，接近生活，因此在医患沟通中易被患者接受与理解。

二、注重整体

注重整体体现在两方面，一是人与自然、社会环境的统一性，二是人体自身的整体性。

1. 统一性：它是以人为中心，以自然环境和社会环境为背景，阐述"形与神俱""天人合一"的理论，因此中医在研究生命、健康、疾病等问题时，不仅要着眼于患者自身的情况，而且要重视自然和社会环境对人体的影响。在沟通过程中，医者要从人体是一个有机整体和"天人合一"的角度与患者沟通。

2. 整体性：中医学理论是以整体观念为指导，强调人体自身的整体性，包括各个部分的全息性和部分之间的联系性。"有诸内，必形诸外""视其外应，以知内脏"，即通过观察人体外在的生理病理表象，则可推断体内脏腑的变化。此外也强调了脏腑之间的整体性，生理上是协调统一，病理上是互相影响的，如肝失疏泄，不仅表现出肝脏本身的病变，常影响脾胃的运化功能而出现脘腹胀满、不思饮食等，也可影响肺气的宣发肃降功能而见咳喘，影响心神则见烦躁不宁、郁闷等。

因此，医生在与患者沟通时，既要注重其是独立的个体，也是与自然环境的整体。

三、注重自然

"人与天地相应"，人们要了解和掌握自然变化规律，主动采用养生模式，使人体生理活动与自然界变化规律相适应，这样才能增强正气，避免邪气的侵袭，从而达到未病先防。《素问·上古天真论》言："虚邪贼风，避之有时"，说的是要谨慎躲避外邪侵害，如夏日避暑、秋天防燥、冬天防寒等；避疫毒，防外伤与虫兽伤；讲卫生，防止环境、水源和食物的污染等。

中医有很多自然疗法，如体育锻炼、药膳保健、针灸、推拿、气功、药浴等治疗方法，以其副作用很少并简便廉验而更易于被患者接受。

四、注重养生

在中医学"上工治未病"的指导下，中医重视对生命的养护。如《素问·四气调神大论》提出"春夏养阳，秋冬养阴，以从其根"，即要遵循四时变化，调整养生方法。中医学指导养生保健，认为锻炼形体可以促进气血流畅，使肌肉筋骨强健，脏腑气机顺畅，传统的健身术如太极拳、易筋经、八段锦等。

中医养生的意义在于通过各种调摄保养，增强自身体质，提高正气，以减少疾病发生。因此，中医在诊疗过程中，医者会对患者给予养护生命方面的教育和指导，这种沟通方式深受患者喜爱，有利于医患间的沟通与交流。

五、注重个性

"因时、因地、因人制宜"是中医学的基本治疗原则之一，在这一原则的指导下，中医医生对患者的诊治及诊疗更具个性化。在治疗疾病时，应考虑时令气候、地域环境、患者性别、年龄、体质等因素，做出具体分析，区别对待，因时、因地、因人制订出适宜的治疗方案。

六、注重与患者的接触

中医治疗具有独特之处，脉诊、腹诊、推拿、针灸等是中医运用非药物的治疗手段，这些手段都需要与患者较长时间的皮肤接触，这种建立在接触基础上的非语言沟通手段，有利于医生与患者建立信任关系，进而有利于医患之间的交流。

第三章　中医基础理论 ▷▷▷▷

第一节　绪论

【教学要求】

1. 掌握奠定中医学理论体系基础的经典著作；
2. 掌握中医学的基本特点；
3. 熟悉整体观、辨证论治的运用概况；
4. 了解各个历史发展时期的代表性医学著作和人物。

中医学是中华民族在长期的生产过程与生活实践中，经过反复的医疗实践和积累总结而逐渐形成的独具特色的一门传统医学。本教材介绍的内容分以下部分：

1. 中医学的形成和发展；
2. 中医基础理论，介绍中医学对人的正常的生理、病理变化的认识；
3. 中医诊断及辨证方法，通过中医四诊辨证分析疾病证候类型；
4. 中医对常见病的诊治技能。

一、中医学的学科属性

中医学源自广大劳动人民几千年的生产及社会实践，其在理论的形成和发展过程中，不断吸纳当时的学科研究进展，尤其是我国古代朴素唯物主义哲学、天文学、气象学、地理学、生物学、农学等，如中医借助阴阳学说、五行学说等哲学概念，形成了自己独特的理论体系；借助古代地理学的知识，医家提出疾病治疗中因地制宜的治疗原则；受启于兵法，古代医家又制订了许多疾病的治疗方法。由此可见，多种属性、多门学科的相互渗透，构建和形成了中医学独具特色的理论体系和诊疗方法。

二、中医学的发展简史

（一）形成期

中医学理论体系形成于战国至两汉时期。《黄帝内经》《难经》《伤寒杂病论》《神农本草经》等医学专著的问世，标志着中医学理论体系的初步形成。

《黄帝内经》（简称《内经》），包括《素问》和《灵枢》两部分，共 18 卷，162 篇。该书约成书于战国至秦汉时期，系统总结了春秋战国以前的医疗成就和治疗经验，确定了中医学的理论原则，系统地阐述了中医学的思维方法，人与自然的关系，人体的生理、病理及疾病的诊断、防治等，内容十分丰富，为中医学理论体系的确立奠定了基础。

《难经》相传系秦越人（扁鹊）所作。《难经》在《内经》的基础理论上，对疾病的生理、病理、诊断、病证及治疗等均有进一步阐释，尤其对脉学有较详论述和创见，与《黄帝内经》同为后世指导临床实践的重要著作。

《伤寒杂病论》由东汉末年，著名医学家张仲景所著（145—219）。本书开创了脏腑及六经辨证论治先河，丰富了中医理论和实践经验，使中医学上升到了一个新的高点，因此张仲景被后世尊称为"医圣"。

《神农本草经》（简称《本经》或《本草经》），是我国现存最早的药学专著。书中记载药365种，并根据药物毒性的大小分为上、中、下三品，并且提出了药物"四气五味"的药性理论，中药七情的药物配伍，这些理论的提出为组方提供了重要的理论依据，使中医学理论体系更加充实。

（二）发展期

1. 魏晋隋唐时期：晋·王叔和著《脉经》，共10卷，是我国第一部脉学专著，丰富了脉学的基本知识和理论。《脉经》对中医的脉学进行了全面系统的论述，如提出了"寸口诊法"。

皇甫谧的《针灸甲乙经》我国现存最早的针灸学专著，该书收集了魏晋以前针灸经络理论，论述了藏象、经络腧穴、诊断、针灸操作等内容，对后世针灸学的发展有很大贡献。

隋·巢元方的《诸病源候论》是我国第一部病因病机证候学专著，该书总结了晋魏以来的医疗和成就，重视病源的研究，指出绦虫病、疥疮和某些传染病病因及特点等。病源的研究进一步提高了医学理论及实践。

唐·孙思邈的《千金要方》《千金翼方》，两者简称为《千金方》。书中内容涉及临床各科，丰富了临床应用。

2. 宋金元时期：金元时期，由于当时历史条件，医学产生了各家学派，形成了百家争鸣的局面，各种专科和综合性论著，不断涌现。其中，金元四大家对中医学理论的发展做出了重要的贡献。

南宋·陈言（字无择），著成《三因极一病证方论》一书，简称《三因方》。全书共18卷，对病因提出了新的分类方法，其将病因归纳为三大类：外因、内因、不内外因。陈无择的"三因学说"，是对宋以前病因理论的总结，对后世的病因学的发展影响深远。

"金元四大家"有以下人物：

刘完素（字守真）（1110—1200），金时河北省河间县人，创河间学派，后人称刘河间。刘氏以火热立论，主张六气（风、寒、暑、湿、燥、火）皆从火化，"五志过极皆能生火"。认为病因以火热为多，化火化热是外感病的主要病机，提倡火热学说。他提出的治疗原则为：百病皆因火热，用药多属寒凉，治疗力倡寒凉清热，故人称其为"寒凉派"。他的代表著作有《素问病机气宜保命集》《素问玄机原病式》等。

张从正（字子和，号戴人）（1156—1228），金时河南人，传刘完素之学，认为病由邪生，邪非人身所有，提出"邪去正安说"。病邪来自外，或由内生，均以祛邪方法为主，治疗上主张用汗、吐、下三法攻邪，邪去则正安。三法中张氏尤其注重下法，故后人称之为"攻邪派"。代表作《儒门事亲》。

李杲（字明之，号东垣老人，后人尊称李东垣）（1180—1251），元时河北定县人，强调胃气的强弱对发病的决定性作用，主张脾胃健全，则不易生病，如果生了病也容易治愈，提出了"内伤脾胃，百病由生"学说，善用温补脾胃、补中益气的治疗方法，因此后人称其为"补土派"。李氏代表作有《内外伤辨惑论》《脾胃论》等。

朱震亨（字彦修，后人尊称丹溪翁）（1281—1358），元时浙江人。传刘完素之学，重视相火妄动，属邪火，容易耗伤真阴，因此提出"阳常有余，阴常不足"之说。在治疗上注意滋阴，提倡"滋阴降火"，故后人称之为"滋阴派"。代表作有《格致余论》《局方发挥》等。

3. 明清时期：这一时期，理论和临床都有新的成就和发展，以药物学和温病学较为突出。

药物学有了突出的发展。明代医家兼药学家李时珍（1518—1593）撰成《本草纲目》一书，该书对后世药物学的发展做出了非常重大的贡献。这部书先后被译成多国文字，成为世界上研究自然科学重要的参考资料。李时珍被尊为世界四大科学家之一。

明清时期温病学说的形成和发展，是中医学理论的创新与突破。著作有《温热论》《温热条辨》《湿热病篇》《温疫论》等，这些著作对温病的病因、发病和辨证论治都做了比较系统的论述，弥补了《伤寒论》的不足，在治疗急性热病方面做出了巨大的贡献。叶天士、薛雪、吴鞠通和王孟英，后人称为清代温病四大家。

4. 近代与现代：近代时期（鸦片战争后），社会制度的变更，中西文化出现了大碰撞，中医学理论的发展呈现出两种趋势：一种是继续收集和整理前人的学术成果，如20世纪30年代曹炳章主编的《中国医学大成》；一种是提倡中西汇通和中医学理论科学化，以朱沛文、唐宗海、张锡纯、恽铁樵为代表的中西汇通学派，认为中西医互有优劣，主张汲取西医之长以发展中医，中西汇通的代表作如张锡纯所著的《医学衷中参西录》。

现代时期（新中国成立后），国家大力提倡中西医结合，继而倡导以现代多学科方法研究中医。中医药的对外交流与日俱增。

三、中医学理论体系的特点

（一）整体观念

中医学认为人体是一个有机的整体，人体的各个结构有机联系，在生理上相互联系，病理上相互影响；同时认为季节气候、地理环境等因素对人体生理病理也有不同程度的影响，所以中医学的整体观念既包括人体内部的统一性，又强调人体与外界环境的统一性。

1. 人是一个有机整体

（1）生理上的整体性

①形体结构：人体由若干脏腑器官构成。这些脏腑器官在结构上不可分割、生理上相互关联。如心主血脉，开窍于舌，与小肠相表里；肺主气，开窍于鼻，与大肠相表里等。形体结构统一性体现在五脏一体观，以五脏为中心，配合六腑，通过脏腑经络系统"内联脏腑，外络肢节"的作用实现。

②形神合一：形，形体，构成人体活动的生命物质，中医认为人体生命活动物质基础为精、气、血、津、液等。

神，有广义和狭义之分。广义的神，是指人体生命活动的总体现；狭义的神，是指人的精神意识思维活动，神对形体起主宰作用，形神统一，是生命存在的保证。

（2）病理上的整体性：人体是一个内外紧密联系的整体，在生理上既然是协调统一，在病理上必然是相互影响，因此在分析机体疾病的病理机制时，应处理好局部与整体的辨证关系。如肝的疏泄功能失常时，容易出现急躁易怒、面红目赤、胸胁胀痛，而且常影响到脾的运化功能而出现脘腹胀满或疼痛、恶心呕吐等症，也会影响女子的排卵与月经，男子的排精与生殖功能。

（3）诊断及治疗上的整体性：中医认为，各脏腑、形体、官窍无论在生理还是病理上都是相互联系、相互影响的，因而在诊察疾病时，可通过观察分析形体、官窍等外在的病理表现，推测内在脏腑的病变，为治疗提供可靠依据。验舌与面部色诊都是中医学整体诊病思想的具体体现。

在疾病的治疗方面，中医学同样重视整体观念，强调局部与整体的关系。如对耳聋耳鸣的治疗，耳的听觉功能是否灵敏，与肾中精气是否充盈密切相关，如果肾中精气不足，髓海失养，则可出现耳聋耳鸣的症状，故治疗上可用补益肾精的方法治疗。

2. 人体与外界环境的统一性：外界环境包括了自然环境与社会环境，两者均是我们人类赖以生存的必要条件，任何一方出现变化，都会影响人的生理功能。中医学认为，人自身与自然环境、社会环境有着不可分割的关系。

（1）人与自然界的统一性：人和自然的关系《素问·四气调神大论》认为"夫四时阴阳者，万物之根本也"。人类生活在自然界之中，自然界是人类赖以生存的必要条件。自然界的运动变化又可以直接或间接地影响着人体，从而使机体相应地发生生理和病理上的变化。

①季节气候与人体：一年四时气候呈现出春温、夏热、秋燥、冬寒的节律性变化，人存在于自然界中，因而人体也就相应地发生了适应性变化，如果出现气候剧变或者反常，超过了人体调节功能，那么人体就会发生疾病。不同的季节，多发病或时令性的流行病有着明显的季节倾向，如春季多风病，夏季多暑病，长夏多湿病，秋天多燥病，冬天多寒病。

②昼夜晨昏与人体：人体气血阴阳运动不仅随着季节气候的变化而变化，而且随着昼夜的变化而发生节律性的变化。如人体的阳气，随着昼夜阳气的朝始生、午最

盛、夕始弱、夜半衰的阴阳消长而出现规律性的波动。昼夜的变化，对疾病也有一定影响。一般而言，大多白天病情较轻，傍晚加重，夜间最重，呈现出周期性的起伏变化。

③地域与人体：不同的地质水土、地域气候、人文地理、风俗习惯等，一定程度上，影响人们的生理功能和心理活动。一般而言，江南地区，地势低平，气候多温暖而湿热，人体腠理多疏松；西北地处高原，气候多燥寒，人体腠理多致密。

（2）人与社会的统一性：人有自然的属性，也有社会属性，是一切社会关系的总和。人既然生活在社会环境之中，社会的变化与人的身心健康及疾病的发生有着密切关系，心理性因素的发病在人们生活中占有的位置越来越重要。比如"焦虑症""抑郁症"，等等。

（二）辨证论治

辨证论治是中医学认识疾病和处理疾病的基本原则。它能指导人们从整体、全面、联系的观点去认识健康与疾病，属于中医学的基本特点之一。

1. 病、症、证的基本概念

病即疾病，是致病邪气作用于人体，邪气与机体正气相互斗争，引起结构损伤或功能障碍的完整的生命过程。中医学认为：疾病的临床表现以症状、体征为基本组成要素。

症即症状与体征，是疾病过程中表现出的外在表现，如头痛、咳嗽、恶心等。能被觉察到的客观表现则称为体征，如舌苔、脉象等。广义的症状包括体征。

证，是指机体在疾病发展过程中某一阶段的病理概括。是疾病处于某一阶段的各种临床表现，结合当时自然、社会等因素进行分析，归纳和综合出疾病的病因、病位、病性及病势。

症、证、病三者既有联系又有区别。"症"所反映的只是疾病过程的个别表面现象，孤立的症状，并不能揭示疾病的本质，是构成病与证的基本要素。"证"所反映的是疾病发展过程中某一阶段的阶段性病理本质，由若干症状、体征按照一定规律组合而成。"病"由若干阶段的证（症状、体征）组合而成。如感冒（病），证型可以是风寒表证（证），症状可以是发热恶寒，无汗，鼻塞流涕，头身疼痛，口不干，咳痰清稀，舌淡红，苔薄白，脉浮紧。但是三者间有密切的关系，缺一不可。

所谓辨证，就是将四诊（望、闻、问、切）所收集的资料（症状和体征），通过分析、综合，辨清疾病的原因、性质、部位，以及邪正之间的关系，概括、判断疾病为某种性质的证候。所谓论治，又称施治，就是根据辨证的结果，确定相应的治疗原则和方法。辨证论治即在中医学理论指导下，通过四诊所获得的资料进行分析综合，归纳判断出疾病的证型，并以证为据点确立治疗的原则和方法，付诸实施的过程。

2. 同病异治和异病同治

（1）同病异治：指同一种病，由于发病的时间、地点以及患者机体的适应、反应性不同，或处于不同的发展阶段，所以表现出不同的证，因而治疗也不同。如同是感冒一种病，根据临床表现，可分为风寒表证和风热表证，风寒表证治疗宜辛温解表，风热表证治疗宜辛凉解表。同病异治的核心、重心是同病，由于证型不同，治疗的方法也不一样。

（2）异病同治：不同的病，在其发展过程中由于出现了相同的病机，证候相同，因而可以采用相同的方法治疗。如妇女产后由于调理不当而引起的子宫下垂，这属于中气下陷证，而由于久泻久痢后出现了脱肛，这也是中气下陷导致的，属于中气下陷证，既然证型相同，这两种病都可以用补中益气的方法治疗。

中医强调治病在治疗的过程中要因时、因地、因人制宜，从整体出发，全面了解和分析病情，不仅要注重病变的局部变化、病变所在脏腑的病理情况，而且更要注重病变脏腑与其他脏腑的关系，从整体上把握阴阳气血失调的情况，以达到协调气血阴阳的平衡，消除病邪、治愈疾病的目的。辨证论治实质上就是整体治疗观的体现。

【复习题】

1. 中医学的学科属性体现在哪些方面？
2. 金元四大家各家学术理论是什么？
3. 何谓"整体观念"？何谓"辨证论治"？其在中医学中具有什么指导意义？

第二节　哲学基础

【教学要求】

1. 掌握阴阳、五行的概念及其基本内容；
2. 熟悉阴阳学说、五行学说在中医学中的应用；
3. 了解古代哲学精、气的概念，精气学说的内容及精气学说在中医学中的应用；
4. 通过实训能初步运用阴阳、五行理论分析疾病病证。

哲学是人们对于自然、社会和思维的根本观点和认识体系。医学在于探索生命的奥秘与健康和疾病的运动规律，属于自然科学范畴。因此，医学须以先进的哲学思想来建构自己理论体系的世界观和方法论。

中医学理论体系形成于战国至秦汉时期，在"诸子蜂起，百家争鸣"的时代，中国古代哲学思想得到较大的发展。代表文化进步及科学发展的精气学说、阴阳学说、五行学说，对中医学理论体系的形成产生深刻的影响。

一、精气学说

精气学说，是研究精气的内涵及其运动变化规律，并用以阐释宇宙万物的构成本原及其发展变化的一种古代哲学思想。是中医理论中重要的内容和组成部分，广泛地应用于人体的生理、病理、疾病的诊断及防治研究。

（一）古代哲学精与气的基本概念

在古代哲学范畴中，精与气的概念基本上是同一的，指的是存在于宇宙万物中运行不息的无形可见的极细微物质，构成了宇宙万物的共同本原，是宇宙万物发生发展和变化的动力源泉。

精，首见于《道德经·二十一章》："道之为物，惟恍惟惚。……。窈兮冥兮，其中有精；其精甚真，其中有信。"此处认为"精"为"道"的内核。在中国古代哲学中，精与气的概念时分时合，故又称精气，是一种充塞宇宙之中的无形（指肉眼看不见形质）而运动不息的极细微物质，是构成宇宙万物的本原；在某些情况下它专指气中的精粹部分，是构成人类的本原。中医学有关精的认识多指狭义之精，如《易·系辞下》说："男女构精，万物化生。"把本为医学中男女两性之生殖之精相结合引申为天地阴阳精气相合而万物化生。

气的概念源于"云气说"。云气是气的本始意义，如《说文》载："气，云气也。"古人在对日常自然现象的观察与体验中，意识到自然界有形质之物皆由风、云之类的无形无状而变幻多端、运行不息之物所造就；同时，在对人体生命现象的观察中，呼吸之气、人活动时身体散发的"热气"等也感悟到气的存在。因此，古人将对自然界的云气、风气及人体的呼吸之气、热气等常识的气的概念引申提炼为哲学气的概念。气是无形而运行不息的极细微物质，是宇宙万物构成的本原。

（二）精气学说的基本内容

1. 精气是构成宇宙的本原：精气学说认为，宇宙中的一切事物都是由精或气构成的，宇宙万物的生成皆为精或气自身运动的结果，精或气是构成天地万物包括人类的共同原始物质。

2. 精气的运动与变化：精气是活动力很强，运行不息的精微物质。由于精气的运行不息，使得由精气构成的宇宙处于不停的运动变化之中。自然界一切事物的纷繁变化，都是精气运动的结果。气运动的形式多种多样，但主要有升、降、聚、散等几种。气的升降聚散运动产生宇宙各种变化的过程，可促使新生事物的发生、发展，又能引致许多旧事物的衰败与消亡，如此维持了自然界新陈代谢的平衡。

3. 精气是天地万物相互联系的中介：精气作为天地万物之间的中介，维系着天地万物之间的相互联系，使它们成为一个整体，通过气的中介作用，人与天地万物之间相互影响、相互作用，如自然感应，昼夜、季节气候变化与人的生理与病理过程变化息息相通。

4. 天地精气化生为人：古代哲学家认为，人类由天地之精气相结合而生成。《管子·内业》说："人之生也，天出其精，地出其形，合此以为人。"人为宇宙万物之一，宇宙万物皆由精气构成，那么人类也由天地阴阳精气交感聚合而化生，即气中的精粹部分所化生。

（三）精气学说在中医学中的应用

精气学说对中医学理论体系的形成，尤其对中医学精气生命理论和整体观念的构建，产生了深刻的影响。

1. 对中医学精气生命理论构建的影响：中医学的精气学说是研究人体内精与气的内涵、来源、分布、功能、相互关系，以及与脏腑经络关系的系统理论。中医学的精，又称精气，是指藏于脏腑中的液态精华物质，是构成人体和维持人体生命活动的最基本物质。人体的各脏腑形体官窍，是由精化生，推动和调控人体生命活动。

中医学的气，是指人体内生命力很强、不断运动且无形可见的极细微物质，气的不断运动，促进精的化生，推动和调控着人体内外的新陈代谢，推动和调控着脏腑的功能，从而维系着人体的生命进程。

中医学的精气理论接纳了古代哲学精气学说的精髓，是将古代哲学的精气学说，作为一种思维方法来应用的。

2. 对中医学整体观念构建的影响：古代哲学的精气学说认为，精气是宇宙万物的构成本原，涵盖了自然、社会、人类的各个层面。人类为自然万物之一，在中医学认为，人与自然、社会环境之间时刻进行着各种物质和信息的交流，通过精与气的中介作用，达到人与自然、社会环境相统一。

二、阴阳学说

阴阳学说认为：世界是物质性的整体，宇宙间一切事物不仅其内部存在着阴阳的对立统一，而且其发生、发展和变化都是阴阳二气对立统一的结果。中医学用阴阳学说阐明生命的起源和本质，人体的生理功能、病理变化，疾病的诊断和防治的根本规律。

（一）阴阳的基本概念和特征

1. 阴阳概念：阴阳是对自然界相互关联的某些事物和现象对立双方的概括，含有对立统一的概念，代表两个相互对立事物以及同一事物内部相互对立的两个方面。如明与暗、表与里、寒与热等，又表示两种对立的特定的运动趋向或状态，如上与下、动与静、迟与数、内与外等。

2. 事物的阴阳属性：《素问·阴阳应象大论》提出"水火者，阴阳之征兆也"。中医学以水火作为阴阳的征象，水为阴，火为阳，反映了阴阳的基本特性。一般来说，阳代表事物具有动的、活跃的、刚强的等属性的一方面，例如，运动、刚强、兴奋、积极、光亮、无形的、上升的、外露的、热的、增长等。阴代表事物的具有静的、不活跃、柔和等属性的另一方面，例如，静止、抑制、消极、晦暗、有形的、物质的、下降等。

3. 阴阳特性

（1）阴阳的普遍性：阴阳的对立统一是天地万物运动变化的总规律，凡属相互关联的事物或现象，或同一事物的内部，都可以用阴阳来概括，分析其各自的属性。

（2）阴阳的关联性：只有相关联的事物或同一事物内部的两个方面才可以用阴阳加以解释和分析，才能用阴阳来说明，如天与地、昼与夜、寒与热等。

（3）阴阳的相对性：具体事物的阴阳属性，并不是绝对的，而是相对的。事物的性质或对立面改变了，则其阴阳属性也就要随之而改变。阴阳相对性表现为：①相互转化性。在一定条件下，阴和阳之间可以发生相互转化，阴可以转化为阳，阳也可以转化为阴。如寒证和热证的转化，病变的寒热性质变了，其阴阳属性也随之改变。②无限可分性。阴阳的无限可分性即阴中有阳，阳中有阴，阴阳之中复有阴阳，不断地一分为二。如：昼为阳，夜为阴，而上午为阳中之阳，下午则为阳中之阴。随着对立面的改变，阴阳之中又可以再分阴阳。

（二）阴阳学说的基本内容

1. 阴阳对立制约：阴阳两个方面的相互对立，主要表现于它们之间的相互制约、相互斗争。阴与阳相互制约和相互斗争的结果取得了统一，即取得了动态平衡。只有维持这种关系，事物才能正常发展变化，人体才能维持正常的生理状态；否则，事物的发展变化就会遭到破坏，人体就会发生疾病。例如：在自然界中四季有温、热、凉、寒气候的变化。

2. 阴阳互根互用：互根，任何一方都不能脱离对方而单独存在。互用，在相互依存基础上阴阳双方出现相互促进、相互资助关系。中医学有"孤阴不生，独阳不长"之说。

3. 阴阳交感与互藏

（1）交感：阴阳二气在运动中相互感应而交合的过程。它是万物化生和变化的根本条件。

（2）互藏：指阴阳双方中的任何一方都包含着另一方，即阴中有阳，阳中有阴。阴阳互藏是阴阳双方交感和合的动力根源。

4. 阴阳的消长：是指阴阳双方在对立互根的基础上是在不断地运动变化着，不断出现"阴消阳长"与"阳消阴长"的现象，这是一切事物运动发展和变化的过程。例如：四季气候变化，从冬至春至夏，由寒逐渐变热，是一个"阴消阳长"的过程。由于四季气候阴阳消长，所以才有温热寒凉的变化。

阴阳消长基本形式：阴阳的互为消长、阴阳皆消皆长，这是阴阳双方对立制约、互根互用的必然结果。

5. 阴阳的转化：指在一定条件下，当事物发展到一定阶段，可以向其相反方向转化，阴可以转为阳，阳可以转为阴。以季节气候变化为例，一年四季，春至冬去，夏往秋来，春夏属阳，秋冬属阴。当寒冷的冬季结束转而进入温暖的春季，表现为阴转化为阳；当炎热的夏季结束转而进入凉爽的秋季，则为由阳转化为阴。

如果说"阴阳消长"是一个量变过程的话，则转化便是一个质变的过程。即《素问》所谓"重阴必阳，重阳必阴""寒极生热""热极生寒"。

阴阳的五项基本规律不是孤立的、静止的，而是相互关联的，它们是从不同的角度来说明阴阳的相互关系和运动变化。阴阳交感是事物产生与发展的前提；阴阳互藏是阴阳交感的动力根源，是阴阳消长转化的内在依据；阴阳的对立制约是运动规律，相互制约，达到平衡；互根互用说明彼此存在，不能分离；阴阳消长是一个运动形式，一个量变的过程；阴阳转化则是在量变基础上的质变，是消长的结果。

（三）阴阳学说在中医学中的应用

阴阳学说的应用非常广泛，归纳起来主要是用于划分人体的组织结构，说明人体的生理功能和病理变化，并指导临床的诊断、预防和治疗。

1. 划分人体的组织结构：阴阳学说在阐述人体的组织结构时，认为人体是一个有机的整体，人体内部存在阴阳对立统一的关系。"人生有形，不离阴阳"，人的一切组织结构，既是有机联系的，又可以划分为相互对立的阴阳两个部分。

2. 概括人体的生理功能：阴阳的消长平衡是维持正常生命活动的必要条件，也就是说：阴平阳秘是人体生命正常活动的保证和标志。《内经》所说："阴平阳秘，精神乃治。"机体要是阳气固秘，阴气平顺，阴阳之间保持相对的动态平衡，生命活动才能治理协调，这是人体健康的标志。

3. 说明人体病理的关系：①分析病因的阴阳属性。中医把病因叫"病邪"，并认为邪气也可以分阴阳，阴邪和阳邪。比如在六淫病邪中，风、暑、火、燥邪气属于阳邪；寒、湿邪气属于阴邪。②归纳病理总纲。健康的标志，生命正常活动是阴阳保持协调平衡，如果因为某种原因使阴阳失调，就会引起疾病。"阳胜则热，阴胜则寒""阳胜则阴病，阴胜则阳病""阳虚则寒，阴虚则热"是中医学在对寒热性疾病病机概括的总纲。这一总纲，正是阴阳学说对纷繁复杂的病理变化进行归纳概括综合的结果。

4. 阴阳在诊断上的应用：阴阳是诊断的总纲。疾病虽然很多，但其属性不外阴阳两类，如从疾病发展部位来看：在表（阳），在里（阴）；从疾病性质来看：热证（阳），寒证（阴）；从疾病发展趋势来看：实证（阳），虚证（阴）。总之，阴阳可以概括疾病的属性。

5. 阴阳在治疗上的应用：中药种类甚多，但就其性能不外阴阳两类。从药性来看：寒、热、温、凉，温热属阳，寒凉属阴；从治疗的基本出发点，总原则是"调整阴阳，以平为期"。针对阴阳盛衰，采取补其不足，泻其有余，使阴阳偏盛偏衰的异常现象得到纠正，恢复其相对平衡状态。中医常用"寒者热之，热者寒之，实者泻之，虚者补之"的治疗原则，促使失调的阴阳重新恢复到相对平衡。临床上借药性之偏，来纠正人体阴阳之偏，以达到"阴平阳秘，精神乃治"。

三、五行学说

五行学说是一种哲学概念，是一种认识和分析事物的思想方法。"五行学说"是指"木火土金水"这五类物质的运动变化，以及它们之间的相互关系，以相生、相克作为解释事物之间相互关联及运动变化规律的说理工具。

中医学首先以归类的方法，说明人体各部位之间与外在环境之间的相互关系，其次是在五行归类的基础上，以五脏为中心，以五行的相生、相克关系，说明人体各部之间在生理、病理过程。

（一）五行的概念

"五"，是木、火、土、金、水五种物质；"行"，是行动、运动的意思，即运动变化，运行不息。五行，是指木、火、土、金、水五种物质的运动变化。

五行的特性是古人在长期生活和生产实践中，对木、火、土、金、水五种物质的朴素认识基础之上，进行抽象而逐渐形成的理论概念。

1. 木曰曲直：曲，屈也；直，伸也。木具有生长、升发、能曲、能直的特性。凡具有这类特性的事物或现象，均可归属于"木"。

2. 火曰炎上：炎，热也；上，向上。火具有发热、温暖、温热、升腾、向上的特性。凡具有这类特性的事物或现象，均可归属于"火"。

3. 土爱稼穑：春种曰稼，秋收曰穑，指农作物的播种和收获。土具有载物、生化的特性，土具世界万物和人类生存之本，凡具有这类特性的事物或现象，均归属于"土"。

4. 金曰从革：从，顺从、服从；革，革除、改革、变革。金具有能柔能刚、变革、肃杀的特性。金代表固体的性能，凡物生长之后，必会达到凝固状态，用金以示其坚固性。引申为肃杀、潜能、收敛、清洁之意。凡具有这类特性的事物或现象，均可归属于"金"。

5. 水曰润下：润，湿润；下，向下。水代表冻结含藏之意，水具有滋润、向下、闭藏的特性。凡具有这类特性的事物或现象，均可归属于"水"。

由此可以看出，中医学上所说的五行，不是指木火土金水这五种具体物质本身，而是对五种物质不同属性的抽象概括。

五行学说根据五行特性，与自然界的各种事物或现象相类比。事物属性的归类最常见的两种方法：取象比类法、推演络绎法。

1. 取象比类法：根据两个或两类事物在某些属性或关系上的相似或相同而推出它们在其他方面也可能相同或相似的一种逻辑方法。如方位配五行，旭日东升，与木之升发特性相类，故东方归属于木；南方炎热，与火之炎上特性相类，故南方归属于火等。

2. 推演络绎法：根据已知的某些事物的属性，推衍至其他相关事物，以得知这些事物的属性的推理方法。如春天万物生发，类似于木的生发，故属于木；而春季气候多风，故风也就归属于木。

五行学说按其属性进行归纳，将人体的生命活动与自然界的事物和现象联系起来，形成了联系人体内外环境的五行结构系统，说明人体以及人与自然环境的统一性。（表3－1）

表 3 - 1　事物属性的五行分类

自然界							五行	人体				
五季	五味	五化	五方	五气	五色	五音		五脏	五腑	五官	五液	五志
春	酸	生	东	风	青	角	木	肝	胆	目	泪	怒
夏	苦	长	南	暑	赤	徵	火	心	小肠	舌	汗	喜
长夏	甘	化	中	湿	黄	宫	土	脾	胃	口	涎	思
秋	辛	收	西	燥	白	商	金	肺	大肠	鼻	涕	悲
冬	咸	藏	北	寒	黑	羽	水	肾	膀胱	耳	唾	恐

（二）五行学说的内容

1. 五行学说的基本规律

（1）相生规律：生，含有滋生、助长、促进的含义。五行之间，都具有互相滋生、互相助长的关系。五行相生的次序为：木生火，火生土，土生金，金生水，水生木。在五行相生的关系中，任何一行都具有生我，我生两方面的关系，也为母子关系。生我者为母，我生者为子。以土为例，生我者为火，则火为土之母；土生金，则金为土之子。

（2）相克规律：克，含有制约、抑制、克服的含义。五行之间，都具有相互制约、相互克服，相互阻抑的关系，简称"五行相克"。

（3）五行相克的次序是：木克土，土克水，水克火，火克金，金克木。在五行相克的关系中，任何一行都具有克我、我克两方面的关系，也就是"所胜""所不胜"的关系。克我者为"所不胜"，我克者为"所胜"。以土为例，克我者为木，则土为木之"所不胜"；由于土克水，则水为土之"所胜"。

（4）五行制化：在五行相生中寓有相克，在相克中寓有相生，维持事物的相对平衡。如果只有相生而无相克，就不能保持正常的平衡发展；有相克而无相生，则万物不会有生化。

（5）相乘规律：乘，是乘袭的意思。从五行生克规律来看，是一种病理的反常现象。相乘与相克意义相似，只是超出了正常范围，达到了病理的程度。相乘与相克的次序也是一致的，即是木乘土，土乘水，水乘火、火乘金，金乘木。主要原因为一方太强或一方过弱。

（6）相侮规律：侮，是欺侮的意思。从五行生克规律来看，与相乘一样，同样属于病理的反常现象。由于五行中的某一行本身太过，使原本克它的一行不能制约它，反而被它所克制，即反克，又曰反侮。相侮的次序与相克相反，即是木侮金，金侮火，火侮水，水侮土，土侮木。

2. 五行学说在中医学中的应用

（1）说明脏腑生理功能与相互关系

①说明人体组织结构的分属及脏腑的生理功能：将人体的内脏分别归属于五行，并以五行的特性来说明五脏的部分生理功能。如：木性有条顺畅达，有生发的特性，肝喜

条达而恶抑郁，有疏泄的功能，故肝属木；土性敦厚，有生化万物的特性，脾有运化水谷，化生精微，营养五脏六腑的功能，为气血生化之源，故脾属土。

②说明脏腑之间的相互关系：中医五行学说运用五行生克制化的理论，说明脏腑生理功能的内在联系。用五行相生说明脏腑之间的联系：如木生火，即肝木济心火，肝藏血，心主血脉，肝藏血功能正常有助于心主血脉功能的正常发挥。用五行相克说明五脏间的相互制约关系：如肾属水，心属火，水克火，即肾水能制约心火，如肾水上济于心，可以防止心火过亢。五脏之间的生克制化，保证了人体内环境的对立统一。

③说明人体与内外环境的统一：事物属性的五行归类，除了将人体的脏腑组织结构分别归属于五行外，同时也将自然的有关事物和现象进行了归属，如"五脏外应五时"，五脏各有所主的季节，春风合肝，春季多肝病，夏暑合心，夏天多心病，秋燥合肺，秋天多肺病，长夏合脾，长夏多脾病，冬寒合肾，冬季多肾病。体现人体内外环境统一的整体观念。

（2）说明病理传变：由于人体是一个有机整体，内脏之间又是相互滋生、相互制约，因而在病理上必然相互影响。从五行学说来说明五脏病变的传变，可以体现为相生关系传变和相克关系传变。

①相生关系传变：包括"母病及子"和"子病犯母"两个方面。

母病及子：母病及子系病邪从母脏传来，侵入属子之脏，即先有母脏的病变后有子脏的病变。如水不涵木，肾属水，肝属木，其病由肾及肝，由母传子。由于相生的关系，病情虽有发展，但互相滋生作用不绝，总的病情较轻。

子病犯母：又称"子盗母气"。子病犯母系病邪从子脏传来，侵入属母之脏。如心属火，肝属木，木能生火，但心火亢盛而致肝火炽盛，最终导致心肝火旺。肝为母，心为子，其病由心及肝，由于传母，病情较重。

②相克关系传变：包括"相乘"和"反侮"两个方面。

相乘：是相克太过为病，如木旺乘土，即肝木克伐脾胃，先有肝的病变，后有脾胃的病变。肝属木，脾（胃）属土，木能克土，木气有余，相克太过，其病由肝传脾（胃）。

相侮：又称反侮，是反克为害，如木火刑金，由于肝火偏旺，影响肺气清肃，肝木太过，反侮肺金，其病由肝传肺。病邪从被克脏器传来，此属相侮规律传变，生理上既制约于我，病则其邪必微，其病较轻。

（3）用于疾病诊断：临床诊断疾病时，可以综合望、闻、问、切四诊所得的材料，根据五行的所属及其生克乘侮的变化规律，来推断病情。如面色见赤色，口味苦，脉象洪，可以诊断为心病；面色见青色，喜食酸味，脉弦，可以诊断为肝病。人体是一个有机整体，将五脏与五色、五音、五味等都以五行分类归属形成了一定的联系，这种层次结构，为诊断和治疗奠定了理论基础。

（4）用于指导疾病的防治：五行学说在治疗上的应用，体现于药物、针灸、精神等疗法之中，主要表现在以下几个方面。

①指导脏腑用药：药物的色味按照五行归属来确定同时结合药物的四气和作用方向等综合分析，青色、酸味入肝，如白芍、山茱萸味酸入肝经以补肝；赤色、苦味入心，

如丹参味苦色赤入心经以活血安神；黄色、甘味入脾，如白术色黄味甘以补益脾气。但这种用药方法是比较片面的，临床上还需结合中药的其他性能及临床表现进行综合分析，辨证用药。

②控制疾病传变：根据五行传变规律，可以判断五脏病变的发展趋势，比如：肝脏有病可以影响到心、肺、脾、肾等脏器，而心、肺、脾、肾的病变也可以影响到肝，所以治疗的时候，除了对本脏进行调理外，还要考虑其他有关脏腑的传变关系，并根据五行的生克乘侮规律来加以调整，控制疾病的传变和发展。比如肝气太过，木旺必克土，这时就应该采取健脾和胃的方法以防止它传变到脾胃，所以《金匮要略》指出："见肝之病，知肝传脾，当先实脾。"

③确定治则治法：治疗原则简称治则，而治法是在治则的指导下所制定的具体治疗方法。五行学说用于指导确立治则和治法，可以分成两大类：一类是根据相生规律确定的治则和治法；一类为根据相克规律确立的治则和治法。

根据相生规律确立的治则和治法：其基本治疗原则即"虚则补其母""实则泻其子"。"虚则补其母"适用于母子关系的虚证，"实则泻其子"适用于母子关系的实证。常用的治疗方法有：培土生金法、金水相生法、滋水涵木法、益火补土法。

根据相克规律确定的治则和治法：临床上根据相克规律的异常可分强弱两个方面，即克者属强，表现为功能亢进，被克者属弱，表现为功能衰退。因而，在治疗上同时采取抑强扶弱的手段，侧重制其强盛，使弱者易于恢复。另一方面如果出现强盛但未发生相克现象，必要时也可利用这一规律，预先加强被克者的力量，以防止病情的发展。根据相克规律确定的常用治疗方法有：抑木扶土法、泻南补北法、培土制水法等。

④指导针灸取穴：在针灸疗法上，针灸学将手足十二经四肢末端的穴位分属于五行，即井、荥、输、经、合，五种穴位分属于木、火、土、金、水。临床根据不同的病情以五行生克乘侮规律进行选穴治疗。

⑤指导情志疾病的治疗：情志生于五脏，五脏之间有着生克关系，所以，情志之间也存在这种关系。由于在生理上人的情志变化有着相互抑制的作用，在病理上和内脏有密切关系，故在临床上可以用情志的相互制约关系来达到治疗的目的。如"怒伤肝，悲胜怒……喜伤心，恐胜喜……思伤脾，怒胜思……忧伤肺，喜胜忧……恐伤肾，思胜恐"（《素问·阴阳应象大论》），即所谓以情胜情。

由此可见，临床上依据五行生克规律进行治疗，确有其一定的实用价值，但是，并非所有的疾病都可用五行生克这一规律来治疗，不要机械地生搬硬套。换言之，在临床上既要正确地掌握五行生克的规律，又要根据具体病情进行辨证施治。

【实训】

1. 复习题思考题

（1）阴阳学说的基本内容是什么？

（2）试分析阴阳对立、阴阳互根、阴阳互藏、阴阳消长、阴阳相互转化之间的关系。

（3）何谓"五行"？五行的特征是什么？

（4）阴阳学说、五行学说应用在中医学的哪些方面？

2. 案例分析

（1）李某，女，53岁，家庭妇女，1969年9月18日初诊。

主诉：头痛、头晕、失眠9年。

病情：9年前因夫妻不和，情志不遂而发病。病起时头痛剧烈，面红目赤，烦躁易怒，时与人争吵，夜不安眠，口苦，大便干结，尿黄灼热。到医院测量血压为170/120mmHg，诊断为"高血压病"，用西药治疗症状缓解，但未坚持服药。近两年来，头晕头痛时作，痛势绵绵，头重脚轻，耳鸣健忘，五心烦热，口干咽燥，心悸，夜寐多梦。血压160/116mmHg。

舌象：舌质红、苔薄黄而干。脉象：脉弦细而数。

思考讨论题：

①运用事物的阴阳属性理论，判断本例患者属阴证还属阳证，并列举症状或体征加以说明。

②患者发病初期与目前的病证有何不同？试用阴阳消长理论进行分析阐明。

（2）白某，男，71岁，退休干部，1994年7月22日初诊。

主诉：头痛、头晕、腰酸膝软11年。

病情：自60岁退休时起出现头晕、健忘、腰酸膝软，到医院检查发现血压升高（170/110mmHg左右），长期服用降压药，血压基本稳定，但头晕时作。近1年来，头晕头痛加剧，耳鸣耳聋，腰酸膝软，头重脚轻，急躁易怒，失眠多梦，目赤胀痛。血压：174/116mmHg。

舌象：舌尖边红，苔少。脉象：弦细而数。

思考讨论题：

①头晕健忘、腰酸膝软、耳鸣耳聋是肾精不足，脑海空虚所致；急躁易怒、失眠多梦、目赤胀痛，血压升高是肝阳上亢所致。肾属水，肝属木，肾病引起肝病，五行学说如何解释？

②试应用五行学说制定本病的治疗原则。

第三节　精气血津液神

【教学要求】

1. 掌握气、血、津液的概念、生成、运动、功能及分类；

2. 熟悉人体之精的概念、功能及分类；

3. 熟悉神的概念、生成和作用；

4. 了解精气血津液神之间的关系；

5. 初步学会用精气血津液理论分析疾病症状或体征。

一、精

精，构成人体和维持人体生命活动最原始的物质，禀受于父母的生命物质与后天水谷精微相融合形成。从精的概念的外延来看，有广义和狭义之分。广义之精，泛指人体内一切精微物质，涉及维系人体生理功能活动的所有物质，包括精气、脏腑之精、血、津、液等。狭义之精，是指禀受于父母，一出生就有了，构成新的生命体的胚胎的原基物质。

从生理功能而言，有生殖之精和脏腑之精的不同。生殖之精，是指青春期后，肾气充盈所产生的具有生殖和繁衍生命的精微物质。《素问·上古天真论》云男子"二八，肾气盛，天癸至，精气溢泻，阴阳和，故能有子"，脏腑之精，来源于摄入的饮食物，通过脏腑生理功能过程所化生的营养物质，并转输到五脏六腑，构成脏腑之精。

从生命的起源来看，有先天之精和后天之精的差异。先天之精，是指禀受于父母的生殖之精，出生以前所构成人体的原始生命物质，即狭义之精。后天之精，是指来源于饮食水谷，经过脾胃的腐熟运化而生成的精微物质。

中医学的精有多重含义，人体内的精主要藏于肾，肾是生命之根，生身之本。

二、气

（一）气的概念

气，是构成人体的最基本物质。《素问·宝命全形论》说："人以天地之气生，四时之法成。"同时，气又是维持人的生命活动的最基本的物质。气是处于不停地运动之中，由气的运动而产生的变化称气化。万物的生成、变化、发展均为气化的体现。人体将摄入的"天地之气"进行一系列的气化作用，转化为生命物质和生命活动的能量，并内充脏腑，外濡腠理，以维持人体的生理功能。因此，气是构成人体和维持人体生命活动的最基本物质。

（二）气的生成

气的生成来源有三：一是来源于先天之精气，禀赋于父母；二是来源于水谷之精气，即饮食物中的营养物质；三是来源于自然界清气，通过肺的呼吸，不断进行吐故纳新，参与人体气的生成。

以上这三种气在肺、脾、肾等脏腑的综合协调作用下生成。

（三）气的运动

气的运动，称作"气机"。气为肉眼看不到的精微物质，并不停地运动着，时刻推动和激发着人体的各种生理活动，正如《灵枢·脉度》所说："气不得无行也。如水之流……其流溢之气，内溉脏腑，外濡腠理。"

气的运动形式，主要是升、降、出、入四种基本形式。气的升降出入运动，一方面推动和激发了人体的各种生理活动；另一方面，只有在脏腑、经络等器官的生理活动中体现。五脏中，心肺在上，在上者宜降；肝肾在下，在下者宜升；脾胃居中，通连上下，为气机升降的枢纽。六腑以通为用，宜降，且降中有升。正常状态下，气机调畅，表现在气的升降出入平衡协调，气的运动通畅无阻。如果气的升降出入平衡失调，运动受阻，称为"气机失调"，机体就会发生病理变化，如"气滞、气逆、气陷、气脱"等。

（四）气的功能

1. 推动作用：是指气对于人体的生长发育、脏腑经络等组织器官的生理活动、血的生成与运行、津液的生成、输布和排泄等，均起着激发和推动的作用。如果气的推动作用减弱，推动无力，则会出现生长发育迟缓或早衰，脏腑经络组织功能减退，或血虚、血瘀、水液停聚等。

2. 温煦作用：是指气有温煦、熏蒸的作用。维持人体体温恒定，温煦脏腑组织器官及血和津液等液态物质，维持正常的生理活动。如果气的温煦功能失常，可出现畏寒喜暖，四肢不温，脏腑功能低下，血和津液运行迟缓等表现。

3. 防御作用：是指气的护卫全身肌表，防御外邪及驱邪的作用。如果气的防御功能减弱，外邪易于入侵，机体抗病能力下降而易患病，或患病后难以治愈。

4. 固摄作用：是指气对血、津液等液态物质具有统摄、控制作用，防止其无故流失。如果气虚无力固摄，则易导致体内液体物质大量流失。气不摄血，则可致各种出血；气不摄津，则可致自汗、多汗或小便失禁等。

气的固摄作用与推动作用是相反相成的。气一方面能推动体内液体物质的运行、输布和排泄；另一方面，气又可对其固摄，防止无故流失，从而保证体内液体物质代谢的正常进行。

5. 气化作用：指气有推动体内精、气、血、津液等不断化生、代谢及其相互转化的作用。如：食物转化为水谷精微，然后转化为气、血、津液，食物残渣转化为汗液、尿液和粪便等，均为气化作用的具体表现。气化过程，实际上就是体内物质代谢的过程，是物质转化和能量转化的过程。

（五）气的分类

气，运行于全身无处不在。

1. 元气（又称"原气""真气"）

含义：是指来源于肾中精气，并依赖后天水谷精气培育的一种人体最基本，最重要的气，是人体生命活动的原动力，是脏腑经络之气的本原。

分布：发源于肾，以三焦为通道而流行于全身，内至脏腑，外达肌肤腠理，无处不到，作用于机体的各个部分。

主要功能：推动人体的生长发育；调节和激发各个脏腑、经络等组织器官的生理活动。

2. 宗气

含义：由肺吸入的自然界清气与脾胃化生的水谷精微之气结合而成，聚集于胸中的一种气。

分布：宗气聚于胸中，贯注于心肺之脉，上出于肺，循喉咙而走息道；下蓄于丹田，注入阳明经之气街而下行于足。

主要功能：一为走息道、司呼吸，与言语、声音、呼吸的强弱有关；二贯心脉以行气血，推动及调节心脏搏动和节律；三与人体的视、听、言、动等活动功能有关。

3. 营气（又称"营阴""营血"）

含义：由水谷精气中精粹部分所化生，运行于脉中，具有营养作用的一种气。

分布："营行脉中"，为血液的组成部分，通过十二经脉和任督二脉营运周身。

主要功能：①化生血液。营气进入脉中，成为血液的组成成分。②营养周身。营气循经脉流注全身，为脏腑、经络等组织器官的生理活动提供营养物质。

4. 卫气（又称"卫阳"）

含义：主要由水谷精气中活动力很强的部分所化生，运行于脉外，具有护卫功能的气。

分布：运行于脉外。

主要功能：一护卫肌表，防御外邪入侵；二温煦脏腑、肌肉、皮毛；三司汗孔开合，控制汗液排泄，调节人体的水液代谢和体温恒定。

营气与卫气均以水谷精气为其物质基础；营气性质上，精粹柔和，属阴，行脉内，具有营养周身，化生血液的功能；卫气慓疾滑利，属阳，行脉外，具有温养脏腑，护卫肌表的功能。一阴一阳，内守卫外，互为其根，二者须相互协调，才能维持其正常的生理功能。

三、血

（一）血的基本概念

血是循行于脉中（红）赤色的液态样营养物质，是构成人体和维持人体生命活动的基本物质之一，血必须在脉管中正常运行，才能发挥其作用。

（二）血的生成

脾胃化生的水谷精微是化生血液的最基本物质。饮食物通过胃的受纳腐熟，经过脾的运化转化为水谷精微。水谷精微化生为营气和津液等营养物质，通过经脉而汇聚于肺，赖肺的呼吸，在肺内进行气体交换之后化赤为血。肾藏精，精血同源，精可以化血，精也是化生血液的基本物质。肾精充沛，肝有所养，血液充足。

（三）血的循行

正常状况下，血液的运行取决于气的推动和固摄作用的协调平衡。

心主血脉，维持心脏正常搏动，推动血液运行；肺朝百脉，肺的宣发肃降，治理和调节全身气机，辅助心脏，推动和调节血液运行；肝主疏泄，调畅气机，使血液运行畅通无阻；同时肝贮藏血液和调节血量，防止出血；脾气统摄控制血液在脉内运行而不逸出脉外。

此外，脉道的通利与否，血的寒热情况等也会影响血液的运行。

（四）血的生理功能

1. 营养作用：血具有营养和滋润周身的生理功能。血在脉中循行，内至五脏六腑，外达皮肉筋骨，对全身各脏腑组织器官起着充分的营养和滋养作用，从而维持机体的正常生理活动。

血液充足，则面色红润，肌肉丰满壮实，皮毛润泽，感觉灵敏，运动自如；如血的生成不足，或过度耗损，均可引起全身或局部的血虚失养的病理变化，如头目昏花，面色萎黄，肢体困倦，毛发枯萎，肢体麻木等。

2. 化生神志：血是神志活动的物质基础。血气充盛，血脉调和，则精力充沛，神志清晰。若血虚、血瘀、血热或血的运行失常，则可出现神志方面的病变。

四、津液

（一）津液的基本概念

津液是机体内一切正常水液的总称。包括各脏腑组织器官的内在体液及其正常的分泌物，如胃液、肠液、涕液等。津液也是构成人体和维持人体生命活动的基本的物质。

津液包括津和液。一般来说，津的性质较清稀，流动性大，布散于体表皮肤、肌肉和孔窍，并能渗注于血脉起滋润作用；液的性质较稠厚，流动性较小，灌注于骨节、脏腑、脑、骨髓等组织，起濡养作用的。津和液有区别，但由于它们同属水液，都来源饮食水谷，有赖于脾胃运化功能而生成，因此津和液常同时并称。

（二）津液的代谢

津液的代谢包括津液的生成、输布、排泄三个过程。

津液的生成、输布、排泄过程，在《素问·经脉别论》有载，"饮入于胃，游溢精气，上输于脾，脾气散精，上归于肺，通调水道，下输膀胱，水精四布，五经并行"，这是对津液代谢的简明概括。津液的生成主要来源于饮食水谷，通过胃的"游溢精气"（即胃腐熟水谷的过程）和小肠的"泌别清浊"，大肠的吸收部分水分，"上输于脾"，经脾的运化而生成。

津液的输布作用主要是通过脾的运化、肺的通调水道、肾的蒸腾气化、三焦的通利水道和肝的疏泄等生理功能的协调配合来完成。任何脏腑功能失常，均可引起津液的输布障碍，形成水肿、痰饮等水液停滞的表现。

津液的排泄主要是通过：一肾的蒸腾气化重新吸收后，浊者下输膀胱，成为尿液排出体外；二肺通过宣发作用将津液输布于体表皮毛，经过代谢后的津液，在气的蒸化作用下，形成汗液排出体外。此外，肺在呼气时也会从呼吸道以水气形式带走一些水液；

三大肠在排粪便时，随着糟粕带走一些残余水分。

津液的代谢过程中，津液的生成，依赖于脾胃对饮食物的运化；津液的输布，依靠脾的"散精"和肺的"通调水道"；津液的排泄，主要是依靠汗液、尿液和呼吸排出的水气；津液在体内的升降出入，是在肾的气化蒸腾作用下，以三焦为通道，随着气的升降出入，布散于全身。可见，津液的代谢，依赖于许多脏腑生理功能的协调平衡，尤以肺、脾、肾三脏的生理功能起着主要作用。因此其中任何一个脏腑发生病变，均可影响津液的代谢，出现水液停聚的病理变化，如痰饮、水肿等病证。

（三）津液的作用

津液的作用是滋润濡养和充养血脉。

1. 滋润濡养：津液布散于体表，能润泽肌腠皮毛，濡养脏腑，滋润鼻、目、口、耳等官窍，充养骨髓、脑髓，流入关节滑利骨节等。如果津液受损或不足，可出现一系列的燥象，如口干、皮肤干燥。

2. 充养血脉：津液注于脉，成为血液的组成部分，有充实血脉、调节血液浓度的作用。如果大汗伤津可导致津枯血燥，故说"津血同源"。

此外，津液在体内的代谢过程中尚可将人体的代谢产物排泄出去。

五、神

中医学中的神，是有关人体生命的认识。神的概念有广义和狭义之分，广义指的是人体生命活动的主宰及其外在总体表现。狭义指的是人的精神、意识、思维活动。

精、气、血、津液为化神之源，是产生神的物质基础。在自然与社会的外界刺激下，人体内部脏腑将做出反应，于是便产生了神。脏腑精气对外界环境刺激而做出应答反应，则表现为精神、意识和思维活动。神可以调节精、气、血、津液的代谢，调节脏腑的生理功能，主宰人体的生命活动。神气的盛衰可以反映人的生理活动和病理变化。

六、精、气、血、津液、神的关系

（一）气与血的关系

气属阳，血属阴，气与血的关系，实际上是阴阳关系，气与血相互依存、相互为用，即"气为血之帅，血为气之母"。

1. 气为血之帅

（1）气能生血：是指通过气的运动变化能产生血。血来源于饮食水谷精气，主要由营气和津液所化。摄入的饮食物，转化成水谷精气，水谷精气转化成营气和津液，营气和津液转化成血。这每一个过程均为气的运动变化的结果，所以说，气能生血。在临床上治疗常补气以生血。

（2）气能行血：是指血属阴主静，血的运行，有赖于气的推动。气行则血行，气滞则血瘀。临床治疗血行失常的病变，分别采用补气、行气的方法。

（3）气能摄血：是指血液运行在一定的脉道，不溢出脉外，离不开气的固摄作用。如果气不摄血，气虚不能统摄血液，则血溢于脉外，治疗需补气摄血。

以上三个方面为气对血的作用，可以概括为"气为血之帅"。

2. 血为气之母

（1）血能养气：是指血能给气以充分的营养，气属阳，血属阴，血是气的物质基础。血虚可致气虚，治疗上气虚宜补血。

（2）血能载气：气的运行必须依靠血的运载，气不能离开血而单独存在。临床表现气虚，则血亦虚；血脱，则气亦脱，治疗给予补气固脱。

（二）气与津液的关系

气属阳，津液属阴，气能生津、行津、摄津，津能载气。津液的代谢需要气的作用，而津液作为气的载体，气依附津液而存在。

1. 气能生津：津液的生成，主要是依靠脾胃之气对饮食物的消化吸收，肺气的通调水道、肾的气化作用。各个脏腑之气的盛衰，都可影响津液的生成。

2. 气能行津：津液的输布排泄需要气的运动变化，津液的输布和排泄有赖于气的升降出入。主要表现为肺气的宣发肃降、脾的运化转输、肝的疏泄、肾的蒸腾气化。如果气虚或气行受阻，都会导致水津代谢失常，气行则水行，气滞则水停。临床治疗常行气利水并用。

3. 气能摄津，津能载气：通过气的固摄作用，维持津液的代谢平衡，防止津液的过度渗泄。津液亦为气的载体，津液大量丢失，可出现气随津脱。

（三）血和津液的关系

血和津液都是液态样的物质，都有滋润和濡养的作用，都来源于水谷精气，由水谷精气所化生，二者相互渗透、相互转化。血渗出脉外则化为津液，津液渗注于脉中，又为血液的重要组成部分，故有"津血同源"之说。若血液瘀结或失血过多，可导致脉外津液不足，可出现肌肤干燥、口渴、尿少、汗少等症状，故有"夺血者无汗"之说；反之，若津液的大量损耗，则脉内津液渗出于脉外，可形成血脉空虚，津枯血燥等病变，故有"夺汗者无血"之论。

（四）精与气、血的关系

精能化气，气能生津，精与气相互资生、依存。精藏于肾，可化生为元气，水谷之精化生营气、卫气，水谷之精与自然界清气结合生成宗气。精充则气盛，精亏则气衰。同时，气的固摄作用可以防止精的无故丢失。气摄精，如肾气的封藏作用，若肾气不足，固摄失职，则可导致男子早泄、遗精、滑精等症。

精与血有赖水谷之精微化生和充养，精能生血，血能化精，两者相互滋生、相互转化，有"精血同源"之说。精亏可导致血虚，血虚也可导致精亏。

（五）神与精、气、血、津液的关系

神的物质基础是精、气、血、津液，同时也是精、气、血、津液生理活动、病理变化的外在表现。神的活动正常，精、气、血、津液活动正常，相反，若精、气、血、津液活动异常，可影响神的活动紊乱。

【实训】

1. 复习思考题

（1）气是如何生成的？气有哪几个功能？

（2）血液的生成和运行和哪个脏腑有关？

（3）津液是如何生成、输布与排泄的？

（4）试述气与血、气与津液之间的关系。

2. 案例分析

（1）顾某，女，32岁，农民，1984午6月14日初诊。

主诉：月经量多且淋漓不尽15天。

病史：因上月劳动繁重，加之家务忙碌，本次行经时骤下量多，经乡村医生注射止血剂（药名不详），量虽减少，但淋漓不断15天，血色淡红，并感全身疲乏，纳食减少，二便尚调。

检查：面部虚浮，舌质浅淡，舌苔薄白，脉细弱。

思考讨论题：

①本病例失血的原因是什么？辨证依据是什么？

②请以气血津液辨证理论为主解释各症。

（2）钱某，女，26岁，工人。1984年5月22日上午初诊。

主诉：产后大出血2小时。

病史：患者足月妊娠，今晨4时分娩一男婴，胎盘自然娩出。上午8时阴道大量流血；病情危重，经输液、输血等多项处理，仍未见明显转机急请中医会诊。会诊时诉阴道出血量多，色红伴少量血块，额部冰冷。

检查：患者神志尚清，精神萎靡，面色淡白，气短懒言，语言低微，舌质浅淡，苔薄白而润，脉细弱。

思考讨论题：

①本病例属于何证？

②请以气血津液辨证理论为主解释各症。

第四节　藏象

【教学要求】

1. 掌握藏象的概念，脏、腑、奇恒之腑的生理特点；

2. 掌握五脏的生理功能，熟悉五脏的生理特性、五脏与体窍志液的关系；

3. 掌握六腑的生理功能和生理特性；

4. 熟悉脏与脏、脏与腑之间的关系；

5. 通过实训初步学会用藏象理论解释症状的发生机制。

藏象是人体内在脏腑功能活动表现于外的征象。藏象学说是研究脏腑形体官窍的形态结构、生理活动规律及其相互关系的学说。根据生理功能特点，脏腑分为五脏、六腑和奇恒之腑三类。

五脏：心、肝、脾、肺、肾合称五脏。从形象上看，五脏属于实体性器官；从功能上看，五脏是主"藏精气"，即生化和贮藏气血、津液、精气等精微物质，主持生命活动。因此说"五脏者，藏精气而不泻也，故满而不能实"。

六腑：胆、胃、小肠、大肠、膀胱、三焦合称六腑。府通"腑"，有府库之意。从形态上看，六腑属于管腔性器官；从功能上看，六腑是主"传化物"，即受纳和腐熟水谷，传化和排泄糟粕，主要是对饮食物起消化、吸收、输送、排泄的作用。因此说："六腑，传化物而不藏，故实而不能满也"。

奇恒之腑：脑、髓、骨、脉、胆、女子胞六者合称奇恒之腑。奇者异也，恒者常也。奇恒之腑，形多中空，与腑相近，内藏精气，又类于脏，似脏非脏，似腑非腑，故称之为"奇恒之腑"。

中医学研究脏腑主要不是从解剖学的脏腑实体器官出发，而是以整体功能为基础，研究其形态结构，生理功能，物质代谢上的互相联系，以及病理上的互相影响。中医学认为人体是以五脏为中心，同六腑相配合，以气血精津液为物质基础，通过经络内而五脏六腑，外而形体官窍所构成的系统。五脏是生命活动的中心，六腑和奇恒之腑均隶属于五脏，从系统整体的观点来把握人体。

一、五脏

（一）心

心，五行属火，为阳中之阳脏。心为"君主之官"，主血脉，藏神志，为五脏六腑之大主、生命之主宰。与小肠、脉、面、舌等构成心系统。

1. 生理功能

（1）心主血脉：包括主血和主脉。血，血液；脉，脉管，血液运行的通道。心主血脉指心具有主管血脉和推动血液循行于脉中的作用。心脏的搏动，推动血液在全身脉管中循环往复，成为血液循环的动力。心脏和脉管相连，形成一个密闭的系统，成为血液循环的枢纽。

（2）心主神志：即心主神明，又称心藏神。心具有主宰人体一切生理活动和精神、意识、思维活动的功能。五脏六腑必须在心的统一指挥下，才能进行统一协调的正常的生命活动。"心者，五脏六腑之大主也，精神之所舍也"（《灵枢·邪客》），心为君主而五脏六腑皆听命于心，心藏神而为神明所用。

2. 心与形窍志液的关系

（1）与形体的关系：在体合脉，其华在面。由于心主身之血脉，心血能上濡头面，心的功能可以从面部色泽变化显露出来。

（2）与官窍的关系：在窍为舌。心之气血能上濡于舌，则舌知五味。

（3）与情志的关系：在志为喜。心能主血脉，则喜乐有度，而喜乐有度则心脉畅达。

（4）与体液的关系：在液为汗。汗的生成和排泄与心血、心神都有关系。汗为体内津液在阳气的蒸腾气化下，从汗孔排出体表的液体，汗为津液所化生，血与津液同出一源，心主血，故有"汗血同源"之说。

（二）肺

肺为华盖，为娇脏，五行属金，为阳中之阴脏。《内经》："肺者，相傅之官，治节出焉。"主气，司呼吸，助心行血，通调水道。与大肠、皮、毛、鼻等构成肺系统。

1. 生理功能

（1）肺主气：包括主呼吸之气及一身之气。

①主呼吸之气：指肺通过呼吸运动，吸入自然界的清气，呼出体内的浊气，从而实现体内外气体交换的功能。肺为气之主，肾为气之根，肺主呼，肾主纳，一呼一纳完成呼吸运动。中医学认为，呼吸运动不仅靠肺来完成，还有赖于肾的协作。

②主一身之气：指肺有主持、调节全身各脏腑之气的作用，通过呼吸参与气的生成和气机的调节。

气的生成方面：肺参与一身之气的生成，特别是宗气的生成。宗气促进肺的呼吸运动；贯通心脉，以行血气而布散全身，以濡养脏腑组织且维持正常功能活动，故起到主一身之气的作用。

对全身气机的调节方面：所谓气机，泛指气的运动，升降出入为其基本形式。肺的呼吸运动，是气的升降出入运动的具体体现。

（2）肺主宣肃：宣为宣发，即宣通、发散；肃为肃降，清肃下降。宣发与肃降为肺气机升降出入运动的具体表现形式。肺通过宣发肃降维持其主气、司呼吸、助心行血、通调水道等正常生理功能。

①肺主宣发：是指肺气向上升宣和向外布散的功能，其气机运动表现为升与出。生理作用，其一体现在吸清呼浊，吸入自然界的清气，呼出体内的浊气；其二，输布津液精微，将脾所转输的津液和水谷精微，布散到全身，外达于皮毛，以温润、濡养周身；其三，宣发卫气，肺通过宣发卫气，将代谢后的津液化为汗液，由汗孔排出体外。

②肺主肃降：是指肺气清肃、下降的功能，其气机运动形式为降与入。生理作用，其一体现在吸入清气；其二，输布津液精微，肺将吸入的清气和由脾转输于肺的津液和水谷精微向下输布全身；其三，清肃肺脏和呼吸道异物，保持呼吸道的洁净。

（3）通调水道：通，疏通；调，调节；水道，水液运行和排泄的通道。肺为华盖，其位最高，参与调节体内水液代谢。肺为水之上源，肺主行水，通过肺的宣发肃降则能通调水道，使水液代谢产物向上向下输布。

（4）朝百脉、主治节：百脉，即众多的脉，全身的血液都通过百脉汇聚于肺，经肺的呼吸进行体内外清浊之气的交换，然后再将富含清气的血液通过百脉输送到全身。主治节，即治理调节，肺通过升降出入运动对全身气血津液进行治理调节。

2. 肺与形窍志液的关系

（1）肺与形体的关系：肺在体合皮，其华在毛。肺将水谷精微布散皮毛，使皮毛滋润，毫毛光泽，通过宣发卫气到皮毛起温养抗邪和控制汗孔开合作用。

（2）与官窍的关系：在窍为鼻。鼻是肺的门户，鼻孔是清气与浊气出入的通道，是肺系的最外端，具有通气功能，所以说"肺开窍于鼻"。

（3）与情志的关系：在志为悲忧。肺主一身之气，悲忧扰动肺气，悲忧过度，肺气耗散，可出现呼吸气短、少气懒言等症状。

（4）与体液的关系：在液为涕。涕出于鼻，具有润泽鼻窍的功能，其性状可反映肺的生理病理情况，如鼻流清涕多见寒证，鼻流浊涕多见热证。

（三）脾

脾五行属土，为阴中之至阴。脾胃者，仓廪之官，主运化、统血，输布水谷精微，为气血生化之源，有后天之本之称。与胃、肉、唇、口等构成脾系统。

1. 生理功能

（1）脾主运化：运，即转运输送；化，即消化吸收。脾主运化，指脾具有将水谷化为精微，并将精微物质转输至全身各脏腑组织的功能。包括运化水谷和运化水液两个方面。

①运化水谷：水谷，泛指各种饮食物。脾运化水谷，是指脾对饮食物的消化吸收作用，并将精微转化为气血的重要生理作用。五脏六腑正常生理活动维持所需要的水谷精微，都有赖于脾的运化作用。饮食水谷是人维持生命活动所必需的营养物质的主要来源，同时也是生成气血的物质基础。饮食水谷的运化则是由脾所主，因此说脾为后天之本，气血生化之源。这一理论在养生防病方面，具有重要指导意义。

②运化水液：是指脾对水液的吸收和转输及调节人体水液代谢的作用。脾居中焦，为人体气机升降的枢纽。如果脾运化水液功能失常，必然导致水液在体内的停滞，而产生水湿、痰饮等病理产物，甚则形成水肿。

（2）脾统血：统血，统是统摄、控制的意思。脾主统血，指脾具有统摄血液，使之在经脉中运行而不溢于脉外的功能。脾统血的作用是通过气摄血作用来实现的，气旺则固摄作用亦强，气能摄血，气虚则统摄无权，血离脉道，从而导致出血。临床上表现为皮下出血、尿血、便血、妇女见崩漏等，尤以下部出血多见。

（3）脾主升清：升，指上升和输布；清，指精微物质。脾具有将水谷精微等营养物质，吸收并上输于心、肺、头目，通过心肺的作用化生气血，以营养全身。

再者，脾主升清可以维持人体内脏位置相对恒定，脾气升发，防治机体内脏下垂。如脾不升清，则不能运化水谷，气血生化无源，可出现神疲乏力、少气懒言、眩晕、泄泻等症状。脾气下陷（又称中气下陷），则可见久泄脱肛或内脏下垂等。

2. 脾与形窍志液的关系

（1）与形体的关系：脾主四肢肌肉。脾气的升清和散精作用，将水谷精微输送至人体的四肢并濡养肌肉。

（2）与官窍的关系：开窍于口，其华在唇。脾主运化水谷精微，气血化生正常则口唇红润，且食欲正常。

（3）与情志的关系：脾在志为思。脾气健旺，水谷精微与气血化生充足，则思维敏捷。

（4）与体液的关系：脾在液为涎。涎为唾液中较清稀的部分。涎有保护口腔黏膜、助饮食物的消化作用。

（四）肝

肝五行属木，为阴中之阳。肝者，将军之官，主疏泄、主藏血，喜条达而恶抑郁，体阴而用阳。与胆、目、筋、爪等构成肝系统。

1. 生理功能

（1）肝主疏泄：疏，即疏通，疏导；泄，即升发，发泄；疏泄，疏通发泄。肝主疏泄，是指肝具有疏通、舒畅、条达以保持全身气机疏通畅达，通而不滞，散而不郁的作用。肝主疏泄是保证机体多种生理功能正常发挥的重要条件。肝主疏泄在人体生理活动中有以下作用：

①调畅气机：肝具有对全身各脏腑组织的气机的升降出入进行平衡协调、疏通调节的作用。

②调节精神情志：情志，即情感、情绪。通过肝的疏泄功能对气机的调畅作用，可调节人的精神情志活动。肝的疏泄功能正常，肝气升发，不亢奋、不抑郁，舒畅条达，则人就能较好地协调自身的精神情志活动，表现为精神愉快，心情舒畅。若肝失疏泄，则易于引起人的精神情志活动异常，疏泄不及，则表现为抑郁寡欢、多愁善虑等。疏泄太过，则表现为头胀头痛、烦躁易怒、面红目赤等。

③促进消化吸收：脾胃主要主持人体的消化吸收，胃主受纳，脾主运化。肝主疏泄，协调气机的运行，对脾胃消化吸收功能的正常发挥有促进作用。再者，肝主疏泄，促进胆汁的分泌和排泄，有助于饮食的消化吸收。

④调节水液代谢：水液代谢的调节主要是由肺、脾、肾等脏腑共同完成，但与肝也有密切关系。因肝主疏泄，调畅三焦的气机，促进三焦及肺、脾、肾三脏调节水液代谢的功能。

⑤维持气血运行：肝的疏泄能直接影响气机调畅，气行则血行，气滞则血瘀。只有气机调畅，心主血脉、肺助心行血、脾统摄血液的作用才能正常发挥，进而保证气血的正常运行。

⑥调节生殖功能：肝主疏泄，调畅气机，通过调理冲任和精室、调节女子的排卵与月经、男子的排精与生殖功能。

（2）肝藏血

肝主藏血：指肝脏具有贮藏血液、防止出血和调节血量的功能。血液来源于水谷精微，生化于脾而藏于肝。肝内贮存一定的血液，既可以濡养自身，同时制约肝的阳气，防止升发太过而维持肝的阴阳平衡。"人动则血运于诸经，人静则血归于肝脏"。根据人的安静或活动状态，肝脏给予血液的输布。因肝脏具有贮藏血液和调节血量的作用，故肝有"血海"之称。

2. 肝与形窍志液的关系

（1）与形体的关系：在体合筋，其华在爪。肝之精血能濡养筋脉，使筋脉柔和而不挛急。

（2）与官窍的关系：开窍于目。肝藏血，肝血能濡养双目。

（3）与情志的关系：在志为怒。肝主疏泄，阳气生发，大怒、暴怒可引起肝的阳气生发太过，气血上逆而见面红目赤、头胀头痛等症。

（4）与体液的关系：在液为泪。肝开窍于目，泪为目之液，泪具有滋润眼睛，保护眼睛的功效。若肝阴血不足，可见两目干涩；若肝经风热或肝经湿热，可见目眦增多、迎风流泪等症。

（五）肾

肾五行属水，为阴中之阳。主藏精，主水液，主纳气，为人体脏腑阴阳之本，生命之源，故称为先天之本。与膀胱、骨髓、脑、发、耳等构成肾系统。

1. 生理功能

（1）肾藏精：肾藏精是指肾具有贮存、封藏人身精气的作用。

精，又称精气，广义之精是对构成人体的维持人体生长发育、生殖和脏腑功能活动的有形的精微物质的统称。狭义之精是禀受于父母而贮藏于肾的具生殖繁衍作用的精微物质，又称生殖之精。精的来源，可分为先天之精和后天之精两类。先天之精又称为"生殖之精"；后天之精，又称五脏六腑之精，来源于水谷精微，由脾胃化生并灌溉五脏六腑。先天生后天，后天养先天，二者相辅相成，在肾中密切结合而组成肾中所藏的精气。

精的生理功能：促进机体的生长、发育和生殖，参与血液的生成，提高机体的抗病能力。

（2）肾主水液：水液是体内正常液体的总称。肾阳通过对水液的气化作用从而主持和调节人体水液代谢的功能。一是将水谷精微中具有濡养脏腑组织作用的津液输布周身；二是将各脏腑组织代谢利用后的浊液排出体外。

（3）肾主纳气：纳有固摄、受纳的意思。肾主纳气，是指肾有摄纳肺吸入之气而调节呼吸的作用。"肺为气之主，肾为气之根，肺主出气，肾主纳气，阴阳相交，呼吸乃和"（《类证治裁》）。

（4）肾主一身阴阳：肾藏精，精能化气，肾气，肾精所化生之气。肾主一身阴阳，肾阴肾阳为五脏阴阳的根本。肾阳对机体的温煦、运动、兴奋起促进作用，是全身脏腑阳气之根，又称"元阳"；肾阴对机体起滋润濡养作用，是全身阴液之本，又称"元阴"。阴阳二者，互相制约、互相依存、互相为用，维持着人体生理上的动态平衡。

2. 肾与形窍志液的关系

（1）与形体的关系：生髓主骨，其华在发。精化生骨髓以养骨，肾藏精化血以养发。

（2）与官窍的关系：开窍于耳和二阴。肾精上濡耳窍，使耳聪慧，反应敏捷，肾精充盛则生殖能力及排泄功能正常。

（3）与情志的关系：在志为恐。恐，即恐惧、胆怯，肾主封藏，若恐惧过度，会引起肾气不固，而致二便失禁，阳痿早泄等症状。

（4）与体液的关系：在液为唾。唾液分泌与肾中精气及肾中阴阳盛衰有关，肾中精气充盛，阴阳平衡则唾液分泌正常。若肾精不足，则唾少咽干；若久唾多唾，则会耗伤肾精。

二、六腑

六腑，是胆、胃、小肠、大肠、膀胱、三焦的总称。它们的共同生理功能是"传化物"，其生理特点是"泻而不藏""实而不能满"。六腑的生理特点有"六腑以通为用，以降为顺"之说。突出强调"通""降"二字，如果通和降得太过或者不及，均属于病态。

（一）胆

胆居六腑之首，又隶属于奇恒之腑，胆属阳、属木，与肝相表里。

胆具有贮藏排泄胆汁，主决断，调节脏腑之气的生理功能。

1. 贮藏和排泄胆汁：胆汁，别称"精汁""清汁"，来源于肝脏。"肝之余气，泄于胆，聚而成精"（《脉经》）。贮藏于胆腑的胆汁，由于肝的疏泄作用，将胆汁排入肠中，以促进饮食物的消化。

2. 主决断：胆主决断，指在精神意识思维活动过程中，胆具有判断事物、做出决定的作用。胆气虚弱的人，在受到不良的精神刺激影响时，则容易导致疾病，表现为胆怯易惊、易恐、失眠、多梦等。

（二）胃

胃是腹腔中容纳食物的器官。胃与脾同居中土，但胃为燥土属阳，脾为湿土属阴。胃主受纳腐熟水谷，又称"太仓""水谷之海"。

胃以通降为顺，喜润恶燥，与脾相表里，脾胃常合称为后天之本。

1. 主受纳水谷：受纳，接受和容纳。胃主受纳是指胃有接受和容纳水谷的作用。胃主受纳功能是胃主腐熟功能的基础，如果胃的受纳功能出现异常，则可出现纳呆、厌食、胃脘胀闷等症状。

2. 主腐熟水谷：胃具有将食物消化为食糜的作用。如果胃的腐熟功能障碍，则可出现胃脘疼痛、嗳腐吞酸等症状。

（三）小肠

小肠居腹中，包括回肠、空肠、十二指肠。主受盛化物和泌别清浊。

1. 主受盛化物：受盛，接受，以器盛物之意；化物，变化、消化。小肠的受盛化物功能主要表现在两个方面：一是接受了由胃腑下移而来的初步消化的饮食物；二指经胃初步消化的饮食物，将水谷化为可以被机体利用的精微物质，糟粕下输于大肠，即"化物"作用。

2. 主泌别清浊：泌，即分泌；别，即分别；清，即精微物质；浊，即代谢产物。所谓泌别清浊，是指小肠接受胃初步消化的饮食物，在进一步消化的同时，并随之进行分清别浊的功能。分清，是将饮食物中的精华部分，通过脾之升清散精作用，上输心肺，输布全身。别浊，则体现为两个方面：其一，是将饮食物的残渣糟粕传送到大肠，形成粪便，从肛门排出体外；其二，是将剩余的水分经肾脏气化作用渗入膀胱，形成尿液，从尿道排出体外。

（四）大肠

大肠居腹中，属金、属阳，包括结肠和直肠。主传化糟粕和吸收津液。大肠以通为用，以降为顺，重新吸收水分，参与调节体内水液代谢的功能，称之为"大肠主津"。

1. 传导糟粕：大肠接受小肠下移的饮食残渣，使之形成粪便，从肛门排出体外的作用。有"传导之腑""传导之官"之称。

2. 吸收津液：大肠接受由小肠下注的饮食物残渣和剩余水分之后，将其中的部分水液重新再吸收，使残渣糟粕形成粪便而排出体外。

（五）膀胱

膀胱位于下腹部，人体水液汇聚之所，故称之为"州都之官"。与肾相表里，具有贮存尿液及排泄尿液的生理功能。

1. 贮存尿液：在人体津液代谢过程中，水液通过肺、脾、肾三脏的作用，布散全身，"津液之余"者，下归于肾。经肾的气化作用，升清降浊，清者回流体内，浊者下输于膀胱，变成尿液。

2. 排泄小便：尿液贮存于膀胱，达到一定容量时，通过肾的气化作用，使膀胱开合适度，则尿液可及时排出体外。

（六）三焦

三焦，六腑之一，属脏腑中最大的腑，是藏象学说中的一个特有名称。三焦是上焦、中焦、下焦的合称。三焦的主要生理功能是通行元气和运行水液。

1. 通行元气：元气（又名原气）是人体最根本的气，根源于肾，为人体生命活动的原动力。元气通过三焦而输布到五脏六腑，充沛全身，以激发、推动各个脏腑组织的功能活动。

2. 疏通水道："三焦者，决渎之官，水道出焉"（《素问·灵兰秘典论》）。三焦调控体内整个水液代谢过程，上焦之肺，为水之上源，以宣发肃降而通调水道；中焦之脾胃，运化并输布津液于肺；下焦之肾、膀胱，蒸腾气化，使水液上归于脾肺，再参与体内水液代谢，下行形成尿液排出体外。三焦为水液升降出入的道路。

作为部位概念的三焦，上中下三焦各自的功能特点是：

上焦如雾：膈以上为上焦，包括心与肺；上焦如雾是指上焦主宣发敷布精微于全身，发挥其营养滋润作用，若雾露之溉，故称"上焦如雾"。

中焦如沤：横膈以下到脐为中焦，包括脾与胃；中焦如沤是指脾胃运化水谷，化生气血的作用。脾胃有腐熟水谷、运化精微的生理功能，故喻之为"中焦如沤"。

下焦如渎：脐以下至二阴为下焦，包括肝、肾、大肠、小肠、膀胱、女子胞等；下焦主泌别清浊，排泄糟粕及尿液，这种生理过程具有向下疏通，向外排泄之势，故称"下焦如渎"。

三、脏腑之间的关系

（一）脏与脏之间的关系

心、肺、脾、肝、肾五脏各具不同的生理功能和特有的病理变化，彼此之间密切联系。

1. 心与肺的关系：主要表现在气和血的关系。心肺同居上焦，心主血，肺主气，血的运行需要依靠气的推动，气需要血的运载才能输布周身。肺朝百脉，助心行血，宗气是联结心与肺的中心环节，宗气具有贯心脉、行呼吸的功能，加强了血液的循行和呼吸之间的联系。

2. 心与脾的关系：主要表现在血液的生成和运行。心主血，脾统血，血在脉中运行，有赖于心气的推动，依靠脾气的统摄，防止血液溢出脉外。

3. 心与肝的关系：主要表现在血液和神志两个方面。心主血，肝藏血；心主神志，肝主疏泄，调节精神情志。

4. 心与肾的关系：心五行属火，肾五行属水。心在上，肾在下，在下者宜升，在上者宜下，故心火必须下降于肾，使肾水不寒，肾水必须上济于心，使心火不旺。心肾之间相互依存，相互制约的关系，称之为心肾相交，又称水火相济。如果心肾这种关系遭到破坏，该病理状态称之为心肾不交，可出现心悸、失眠、腰膝酸软或口舌生疮、口干、五心烦热等症状。

5. 肺与脾的关系：主要表现在气的生成和津液输布两个方面。肺司呼吸，主一身之气，脾生气，为气血生化之源，肺吸入的清气与脾化生的水谷精气均为生成气的主要物质基础，两脏协同才能保证气的生成充沛。脾主运化，运化水液，肺主行水，通调水道，两脏共同参与水液代谢。

6. 肺与肝的关系：主要体现在气机的协调方面。肝主升发，肺主肃降，肝升肺降，气机调畅，相互协调。

7. 肺与肾的关系：主要体现在呼吸运动和水液代谢两个方面。肺为水上之源，肾为主水之脏；肾主水功能的实现，需要肺的宣发肃降；肺主宣发肃降，通调水道，其功能需要肾阳的温煦。肺肾等脏相互配合，共同维持人体水液代谢的协调平衡。肺主呼气，肾主纳气，肺的呼吸功能，必须依赖于肾主纳气的作用才得以正常发挥，肾能使得呼吸下降到一定深度，防止呼吸表浅。

8. 肝与脾的关系：体现在消化和血液两个方面。肝主疏泄，脾主运化，脾胃的气机升降有赖于肝的疏泄，再者肝促进胆汁分泌，有助于食物的消化。肝藏血，脾生血统血，肝血有赖于脾气的化生，脾气统血，防止血液溢出，肝脾两脏共同维持血液统藏的正常功能。

9. 肝与肾的关系：体现在精与血之间相互资生、转化和藏泻互用的关系。肾藏精，肝藏血，精能生血，血能化精，肾精与肝血可以相互资生相互转化，故肝肾之间的关系称之为肝肾同源，又称乙癸同源。肝主疏泄，肾主闭藏，疏泄与闭藏，相反相成，肝的疏泄可使肾气的闭藏开合有度，肾气的闭藏可防止肝气疏泄太过，主要体现在调节女子的排卵及月经、男子的排精。

10. 脾与肾的关系：在生理上的关系主要表现在先后天相互资生和水液代谢方面。肾藏精，主人体的生长发育与生殖，为先天之本；脾主运化，为气血生化之源，为后天之本。先后天之间的关系是"先天生后天，后天养先天"。脾主运化的正常发挥赖于脾阳气的作用，但脾阳须依赖于肾阳的温煦才能强盛。肾藏精，但肾精必须得到脾运化的水谷精微之气不断资生化育，才能充盛不衰，促进人体的生长发育与生殖。人体水液代谢由多个脏腑协同作用的结果，其中尤以脾肾的作用更加重要。脾主运化水液，为水液代谢的枢纽，肾主水液，肾的气化作用贯穿于水液代谢始终。

（二）脏与腑的关系

脏与腑的关系，实际上就是脏腑阴阳表里配合关系。脏属阴，腑属阳；脏为里，腑为表；一脏一腑，一阴一阳，一里一表，相互配合，组成心与小肠、肺与大肠、脾与胃、肝与胆、肾与膀胱等脏腑表里关系。

一脏一腑的表里配合关系，其根据有四：一是经脉的络属；二是结构的相连；三是气化相通；四是病理相关。脏腑表里关系，生理上的相互联系，病理上的相互影响，因此临床上可出现脏病及腑、腑病及脏、脏腑同病，治疗上也相应地有脏病治腑、腑病治脏、脏腑同治等方法。

1. 心与小肠的关系：心为脏，故属阴，小肠为腑，属阳。心与小肠通过经脉的相互络属构成脏腑表里关系。

心主血脉，小肠受承化物，泌别清浊。心火下移于小肠，则小肠功能正常发挥；小肠泌别清浊，清者通过脾气升清而上输心肺，化赤为血。病理上，心与小肠相互影响，心火可下移于小肠，可引起尿少、尿痛等症，小肠实热亦可上熏于心，可出现心烦、口舌生疮等症。

2. 肺与大肠的关系：肺为脏，属阴，大肠属腑，属阳，两者通过经脉的相互络属，构成脏腑表里关系。

肺主气，主行水，大肠主传导，主津，故肺与大肠主要表现在肺气的肃降与大肠传导之间的关系。大肠的传导有赖于肺气的肃降，肺气肃降则大便传导正常，粪便排出通畅。若大肠实热，腑气不通，则可影响肺的肃降，而产生胸满、喘咳等表现。如肺失清肃，津液不能下达，可见大便困难；肺气虚弱，那么气虚推动无力，会出现粪便排出困难。

3. 脾与胃的关系：脾为脏，属阴，胃属腑，属阳，两者通过经脉相互络属而构成表里相合关系。脾胃为后天之本，气血生化之源。两者相互配合在饮食物的受纳、消化、吸收和精微物质输布的生理过程中起主要作用。脾与胃之间的关系，具体表现在纳与运、升与降、燥与湿几个方面。

（1）纳运相成：脾主运化，胃主受纳，受纳与运化相辅相成。若胃之受纳失常则脾之运化不利，脾失健运则胃纳失常，出现恶心呕吐、脘腹胀满、不思饮食等，中医称为"脾胃不和"。

（2）升降相因：脾气主升，以升为顺，胃气主降，以降为和。脾气不升，水谷夹杂而下，出现泄泻甚则完谷不化；胃气不降反而上逆，可见恶心呕吐。

（3）燥湿相济：脾，喜燥而恶湿；胃，喜润恶燥。两者皆有喜恶的偏性。若湿困脾运，可致胃纳不振；若胃阴不足，亦可影响脾运功能，出现脘腹胀满，食欲不振，排便异常等燥湿失调的病症。

4. 肝与胆的关系：肝与胆在五行均属木，经脉又互相络属，构成脏腑表里。肝与胆在生理上的关系，主要表现在消化和情志方面。

胆汁为肝所生，肝主疏泄的功能正常，胆汁才能顺利生成并适时排入肠腔，以助消化。若肝失疏泄，影响胆汁的生成和排泄，会引起消化功能异常。若胆汁排泄障碍，亦可引起肝之疏泄异常，临床可见口苦、胁肋胀痛，甚或可见黄疸。肝主疏泄，调畅情志，胆主决断，若肝胆病变，可引起精神、情志异常，如可见多疑善虑、胆小易惊等。

5. 肾与膀胱的关系：肾为水脏，膀胱为水腑，两者经络互相络属，构成脏腑表里相合的关系。肾与膀胱的关系主要表现在水液代谢方面。

膀胱的贮存尿液，排泄小便，均依赖于肾之气化作用，只有肾气充足，固摄有权，膀胱才能开合有度，尿液得以正常的生成和排泄。肾的功能失常，常会影响到膀胱。如肾气虚衰，固摄无权，则膀胱开合无度，可见小便清长、尿频、遗尿甚尿失禁；若肾阳虚衰，肾与膀胱气化不利，可见小便不利，甚或癃闭。肾与膀胱密切合作，共同维持体内水液代谢。

（三）腑与腑之间的关系

六腑的相互协调，共同完成饮食物的消化吸收、津液的输布、废物的排泄等一系列过程。胃受纳饮食物，胆排泄胆汁帮助消化，小肠承受胃的食糜，进一步消化，泌别清浊，清者通过脾的传输营养周身，三者密切协作共同完成饮食物的消化、吸收，浊者为糟粕传入大肠，经过大肠再吸收，将废物排出体外。小肠主液，大肠主津，重吸收后的水液下至膀胱形成尿液排出体外，三焦是水液通行的通道。由于六腑传化水谷，需要不断地受纳排空，虚实更替，故有"六腑以通为用"的说法。六腑之间必须相互协调，才能实现"实而不满"的生理状态。

六腑在病理上相互影响，如胃中有实热，津液被灼，可使大肠传导不利，大便燥结。若大肠传导失常，肠燥便秘，腑气不通，可以引起胃的失和，胃气上逆，出现恶心、呕吐等症。

【实训】

1. 复习思考题

（1）试比较五脏、六腑、奇恒之腑的生理特点。

（2）试论述心、肝、脾、肺、肾的生理功能及特点。

（3）胆、胃、大肠、小肠、三焦、膀胱各腑的生理功能是什么？

（4）肝与脾的生理关系主要体现在哪些方面？

（5）脾与肾的生理关系主要体现在哪些方面？

2. 案例分析

（1）徐某，男，40岁，干部，1997年5月7日初诊。

主诉：纳差、腹胀、便溏、消瘦1年半。

病史：去年1月因"胃溃疡病"行胃大部分切除术。术后身体日益虚弱。胃纳不佳，口淡无味，食后脘腹胀满，大便溏薄，一日3~4次，体重日减，四肢疲乏无力。头昏眼花，清晨牙龈出血。周身轻度浮肿，以下肢为甚。面色萎黄，口唇淡白。舌象：舌质淡胖，有齿印。脉象：脉缓无力。

思考讨论题：

①本例患者以哪一个脏腑病变为主？

②请运用藏象学说理论分析、解释每一个症状发生的机理。

③试用示意图归纳该病证的病理机制。

（2）管某，女，43岁，干部，1984年3月19日初诊。

主诉：情绪抑郁，月经紊乱半年。

病情：中年丧偶，悲痛万分。情绪抑郁，喜叹气，胸胁及乳房胀痛，嗳气则舒。口苦不思饮食，食后脘腹胀满，大便时溏时结，失眠多梦。病延二载，近半年病情加重，月经紊乱，经期延长，量多，淋漓不尽；头晕、两目干涩昏花；心悸，少寐，四肢麻木，爪甲枯白。舌象：舌质淡，苔薄黄。脉象：细弦而数。

思考讨论题：

①患者因悲致病，为什么七情所伤与肝病的发生关系密切？

②请用肝主疏泄和肝藏血功能失常的病机来分析患者的各个临床症状。

（3）管某，男，32岁，农民，1997年5月2日初诊。

主诉：胃脘胀痛，嗳腐吞酸1天。

病情：昨日中午参加亲戚婚宴，酒肉过度，入夜胃脘痞胀疼痛，嗳腐吞酸，夜半12点呕吐酸腐馊食，吐后胀痛得减。今日胃脘仍胀闷不适，嗳气频繁，厌食，矢气，大便不畅，排出物酸腐臭秽。舌象：舌苔厚腻，质稍红。脉象：滑数。

思考讨论题：
①患者是什么病证？怎样引起的？
②请结合六腑的生理特点和胃的生理特点，解释患者临床表现的发生机理。

第五节　经络学说

【教学要求】
1. 了解经络和经络学说的概念，经络系统的组成；
2. 掌握十二经脉、奇经八脉的循行分布规律和经络的生理功能；
3. 学会用经络学说理论分析疾病的感传现象。

经络学说是研究人体经络系统的组成、循行分布、生理功能、病理变化，以及与脏腑、气血等相互关系的中医学理论，是中医学理论体系的重要组成部分，对临床疾病的诊断、确定治则、处方用药，特别是在针灸、推拿等方面，具有重要的指导作用。

一、经络的概念和经络系统组成

（一）经络的概念

经络，是经和络的总称。经，又称经脉，有路径之意，是经络系统中纵行的主干。络，又称络脉，有网络之意，络脉是经脉别出的分支。经脉大多循行于人体的深部，且有一定的循行部位。络脉纵横交错，网络全身，无处不至。

经络相贯，形成一个纵横交错的联络网，联络脏腑肢节，沟通内外上下，把人体五脏六腑、肢体官窍及皮肉筋骨等组织紧密地联结成统一的有机整体，从而保证了人体生命活动的相对协调和平衡。因此经络系统是一种运行气血，调节人体功能的特殊通路系统。

（二）经络系统的组成

经络系统是由经脉、络脉及其连属部分组成的。经脉和络脉是它的主体。（图 3 - 1）

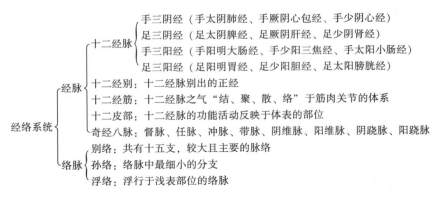

图 3 - 1　经络系统

二、十二经脉

（一）十二经脉的名称及分布规律

1. 命名原则：根据手足、脏腑、阴阳三方面进行命名。上为手，下为足；脏为阴，腑为阳；肢体内侧面为阴，外侧面为阳。一阴一阳衍化为三阴三阳，分别为太阴、厥阴、少阴、阳明、少阳、太阳。

2. 分布规律：十二经脉在头面部的分布规律是：阳明在前，少阳在侧，太阳在后，见表3-2。

表3-2　经脉分布规律

部位	阴经（属脏）	阳经（属腑）	循行部位（阴经行于内侧，阳经行于外侧）	
手	太阴肺经	阳明大肠经	上肢	前线
	厥阴心包经	少阳三焦经		中线
	少阴心经	太阳小肠经		后线
足	太阴脾经	阳明胃经	下肢	前线
	厥阴肝经	少阳胆经		中线
	少阴肾经	太阳膀胱经		后线

十二经脉在躯干部分布的一般规律是：足三阴与足阳明经分布在胸、腹部（前），手三阳与足太阳经分布在肩胛、背、腰部（后），手三阴、足少阳与足厥阴经分布在腋、胁、侧腹部（侧）。

在小腿下半部和足背部，肝经在前缘，脾经在中线。至内踝尖上八寸处交叉之后，脾经在前缘，肝经在中线。

（二）十二经脉的走向和交接规律

1. 十二经脉的走向规律（图3-2）

$$走向规律\begin{cases} 手\begin{cases} 手三阴从胸走手 \\ 手三阳从手走头 \end{cases} \\ 足\begin{cases} 足三阳从头走足 \\ 足三阴从足至胸腹 \end{cases} \end{cases}$$

图3-2　十二经脉走向规律

2. 十二经脉的交接规律：阴经与阳经多在四肢末端衔接；同名的手足三阳经在头面相交接；阴经与阴经在胸腹相交接。走向与交接规律两者结合起来则为：手三阴经，从胸走手，交手三阳经；手三阳经，从手走头，交足三阳经；足三阳经，从头走足，交足三阴经；足三阴经，从足走腹（胸），交手三阴经，构成首尾相贯，环流不止的循行径路。十二经脉流注次序见图3-3。

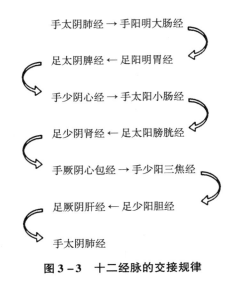

图 3 - 3　十二经脉的交接规律

（三）十二经脉的表里关系（表3 - 3）

表 3 - 3　十二经脉表里关系

表	手阳明经	手少阳经	手太阳经	足阳明经	足少阳经	足太阳经
里	手太阴经	手厥阴经	手少阴经	足太阴经	足厥阴经	足少阴经

相为表里的两经，分别循行于四肢内外侧的相对位置，并在四肢末端交接；又分别络属于相为表里的脏腑，从而构成了脏腑阴阳表里相合的关系。互为表里的一脏一腑在生理功能上互相配合，在病理上可相互影响。

（四）十二经脉的循行部位

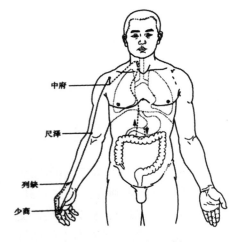

图 3 - 4　手太阴肺经

1. 手太阴肺经：起始于中焦，向下络于大肠，回过来沿着胃上口，穿过膈肌，属于肺。从肺系气管、喉咙部横出腋下，下循上臂内侧，走手少阴、手厥阴经之前（天府、侠白），下向肘中（尺泽），沿前臂内侧桡骨边缘（孔最），进入寸口桡动脉搏动处（经渠、太渊），下向大鱼际部，沿边际（鱼际），出拇指的桡侧端（少商）。

支脉：从腕后（列缺）走向食指内（桡）侧，出其末端，交于手阳明大肠经。（图3 - 4）

2. 手阳明大肠经：从食指末端起始（商阳），沿食指桡侧缘（二间、三间），行于第一、二掌骨间（合谷）、进入两筋之间（阳溪），沿前臂桡侧，进入肘外侧（曲池、肘髎），经上臂外侧前边，上肩，出肩峰部前边，向上交会颈后（会大椎），下入缺盆（锁骨上窝），络肺，通过横膈，属大肠。

支脉：从锁骨上窝上行颈旁（天鼎、扶突），通过面颊，进入下齿龈，出来夹口旁（会地仓），交会人中部（会水沟），左边的经脉向右，右边的经脉向左，至鼻翼旁（迎香穴），交于足阳明胃经。（图3-5）

3. 足阳明胃经：从鼻旁开始（会迎香），交会鼻根中，旁边会足太阳经（会睛明），向下沿鼻外侧（承泣、四白），进入上齿龈中，回出来夹口旁（地仓）环绕口唇，向下交会于颏唇沟；退回来沿下颌出面动脉部（大迎），再沿下颌角（颊车），上耳前（下关），经颧弓上，沿发际（头维），至前额。

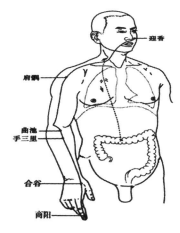

图3-5 手阳明大肠经

支脉：从大迎前向下，经颈总动脉（人迎），沿喉咙进入缺盆（锁骨上窝部），通过膈肌，属胃，络脾。

外行的主干：从锁骨上窝（缺盆）向下，经乳中，向下夹脐两旁（旁开2寸），进入腹股沟的气街穴。

支脉：从胃口向下，沿腹里，至腹股沟动脉部与前者会合。由此下行经髋关节前（髀关），到股四头肌隆起处，下向膝髌中（犊鼻），沿胫骨外侧（足三里、上巨虚、条口、下巨虚），下行足背，进入中趾内侧趾缝（陷谷、内庭），出第二趾外侧端（厉兑）。

支脉：从膝下三寸处（足三里）分出，向下进入中趾外侧端。

支脉：从足背部（冲阳）分出，进入大趾内侧端，交于足太阴脾经。（图3-6）

4. 足太阴脾经：从足大趾末端开始（隐白），

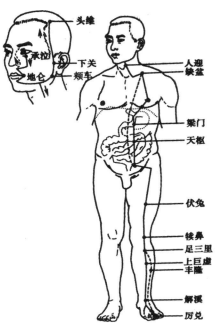

图3-6 足阳明胃经

沿大趾内侧赤白肉际（大都），经核骨（第一跖骨关节后），上向内踝前边（商丘），上小腿内侧，沿胫骨后，交出足厥阴肝经之前（地机），经膝股内侧前缘，进入腹部（冲门、府舍、腹结、大横），属脾，络胃，通过膈肌，夹食管旁，连舌根，散布舌下。

支脉：从胃部分出，上行通过膈肌，流注心中，交于手少阴心经。（图3-7）

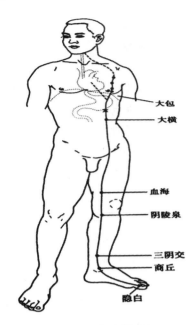

图3-7　足太阴脾经

5. 手少阴心经：从心中开始，出属心系，向下过膈肌，络小肠。

支脉：从心系沿食管、咽，向上连目系。

直行脉：从心系上行至肺，向下出于腋窝部（极泉），沿上臂内侧后缘，走手太阴，手厥阴经之后，下向肘窝（少海），沿前臂内侧后缘，到掌后豌豆骨部，进入掌内后边（少府），沿小指的桡侧出于末端（少冲），交于手太阳小肠经。（图3-8）

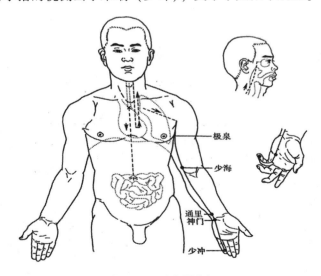

图3-8　手少阴心经

6. 手太阳小肠经：从小指尺侧端开始（少泽），沿手背尺侧（后溪），上向腕部，出尺骨茎突，直上沿尺骨尺侧缘，出于肘内侧肱骨内上髁和尺骨鹰嘴之间，向上沿上臂外后侧，出肩关节部（肩贞、臑俞），绕肩胛，交肩上，进入缺盆（锁骨上窝），络心，沿食管，通过膈肌，到胃，属小肠。

支脉：从锁骨上行沿颈旁上向面颊，到外眼角，弯向后，进入耳中（听宫）。

支脉：从面颊部分出，上向颧骨，靠鼻根旁止于目内眦，交于足太阳膀胱经。（图3-9）

7. 足太阳膀胱经：从内眼角开始（睛明），上行额部，左右交会于头顶（会百会）。

支脉：从头顶分出到耳上角。

直行主干：从头顶入内络于脑，复出项部（天柱）分开下行：沿肩胛内侧，夹脊旁（肺俞、厥阴俞、心俞、督俞、膈俞），到达腰中（肝俞、脾俞、三焦俞、肾俞），进入脊旁筋肉，入腹腔络肾，属膀胱。

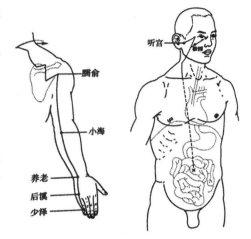

图3-9　手太阳小肠经

支脉：从腰中分出，夹脊旁，通过臀部，进入腘窝中（委中）。

支脉：从项部分出，从肩胛内侧分别下行，通过肩胛，沿脊柱旁下行经过髋关节部（会环跳穴），沿大腿外侧后边下行，会合于腘窝中（委中）。由此向下通过腓肠肌部（承山），出外踝后方（昆仑），沿第五跖骨粗隆下缘，到小趾的外侧（至阴），交于足少阴肾经。（图3-10）

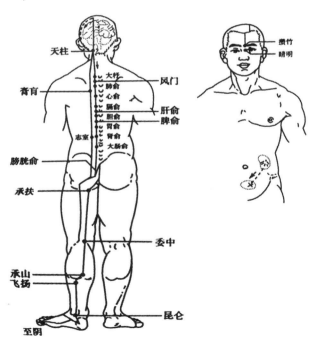

图3-10　足太阳膀胱经

8. 足少阴肾经：从足小趾下开始，斜向脚底心（涌泉），出于舟骨粗隆下（然谷、照海），沿内踝之后（太溪），分支进入足跟中；上向小腿内侧后缘，出腘窝内侧上大腿内后侧，通过脊柱进入腹腔属肾、络膀胱。

直行脉：从肾向上，通过肝、膈肌，进入肺中，沿着喉咙，到舌根两旁。

支脉：从肺出来，络于心，流注于胸中，交于手厥阴心包经。（图3-11）

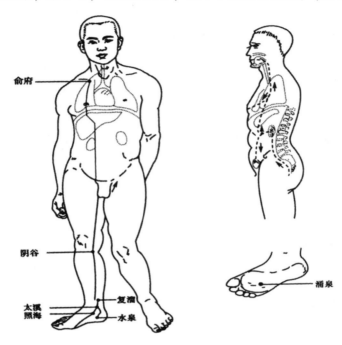

图3-11　足少阴肾经

9. 手厥阴心包经：从胸中开始，属心包，络上焦，通过膈肌，络于中、下焦。

支脉：沿胸内出胁部，当腋下三寸处（天池）向上到腋窝上方，沿上臂内侧，于手太阴、手少阴之间，进入肘中（曲泽），下向前臂，走两筋（桡侧腕屈肌腱与掌长肌腱之间），进入掌中（劳宫），止于中指尖端（中冲）。

支脉：从掌中分出，沿无名指出其尺侧端，交于手少阳三焦经。（图3-12）

10. 手少阳三焦经：起于无名指尺侧端（关冲），上行第四、五掌骨之间，沿着手背，行于前臂外侧两

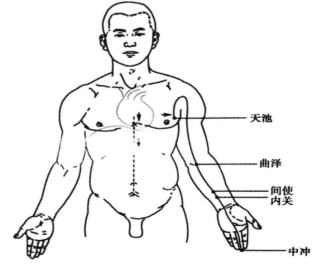

图3-12　手厥阴心包经

骨（尺骨、桡骨）之间，向上通过肘尖，沿上臂外侧，向上通过肩部，交出足少阳经的后面（肩井、大椎），进入缺盆（锁骨上窝），分布于膻中（纵隔中），散络于心包，通过膈肌，属三焦。

支脉：从膻中上行，出锁骨上窝，上项，连系耳后，直上出耳上方，弯下向面颊，至颧骨。

支脉：从耳后进入耳中，出走耳前，经过上关前，交面颊，到外眼角（丝竹空），交于足少阳胆经。（图3-13）

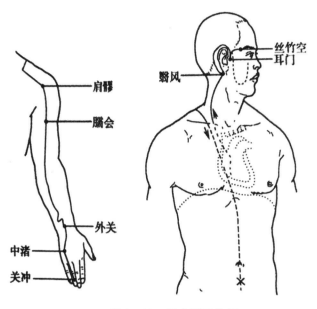

图3-13 手少阳三焦经

11. 足少阳胆经：从外眼角开始（瞳子髎），上行到额角，下耳后，沿颈旁，下行于手少阳三焦经之前，至肩上，与手少阳三焦经交会于大椎穴，分开前行，进入缺盆（锁骨上窝）。

支脉：从耳后进入耳中（会翳风），出耳前（听会、上关；会听宫、下关），至外眼角后。

支脉：从外眼角分出，下向大迎，会合手少阳三焦经至眼下；下边盖过颊车（下颌角），下行颈部，会合于缺盆（锁骨上窝）。内行部分由此下向胸中，通过膈肌，络肝，属胆；沿胁里，出于气街（腹股沟动脉处）绕阴部毛际，横向进入髀厌。

主干（直行脉）：从缺盆（锁骨上窝）下向腋下，沿胸侧，过季胁，向下会合于髋关节（环跳穴）部。由此向下，沿大腿外侧，出膝外侧，向下行于腓骨头前（阳陵泉），直下到腓骨下段，下出外踝之前（丘墟），沿足背进入第四趾外侧。

支脉：从足背分出，进入足大趾趾缝间，沿第一、二跖骨间，出趾端，回转来通过爪甲，出于趾背毫毛部，交于足厥阴肝经。（图3-14）

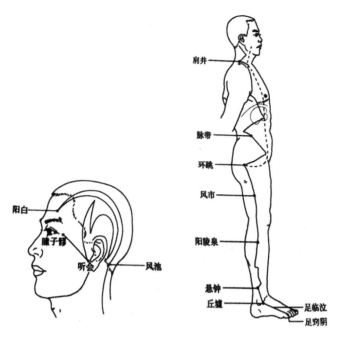

图 3-14　足少阳胆经

12. 足厥阴肝经：从大趾背毫毛部开始（大敦），向上沿着足背第一、二跖骨间（行间、太冲），离内踝一寸处（中封）上行小腿内侧（会三阴交），离内踝八寸处交出足太阴脾经之后，上膝腘内侧（曲泉），沿着大腿内侧，进入阴毛中，绕阴器，上抵小腹，夹胃旁边，属肝，络胆；向上通过膈肌，分布胁肋部，沿喉咙后边，向上进入鼻咽部，上行连接目系，出于额部，与督脉交会于头顶部。

支脉：从"目系"分出，下向颊里，环绕口唇内。

支脉：从肝分出，穿过膈肌，向上流注于肺，交于手太阴肺经。（图 3-15）

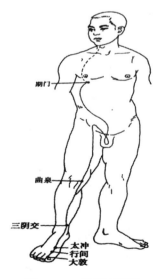

图 3-15　足厥阴肝经

三、奇经八脉

（一）含义

奇经八脉，包括督脉、任脉、冲脉、带脉、阳跷脉、阴跷脉、阳维脉、阴维脉。奇者，异也。因其不同于十二正经，既不直属脏腑，又无表里配合，故称"奇经"。

（二）生理功能

奇经八脉的生理功能，主要是紧密沟通十二经脉之间的联系，对十二经脉的气血运行起着溢蓄和调节作用。

督脉起于小腹内，下出于会阴，沿脊柱上行，经项部上至头面，调节阳经气血，对全身阳经脉气具有统率、督促的作用，为"阳脉之海"。其次，督脉与肾、脑、脊髓均有密切关系。

任脉沿腹部正中线上行，上抵颏部，对一身阴经脉气具有总揽的作用，故称"阴脉之海"，任脉起于胞中，因而具有调节月经，促进女子生殖功能的作用。

冲脉起于胞宫，下出于会阴，与足少阴经相并，经咽喉，环绕口唇。冲脉上至达头，下至于足，贯穿全身，为总领诸经气血的要冲，调节十二经脉气血，故有"十二经脉之海""血海"之称。冲脉有调节月经的作用，冲脉与生殖功能关系密切。

带脉起于季胁，环形于腰腹部，约束纵行的各条经脉，司妇女的带下。

阴跷脉起于足跟内侧，上行至头面；阳跷脉起于足跟外侧，上行与足太阳经、阴跷脉、足少阳经会合。跷脉有濡养眼睛、控制眼睛的开合和肌肉运动的作用。

阴维脉起于小腿内侧，沿下肢内侧后缘上行，至咽喉与任脉会合，阳维脉起于足跗外侧，沿下肢外侧后缘上行，至项后与督脉会合。维脉的"维"字，有维系、维络的意思，阴维脉具有维系一身阴经的作用，阳维脉有维系一身阳经的作用。

四、经络的生理功能

经脉是运行气血的通路。经络纵横交贯，遍布全身，将人体内外、脏腑、肢节、官窍联结成为一个有机的整体，在生理、病理和防治疾病方面具有非常重要的作用。

（一）沟通联络作用

经络分布纵横交错，出表入里，通上达下，通过沟通、联络作用，将人体由五脏六腑、四肢百骸、五官九窍、皮肉脉筋骨有机地联系起来，从而使人体的各个脏腑组织器官，构成了一个上下、表里、左右彼此之间紧密联系、协调共济的统一体。正如《灵枢·本脏》篇说"夫十二经脉者，内属于脏腑，外络于肢节"。

（二）感应传导作用

经络是人体各组成部分之间的信息传导网，当肌表受到某种刺激的时候，刺激量就会沿着经脉传于体内有关脏腑，使该脏腑的功能发生变化，从而达到疏通气血和调整脏腑功能的目的。而脏腑功能活动的变化也可通过经络而反映于体表，经络循行四通八达而至机体每一个局部，从而使每一局部成为整体的缩影。针灸时的"得气"和"行气"现象，就是经络传导感应作用的表现。

（三）营养脏腑组织作用

人体各个组织器官，均需气血营养，才能维持正常的生理活动。而经脉是运行气血的主要通道，气血通过经络循环贯注而通达全身，发挥其营养脏腑组织器官的作用。所以《灵枢·本脏》说："经脉者，所以行血气而营阴阳，濡筋骨，利关节者也。"

（四）调节、维系平衡作用

经络能调节气血和协调阴阳，使人体功能活动保持相对平衡的状态。当人体发生疾病，病机表现出气血不和或阴阳偏胜偏衰的证候时，可运用针灸等治法以激发经络的调节作用，以"泻其有余，补其不足"，以达到恢复平衡的稳态。

五、经络学说在中医学中的应用

（一）阐释病理反应

在正常生理情况下，经络有运行气血、感应传导的作用。所以在发生病变时，经络就可能成为传递病邪和反映病变的途径。如心火可下移小肠；大肠实热，腑气不通，可使肺气不利而喘咳胸满等。

通过经络的传导，内脏的病变可以反映于外，表现于某些特定的部位或与其相应的官窍。如肝气不舒，导致气机郁滞，临床常见两胁、少腹胀痛，因为足厥阴肝经的循行抵小腹、布胁肋。

（二）指导疾病的诊断

由于经络有一定的循行部位和脏腑的络属，它可以反映所属经络脏腑的病证，因而在临床上，可根据疾病所出现的症状，结合经络循行的部位及所络属的脏腑对疾病进行诊断。例如：头痛一证，痛在两侧，多与少阳经有关系；痛在前额，多与阳明经有关系；痛在后头部及项部，多与太阳经有关系；痛在颠顶，多与厥阴经有关系。

（三）指导疾病的治疗

经络学说被广泛地用以指导临床各科的治疗，特别是对针灸、推拿和药物治疗。针灸与推拿疗法，通过对穴位进行针灸或推拿，以调整经络气血，恢复正常状态，达到治疗的目的。药物治疗主要体现以经络为渠道，通过经络的传导转输，使药到病所，发挥其治疗作用。如中药里的"引经药"。

（四）预防保健

临床上可以采取疏通经络的方法预防疾病，常用的保健穴有足三里穴、涌泉穴等。

【实训】

1. 复习思考题

（1）十二经脉的命名原则、走向及交接规律是什么？

（2）十二经脉的流注次序是什么？

（3）督脉、任脉、冲脉的主要生理功能是什么？

（4）试述经络的生理功能。

2. 案例分析

（1）王某，男，50岁，某部队职员。初诊：1986年8月6日。患哮喘20余年，经常发作，此次发作已逾2周，咳痰不爽，胸闷气短，喉间有水鸡声，不能平卧，若能咳出黏痰其气略平，大便干结，2～3日一行，大便后气促亦能减轻，苔腻，根部尤腻，经前医治两次，均用三拗汤合射干麻黄汤加减，但气喘症势不减，从其大便干结，考虑热结大肠，肺气上逆有关。拟以三拗汤加清肺润肠之品。处方：炙麻黄、炙甘草各3克，杏仁、炙紫菀、炙款冬花各10克，南沙参、瓜蒌仁（打）、玄明粉各12克，蜜炙枇杷叶（包煎）10克，5剂。二诊：8月13日。药后大便通畅，每日一行，咳痰亦易，痰涎已少。已能平卧，卧时微有气喘。续予前方加减。

思考讨论题：通便为什么能治哮喘？从经脉的脏腑络属关系加以理解和分析。

（2）董某，男，22岁，工人。1年多来牙龈时常出血，每次发病都需要经口腔科处理，才能缓解。因此，已经1年半未能上班工作。本次发病后，虽经口腔科医生处理，但仍出血不止。住院后，又拔除左上门齿2个，将其出血处的血管进行结扎、缝合。但术后仍出血不止，影响饮食，经大量止血药物注射、口服等，均不能止血。会诊症见：左上门齿处及牙龈出血，血色鲜红，满口牙龈肿胀，心跳，右头部有随心跳而上冲跳动的感觉，口渴能饮，大便秘结。舌质红、舌苔老黄。脉数，左手弦滑有力，右手弦细，略滑。生石膏45克（先煎），生大黄6克，知母9克，黄芩12克，生地黄24克，玄参30克，麦冬9克，白茅根30克，大蓟、小蓟各15克，生藕节30克。水煎服，4剂。服药后，当天夜里，出血明显减少，可以安睡。次日大便通畅，头已不晕，血已止。

思考讨论题：根据病例所描述，本病是按照哪条经络辨证进行定位（病位）的治疗？

第六节　体质学说

【教学要求】

1. 掌握体质的概念，体质的分型和特征；

2. 了解体质的生理基础及体质学说的应用；

3. 学会辨析体质，并应用体质学说指导辨证、治疗及养生。

体质学是人类认识自身和研究自身的一门学科，对体质的研究有助于分析疾病的发生、发展和演变，为疾病的预防、诊断及治疗提供依据。

重视人的体质及其差异性是中医学的一大特点。中医学在几千年的发展过程中，积累了许多有关体质学的知识，早在《黄帝内经》中，对体质的形成、分类以及体质与病机、诊断、治疗、预防的关系就有详细的论述。之后，历代医家又进一步丰富和发展了《黄帝内经》中关于发生体质学、年龄体质学、性别体质学、病理体质学以及治疗体质学的理论，形成了中医学的体质学说，并对指导养生防病和辨证论治起有着重要的意义。从 20 世纪 70 年代开始，随着对中医学理论整理研究的逐步深入，中医体质学说的研究也随之展开，中医体质学就应运而生了。

一、体质的基本概念

（一）定义

体质，又称禀赋、禀质、形质、气质等，即人体的质量。体质是人体在生命过程中，在先天遗传和后天获得的基础上所形成的形态结构、生理功能和心理因素的综合的相对稳定的固有特征。

体质表现为个体在功能、代谢以及对外界刺激反应等方面的差异性，对某些病因和疾病的易感性，在疾病传变转归中的某种倾向性。人的体质特点或隐或现地体现于健康和疾病过程中。人体体质形成主要是先天因素和后天因素共同作用的结果。

（二）体质的构成要素

1. 形态结构：人的形态结构主要包括外部形态结构和内部形态结构，外部形态结构：体格、体形、体重等方面；内部形态结构：脏腑、经络、气血津液等，它们是体质的内在基础，可通过外部的形态结构来推出内脏脏腑的功能。比如长得高大粗壮说明脾胃功能较好，因为胃主受纳，脾主肌肉、四肢。

中医观察体型，主要观察形体的高矮胖瘦，皮肉的厚薄坚松，肤色的黑白苍嫩的差异等。其中尤以胖瘦最有代表性，比如《灵枢·逆顺肥瘦》及《灵枢·卫气失常》即以体型将人分为肥人与瘦人，肥胖体质又以其形态特征等划分为膏型、脂型和肉型。元·朱丹溪《格致余论》则进一步将体型与发病相联系，提出了"肥人多湿，瘦人多火"的著名观点。

2. 生理功能：是个体体质特征的组成部分。中医学认为形态结构是产生生理功能的基础，不同的形态结构特点决定着机体生理功能的不同，而机体生理功能的个性特征，又会影响其形态结构，引起一系列相应的改变。人体的生理功能是其内部形态结构完整性、协调性的反映，具体而言是脏腑经络及精气血津液功能的体现。人体生理功能的差异，反映了脏腑功能和精气血津液的盛衰偏颇，可表现在机体的抗病能力、新陈代谢情况，以及自我调节能力等各方面的强弱。

3. 心理特征：心理是指客观事物在大脑中的反映，是感觉、知觉、情感、记忆、思维、性格、能力等的总称，属于中医学神的范畴。形与神是统一的整体，某种特定的形态结构总会表现为某种特定的心理倾向，如《灵枢·阴阳二十五人》言具有"圆面、大头、美肩背、大腹、美股胫、小手足、多肉、上下相称"等形态特征的土型人，多表现为"安心、好利人、不喜权势、善附人"等心理特征；不同脏腑的功能活动，又会表现为某种特定的情感、情绪反应与认知活动，如《素问·阴阳应象大论》说："人有五脏化五气，以生喜怒悲忧恐。"人体脏腑精气及其功能各有所别，故个体所表现的情志活动也有差异，如有的人善悲，有的人善怒，有的人善喜，有的人胆小，有的人勇敢等。

人的心理特征不但与形态、功能有关，而且与不同个体的生活经历以及所处的社会文化环境有着密切的联系。因此即便是同种形态结构和生理功能者，也可以表现为不同的心理特征。

（三）体质的特点

1. 具有遗传性：人既有生物属性又具有社会属性。中医学认为，体质的形成受到先、后天因素的影响，先天禀赋于父母的先天之精是体质形成的根本原因，因此，人出生后，便会有形态、功能、生理、心理等方面个体体质和人群体质特征的必然差异，存在人体体型、相貌、肤色、脏腑经络功能状态等不同。

2. 具有稳定性：个体秉承于父母的遗传信息，使其在生命过程中遵循某种既定的内在规律，呈现出与亲代类似的特征，这些特征一旦形成，不会轻易改变，在生命过程某个阶段的体质状态具有相对的稳定性。

3. 具有可变性：先天禀赋决定着个体体质的相对稳定性和个体体质的特异性，后天各种环境因素、营养状况、饮食习惯、精神因素、年龄变化、疾病损害、针药治疗等，又使体质具有可变性。可变性是有一定的规范及限度的，不是任意变化的。

4. 具有趋同性："一方土养一方人"，同一个地方的人，生活习惯，居住环境相同，那么这个区域的人就会表现出类似的体质，这为群类趋同性。

5. 具有可调性：体质是相对稳定的，但是又是动态可变的，在生理情况下，可以针对各种体质提前采取相应的适当措施，纠正或者改善某些体质的偏颇，减少体质对疾病的易感性，防病于未然。在病理的情况下，可以针对各种不同的体质类型，在体质的基础上辨证论治，提高治疗效果。

（四）体质的衡量标准

评价一个人的体质水平时，应从形态结构、生理功能、心理特征几个方面综合起进行综合评价。

1. 身体形态结构的发育水平：包括体表形态、体格、体型、营养状况和内部结构和功能情况等方面。

2. 身体的功能水平：包括机体的新陈代谢和各器官、系统的功能情况等。

3. 身体的素质及运动能力水平：包括速度、力量、耐力、灵敏性、协调性，还有走、跑、跳、投、攀越等身体的基本活动能力。

4. 心理的发育水平：包括智力、情感、行为、感知觉、个性、性格、意志等方面。

5. 适应能力：包括对自然环境、社会环境、各种精神心理环境适应能力，对疾病和其他损害健康的因素的抵抗和修复能力等。

附：现代健康的衡量标准

健康包括生理和心理两个方面：

1. 生理健康标志：形体壮实，眼睛有神，面色红润，呼吸微徐，牙齿紧固，腰腿灵便，声音洪亮，须发润泽，双耳聪敏，脉象缓匀，二便正常。

2. 心理健康标志：精神旺盛，七情和调，记忆良好。

这是中医学形神合一，天人合一生命观、健康观的具体体现。

世界卫生组织近年来提出了衡量人体健康的具体标志如下：

1. 精力充沛，能从容不迫地应付日常生活和工作；

2. 处事乐观，态度积极，乐于承担任务而不挑剔；

3. 善于休息，睡眠良好；

4. 应变能力强，能适应各种环境变化；

5. 对一般感冒和传染病有一定的抵抗力；

6. 体重适当，体型匀称，头、臂、臀比例协调；

7. 眼睛明亮，反应敏锐，眼睑不发炎；

8. 牙齿清洁，无空洞，无疼痛，齿龈颜色正常，无出血；

9. 头发光泽，无屑；

10. 肌肉、皮肤有弹性，走路轻松。

二、体质的形成

体质的形成是机体内外环境多种复杂因素共同作用的结果，主要关系到先天因素和后天因素两个方面，并与性别、年龄、地理环境等因素有关。

（一）先天因素

先天因素，又称先天禀赋，是指小儿出生以前在母体内所禀受的一切特征。中医学所说的先天因素，既包括父母双方所赋予的遗传性，又包括子代在母体内发育过程中的营养状态，以及母体在此期间所给予的种种影响。同时，父方的元气盛衰、营养状况、生活方式、精神因素等都直接影响着"父精"的质量，从而也会影响到子代禀赋的强弱。

子代的形体始于父母，父母的体质是子代体质的基础。父母体质的强弱，使子代禀赋有厚薄强弱，表现出体质的差异，比如身体强弱、肥瘦、刚柔，乃至先天性生理缺陷和遗传性疾病，如鸡胸、癫痫、哮喘等。在体质形成过程中，先天因素起着决定性的作用。但是，先天因素、遗传性状只对体质的发展提供了可能性，而体质强弱的现实性，则有赖于后天环境、营养和身体锻炼等。

（二）后天因素

后天是指人从出生到死亡之前的生命历程。后天因素是人出生之后赖以生存的各种因素的总和。后天因素可分为机体内在因素和外界环境因素两方面。机体内在因素包括性别、年龄、饮食、劳逸、心理因素等；外界因素实际上就是人们生存的环境，如社会的物质生活条件、劳动条件、卫生条件、气候条件、社会制度、生态平衡以及教育水平等。这些因素，都可以影响人的体质发生改变。

1. 饮食营养：人以水谷为本，脾主运化水谷精微，为气血生化之源，故脾胃为后天之本。饮食营养是决定体质强弱的重要因素。合理的膳食结构，科学的饮食习惯，对维护和增强体质有很大影响。长期营养不良或低下，或营养不当，或偏食、偏嗜等都会使体内某些成分发生变化，从而影响体质，乃至引起疾病。

2. 劳动安逸：劳动一般分为体力劳动和脑力劳动两大类。劳逸适度，劳而不倦，可增强体质。一般来说，适当劳作对体质的增强有积极的作用，过度劳累，容易损伤筋骨，消耗气血，导致脏腑的精气不足，而致体质虚弱多病。《素问·宣明五气》提到"久坐伤肉，久立伤骨，久行伤筋"。反之，过度安逸，长期养尊处优，可使气血运行迟缓，脏腑功能减弱，筋肉松弛，形成虚性体质或痰瘀体质。因此，劳逸也是影响体质的重要因素之一。

3. 体育锻炼："流水不腐，户枢不蠹"的自然现象说明"生命在于运动"的真谛。历代医家总结的"养生导引之法"，诸如太极拳、五禽戏等，便是以运动来调养体质的典范。现代运动生理学研究证明，经常进行适当的体育锻炼，可增强肌肉的耐力与收缩强度，调整内分泌系统的平衡，改善血液循环，使进新陈代谢，提高抗病能力。但是，体育锻炼也要根据自身情况，适可有度，如果过度运动，反而有损脏腑气血，形成虚性体质。

4. 婚姻生育：房事，是正常的生理活动之一，它是人类繁衍后代的需要，也是维持自身心理平衡的需要。如果长期戒绝房事，身心欲望得不到满足，久郁之后可导致气血不畅，形成气郁体质。反之，如果性生活不节制，房事过度，则容易伤肾，精气耗散太过，则易形成虚性体质。

女性怀孕生子，容易耗气伤血，多次的怀孕生产之人，往往气血衰少，体质不佳。

5. 精神情志：情志，泛指喜、怒、忧、思、恐等精神活动，是人体对外界客观事物刺激的正常反应，反映了机体对自然、社会环境变化的适应调节能力。情志活动的产生及维持有赖于内在脏腑的功能活动，并以精气血津液为物质基础。七情的变化，可以通过影响脏腑精气的变化，而影响人体的体质。情志和调，则气血调畅，脏腑功能协调，体质强壮；反之，长期强烈的情志刺激，持久不懈的情志活动，超过了人体的生理调节能力，可致脏腑精气的不足或紊乱，影响体质。

6. 疾病、药物：疾病是促使体质改变的一个重要因素。一般来说，疾病改变体质多是向不利方面变化，如大病、久病之后易导致体质变虚；某些慢性疾病（如肺结核）迁延日久，患者的体质易表现出一定的特异性。但感染有些邪气后，会使机体具有相应的免疫力，使患者终生不再罹患此病，如麻疹、痄腮。此外，疾病损害而形成的体质改变，其体质类型还与疾病变化有一定关系，如慢性肝炎早期多为气滞型体质，随着病变的发展可转为阴虚型、瘀血型等不同类型的体质。可见，体质与疾病因素常互为因果。

药物，有寒热温凉之分，有些体质可以用药物来纠偏，调理脏腑阴阳气血之盛衰。比如阴盛体质利用温补散寒的药物改善体质。但在用法上需掌握好度，防止滥用或久用导致脏腑气血损害，影响体质。

7. 生活环境：不同地区或地域具有不同的地理特征，广义的地理环境包括整个地壳，狭义的地理环境是指存在于人类社会周围如地质、地貌、气候、土壤、矿藏、生物等各种自然要素的总和。这些特征影响着不同地域人群的饮食结构、居住条件、生活方式、社会民俗等，从而制约着不同地域生存的不同人群的形态结构、生理功能和心理行为特征的形成和发展。同时，人类具有能动的适应性，由于自然环境条件不同，人类各自形成了与其生存环境条件相协调的自我调节机制和适应方式，从而形成了不同的体质。

一般地说，根据我国的地理条件，南方多湿热，北方多寒燥，东部沿海为海洋性气候，东南方人，体型多瘦弱，腠理偏疏松；西部内地为大陆性气候，西北方人，形体多壮实，腠理偏致密。

总之，体质禀赋于先天，受制于后天。先、后天多种因素构成影响体质的内外环境，在诸多因素的共同作用下，形成个体不同的体质特征。

三、体质的生理变化

（一）年龄因素

年龄是影响体质的重要因素之一。人的生命历程都是从少儿、青年到中年，再转向老年。人体的结构、功能以及代谢随着年龄的增长而发生规律性的变化。在整个生命过程中，脏腑气血由盛到衰，影响着人体生理功能，决定着人体的体质，决定着各年龄期对致病因素反应的能力与类型。随着年龄的变化，男女体质的形成和演变，大致可划分为五个阶段：

1. 从出生到青春期，是体质渐趋成熟、定型的阶段。小儿体质为"稚阴稚阳"之体，所谓"小儿稚阳未充，稚阴未长者也"（《温病条辨·解儿难》）。体质基本定型于青春期之末。

2. 青春期到35岁左右，女性的体质常会发生较明显的变化，且多半是转向病理性体质，出现一些病态。相对而言，男性这一时期的变化不明显。

3. 35岁至更年期以前的男女，均处于壮年阶段，体质变化大多数较为平缓。

4. 50岁上下的妇女和55~60岁左右的男子进入了更年期，因天癸渐竭，精血衰减，体质也发生显著变化。

5. 更年期以后的老年阶段，男女体质日渐虚性化，肾精亏虚，气血运行不畅，体质常以虚为主，兼夹痰瘀。

（二）性别差异

人类最基本的体质类型可分为男性体质与女性体质两大类。男为阳，女为阴。男性多禀阳刚之气，体魄健壮，能胜任繁重的体力和脑力劳动，性格多外向，粗犷；女性多具阴柔之质，脏腑功能较弱，体形小巧苗条，性格多内向，喜静，细腻。男子以肾为先天，以精、气为本；女子以肝为先天，以血为本。"男子多用气，故气常不足；女子多用血，故血常不足。所以男子病多在气分，女子病多在血分。"（《医门法律》）"男子之病，多由伤精；女子之病，多由伤血。"（《妇科玉尺》）可见，男女在遗传性征、身体形态、脏腑结构等方面的差别，在相应的生理功能、心理特征也就有所区别，因而体质上存在着性别差异。

四、体质的分类

体质的分类方法是认识和掌握体质差异性的重要手段。古今医家从不同角度对体质做了不同的分类，有阴阳分类法、五行分类法、脏腑分类法、体型肥瘦分类法，以及心理特征分类法等。

"阴阳匀平，命之曰人"，"阴平阳秘，精神乃治"。理想的体质应是阴阳平和之质，但是阴阳的平衡是阴阳消长动态平衡，所以总是存在偏阴或偏阳的状态，只要不超过机体的调节和适应能力，均属于正常生理状态。因此，人体正常体质大致可分为阴阳平和质、偏阳质和偏阴质三种类型。中华中医药学会 2009 年 4 月 9 日正式发布《中医体质分类与判定》标准，该标准将体质分为：平和质、气虚质、阳虚质、阴虚质、痰湿质、湿热质、血瘀质、气郁质、特禀质九个类型。

（一）平和质（A 型）

总体特征：阴阳气血调和，以体态适中、面色红润、精力充沛为主要特征。

形体特征：体形匀称健壮。

常见表现：面色、肤色润泽，头发稠密有光泽，目光有神，鼻色明润，嗅觉通利，唇色红润，不易疲劳，精力充沛，耐受寒热，睡眠良好，胃纳佳，二便正常，舌色淡红，苔薄白，脉和缓有力。

心理特征：性格随和开朗。

发病倾向：平素患病较少。

对外界环境适应能力：对自然及社会环境适应能力较强。

（二）气虚质（B 型）

总体特征：元气不足，以疲乏、气短、自汗等气虚表现为主要特征。

形体特征：肌肉松软不实。

常见表现：平素语音低弱，气短懒言，容易疲乏，精神不振，易出汗，舌淡红，舌边有齿痕，脉弱。

心理特征：性格内向，不喜冒险。

发病倾向：易患感冒、内脏下垂等病；病后康复缓慢。

对外界环境适应能力：不耐受风、寒、暑、湿邪。

（三）阳虚质（C型）

总体特征：阳气不足，以畏寒怕冷、手足不温等虚寒表现为主要特征。

形体特征：肌肉松软不实。

常见表现：平素畏冷，手足不温，喜热饮食，精神不振，舌淡胖嫩，脉沉迟。

心理特征：性格多沉静、内向。

发病倾向：易患痰饮、肿胀、泄泻等病；感邪易从寒化。

对外界环境适应能力：耐夏不耐冬；易感风、寒、湿邪。

（四）阴虚质（D型）

总体特征：阴液亏少，以口燥咽干、手足心热等虚热表现为主要特征。

形体特征：体形偏瘦。

常见表现：手足心热，口燥咽干，鼻微干，喜冷饮，大便干燥，舌红少津，脉细数。

心理特征：性情急躁，外向好动，活泼。

发病倾向：易患虚劳、失精、不寐等病；感邪易从热化。

对外界环境适应能力：耐冬不耐夏；不耐受暑、热、燥邪。

（五）痰湿质（E型）

总体特征：痰湿凝聚，以形体肥胖、腹部肥满、口黏苔腻等痰湿表现为主要特征。

形体特征：体形肥胖，腹部肥满松软。

常见表现：面部皮肤油脂较多，多汗且黏，胸闷，痰多，口黏腻或甜，喜食肥甘甜黏，苔腻，脉滑。

心理特征：性格偏温和、稳重，多善于忍耐。

发病倾向：易患消渴、中风、胸痹等病。

对外界环境适应能力：对梅雨季节及湿重环境适应能力差。

（六）湿热质（F型）

总体特征：湿热内蕴，以面垢油光、口苦、苔黄腻等湿热表现为主要特征。

形体特征：形体中等或偏瘦。

常见表现：面垢油光，易生痤疮，口苦口干，身重困倦，大便黏滞不畅或燥结，小便短黄，男性易阴囊潮湿，女性易带下增多，舌质偏红，苔黄腻，脉滑数。

心理特征：容易心烦急躁。

发病倾向：易患疮疖、黄疸、热淋等病。

对外界环境适应能力：对夏末秋初湿热气候，湿重或气温偏高环境较难适应。

（七）血瘀质（G型）

总体特征：血行不畅，以肤色晦暗、舌质紫黯等血瘀表现为主要特征。

形体特征：胖瘦均见。

常见表现：肤色晦暗，色素沉着，容易出现瘀斑，口唇黯淡，舌黯或有瘀点，舌下络脉紫黯或增粗，脉涩。

心理特征：易烦，健忘。

发病倾向：易患癥瘕及痛证、血证等。

对外界环境适应能力：不耐受寒邪。

（八）气郁质（H型）

总体特征：气机郁滞，以神情抑郁、忧虑脆弱等气郁表现为主要特征。

形体特征：形体瘦者为多。

常见表现：神情抑郁，情感脆弱，烦闷不乐，舌淡红，苔薄白，脉弦。

心理特征：性格内向不稳定、敏感多虑。

发病倾向：易患脏躁、梅核气、百合病及郁证等。

对外界环境适应能力：对精神刺激适应能力较差；不适应阴雨天气。

（九）特禀质（I型）

总体特征：先天失常，以生理缺陷、过敏反应等为主要特征。

形体特征：过敏体质者一般无特殊；先天禀赋异常者或有畸形，或有生理缺陷。

常见表现：过敏体质者常见哮喘、风团、咽痒、鼻塞、喷嚏等；患遗传性疾病者有垂直遗传、先天性、家族性特征；患胎传性疾病者具有母体影响胎儿个体生长发育及相关疾病特征。

心理特征：随禀质不同情况各异。

发病倾向：过敏体质者易患哮喘、荨麻疹、花粉症及药物过敏等；遗传性疾病如血友病、先天愚型等；胎传性疾病如五迟（立迟、行迟、发迟、齿迟和语迟）、五软（头软、项软、手足软、肌肉软、口软）、解颅、胎惊等。

对外界环境适应能力：适应能力差，如过敏体质者对易致过敏季节适应能力差，易引发宿疾。

五、体质学说的应用

由于体质的特异性、多样性和可变性，形成了个体对疾病的易感倾向、病变性质、疾病过程及其对治疗的反映等方面的差异。因此，中医学强调"因人制宜"，并将体质学说同病因学、病机学、诊断学、治疗学和养生学等密切地结合起来，以指导临床实践。

（一）体质与病因

体质决定对某种致病因素和某些疾病的易感性。不同体质对某些病因和疾病有特殊易感性。一般而言，偏阳质者容易感受风、暑、热之邪而耐寒；偏阴质者易感受寒湿之邪而耐热，感受寒邪后亦易入里，常伤脾肾之阳气；小儿气血未充，稚阴稚阳之体，常易感受外邪或因饮食所伤而发病。

（二）体质与发病

中医学认为，邪正交争是疾病发生的基本原理。正气虚是发病的内在根据，邪气是疾病形成的外在条件。疾病发生与否，主要取决于正气的盛衰，而体质正是正气盛衰偏颇的反映。一般而言，体质强壮者，正气旺盛，抗病力强，邪气难以侵入致病；体质羸弱者，正气虚弱，抵抗力差，邪气易于乘虚侵入而发病。发病过程中又因体质的差异，有立刻发病的，有不立刻发病的，也有时而复发的，且发病后的临床证候类型也因人而异。如脾阳素虚之人，稍进生冷之物，便会发生泄泻，而脾胃强盛者，虽食生冷，却不发病。

遗传性疾病、先天性疾病以及过敏性疾病的发生也与个体体质密切相关。由于不同的种族、家族长期的遗传因素和生活环境条件不同，形成了体质的差异，即对某些疾病的易感性、抗病能力和免疫反应有所不同。

（三）体质与病机

体质影响疾病的发展变化，即影响着病机。人体感受邪气之后，由于体质的特殊性，病理性质往往发生不同的变化。

在中医学中，病情从体质而变化，称之为从化，如感受了风寒之邪，阳热体质者得之往往是从阳化热，而阴寒体质者则容易从阴化寒。

"从化"的一般规律：素体阴虚阳亢者，功能活动多相对亢奋。感受邪气后多从热化；素体阳虚阴盛者，功能活动相对不足，受邪后多从寒化；素体津亏血耗者，受邪后易致邪从燥化；气虚湿盛者，受邪后多从湿化。

再者，体质还决定疾病的传变，传变是疾病的变化和发展趋势，体质强壮者或其邪气轻微，则正能敌邪，即使患病也不容易传变；如果邪气盛而且身体又具有传变条件的情况下，疾病则可以迅速传变，疾病传变与否，虽与邪气的盛衰、治疗是否得当有关，但主要还是取决于体质因素。

（四）体质与辨证

体质是辨证的基础，体质决定疾病的证候类型。同一致病因素或同一种疾病，因个体体质的差异，其临床可表现出阴阳表里寒热虚实等不同的证候类型，即同病异证。

异病同证亦与体质有关，感受不同的病因或患不同的疾病，而体质在某些方面具有共同点时，常常可表现为相同或类似的证候类型。如阳热体质者，感受暑、热邪气势必出现热证，但若感受风寒邪气，亦可郁而化热，表现为热性证候。

由于体质的特殊性决定着发病后临床证候类型的倾向性，证候的特征中包含着体质的特征，体质是形成"证"的生理基础之一，辨体质是辨证的重要根据。

（五）体质与治护

体质是治疗的重要依据。在疾病的防治过程中，必须结合体质而辨证论治。

病因或疾病不同，由于患者的体质在某些方面有共同点，临床往往可出现相似或相同的证候；另一方面，由于体质的差异，即使同一疾病也可出现不同的证候。由此，在临床常见同一种病，同一治法对此人有效，对他人则不但无效，反而有害，其原因就在于病同而人不同，体质不同，故疗效不一。

在用药方面要重视体质对治疗的影响，如阳虚或阴盛体质者，慎用寒凉伤阳药，阳盛或阴虚体质者，要慎用温热伤阴的药。在用药剂量方面，一般体长而壮实者剂量宜大，体瘦而弱者，剂量宜小。

在疾病初愈或趋向恢复善后调理时，要辨证施护，如饮食上，阴虚阳盛者慎食狗肉、羊肉、桂圆等辛温食物或辛辣之味；痰湿体质者，慎食龟鳖等滋腻之物及五味子、乌梅等酸涩收敛等中药。

六、体质与养生

中医学的养生方法贯穿于衣食住行的各个方面，无论在对于哪一方面的调摄，都应兼顾体质特征。善于养生者，要根据各自不同的体质特征，选择相应的措施和方法。

主要的养生方法有顺时摄养、起居有常、劳逸适度、调摄精神、饮食调养和运动锻炼等。如在食疗方面，体质偏阳者，进食宜凉而忌热；体质偏阴者，进食宜温而忌寒；形体肥胖者多痰湿，食宜清淡而忌肥甘；阳虚之体宜多食温补之品；阴虚之体，饮食宜甘润生津之品，忌肥腻厚味、辛辣燥烈之品。

精神调摄方面，气郁体质的人，应注意保持心情的舒畅，消除不良情绪。

运动锻炼方面，不同体质的人，应根据自身的体质特点，宜选择不同的锻炼方式与方法。

附：中医体质分类与判断表

中医体质分类与判定自测表

（中华中医药学会标准）

自测使用说明

1. 判定方法：回答《中医体质分类与判定表》中的全部问题，每一问题按5级评分，计算原始分及转化分，依标准判定体质类型。

原始分=各个条目的分会相加。

转化分数 = ［（原始分 – 条目数）／（条目数×4）］×100

2. 判定标准：平和质为正常体质，其他 8 种体质为偏颇体质。判定标准见附表 1 – 1。

附表 1 – 1　平和质与偏颇体质判定标准表

体质类型	条件	判定结果
平和质	转化分≥60 分	是
	其他 8 种体质转化分均 <30 分	
	转化分≥60 分	基本是
	其他 8 种体质转化分均 <40 分	
	不满足上述条件者	否
偏颇体质	转化分≥40 分	是
	转化分 30 ~ 39 分	倾向是
	转化分 <30 分	否

阳虚质

请根据近一年的体验和感觉，回答以下问题	没有（根本不）	很少（有一点）	有时（有些）	经常（相当）	总是（非常）
(1) 您手脚发凉吗？	1	2	3	4	5
(2) 您胃脘部、背部或腰膝部怕冷吗？	1	2	3	4	5
(3) 您感到怕冷、衣服比别人穿得多吗？	1	2	3	4	5
(4) 您比一般人耐受不了寒冷（冬天的寒冷，夏天的冷空调、电扇等）吗？	1	2	3	4	5
(5) 您比别人容易患感冒吗？	1	2	3	4	5
(6) 您吃（喝）凉的东西会感到不舒服或者怕吃（喝）凉东西吗？	1	2	3	4	5
(7) 您受凉或吃（喝）凉的东西后，容易腹泻（拉肚子）吗？	1	2	3	4	5
判断结果：□是　　倾向□是　　□否					

阴虚质

请根据近一年的体验和感觉，回答以下问题	没有（根本不）	很少（有一点）	有时（有些）	经常（相当）	总是（非常）
(1) 您感到手脚心发热吗？	1	2	3	4	5
(2) 您感觉身体、脸上发热吗？	1	2	3	4	5
(3) 您皮肤或口唇干吗？	1	2	3	4	5
(4) 您口唇的颜色比一般人红吗？	1	2	3	4	5
(5) 您容易便秘或大便干燥吗？	1	2	3	4	5

续表

请根据近一年的体验和感觉，回答以下问题	没有 （根本不）	很少 （有一点）	有时 （有些）	经常 （相当）	总是 （非常）
（6）您面部两颧潮红或偏红吗？	1	2	3	4	5
（7）您感到眼睛干涩吗？	1	2	3	4	5
（8）您感到口干咽燥、总想喝水吗？	1	2	3	4	5
判断结果：□是　　　　倾向□是　　　　□否					

气虚质

请根据近一年的体验和感觉，回答以下问题	没有 （根本不）	很少 （有一点）	有时 （有些）	经常 （相当）	总是 （非常）
（1）您容易疲乏吗？	1	2	3	4	5
（2）您容易气短（呼吸短促，接不上气）吗？	1	2	3	4	5
（3）您容易心慌吗？	1	2	3	4	5
（4）您容易头晕或站起时晕眩吗？	1	2	3	4	5
（5）您比别人容易患感冒吗？	1	2	3	4	5
（6）您喜欢安静、懒得说话吗？	1	2	3	4	5
（7）您说话声音低弱无力吗？	1	2	3	4	5
（8）您活动量稍大就容易出虚汗吗？	1	2	3	4	5
判断结果：□是　　　　倾向□是　　　　□否					

痰湿质

请根据近一年的体验和感觉，回答以下问题	没有 （根本不）	很少 （有一点）	有时 （有些）	经常 （相当）	总是 （非常）
（1）您感到胸闷或腹部胀满吗？	1	2	3	4	5
（2）您感到身体沉重不轻松或不爽快吗？	1	2	3	4	5
（3）您腹部肥满松软吗？	1	2	3	4	5
（4）您有额部油脂分泌多的现象吗？	1	2	3	4	5
（5）您上眼睑比别人肿（上眼睑有轻微隆起现象）吗？	1	2	3	4	5
（6）您嘴里有黏黏的感觉吗？	1	2	3	4	5
（7）您平时痰多，特别咽喉部总感到有痰堵着吗？	1	2	3	4	5
（8）您活动量稍大就容易出虚汗吗？	1	2	3	4	5
断结果：□是　　　　倾向□是　　　　□否					

湿热质

请根据近一年的体验和感觉，回答以下问题	没有（根本不）	很少（有一点）	有时（有些）	经常（相当）	总是（非常）
（1）您面部或鼻部有油腻感或者油亮发光吗？	1	2	3	4	5
（2）您容易生痤疮或疮疖吗？	1	2	3	4	5
（3）您感到口苦或嘴里有异味吗？	1	2	3	4	5
（4）您大便黏滞不爽、有解不尽的感觉吗？	1	2	3	4	5
（5）您小便时尿道有发热感、尿色浓（深）吗？	1	2	3	4	5
（6）您带下色黄（白带颜色发黄）吗？（限女性回答）	1	2	3	4	5
（7）您的阴囊部位潮湿吗？（限男性回答）	1	2	3	4	5
判断结果：□是　　　　倾向□是　　　　□否					

血瘀质

请根据近一年的体验和感觉，回答以下问题	没有（根本不）	很少（有一点）	有时（有些）	经常（相当）	总是（非常）
（1）您的皮肤在不知不觉中会出现青紫瘀斑（皮下出血）吗？	1	2	3	4	5
（2）您两颧部有细微红丝吗？	1	2	3	4	5
（3）您身体上哪里疼痛吗？	1	2	3	4	5
（4）您面色晦黯或容易出现褐斑吗？	1	2	3	4	5
（5）您容易有黑眼圈吗？	1	2	3	4	5
（6）您容易忘事（健忘）吗？	1	2	3	4	5
（7）您口唇颜色偏黯吗？	1	2	3	4	5
判断结果：□是　　　　倾向□是　　　　□否					

气郁质

请根据近一年的体验和感觉，回答以下问题	没有（根本不）	很少（有一点）	有时（有些）	经常（相当）	总是（非常）
（1）您感到闷闷不乐、情绪低沉吗？	1	2	3	4	5
（2）您容易精神紧张、焦虑不安吗？	1	2	3	4	5
（3）您多愁善感、感情脆弱吗？	1	2	3	4	5
（4）您容易感到害怕或受到惊吓吗？	1	2	3	4	5
（5）您胁肋部或乳房胀痛吗？	1	2	3	4	5
（6）您无缘无故叹气吗？	1	2	3	4	5
（7）您咽喉部有异物感，且吐之不出、咽之不下吗？	1	2	3	4	5
判断结果：□是　　　　倾向□是　　　　□否					

特禀质

请根据近一年的体验和感觉，回答以下问题	没有（根本不）	很少（有一点）	有时（有些）	经常（相当）	总是（非常）
（1）您没有感冒时也会打喷嚏吗？	1	2	3	4	5
（2）您没有感冒时也会鼻塞、流鼻涕吗？	1	2	3	4	5
（3）您有因季节变化、温度变化或异味等原因而咳喘的现象吗？	1	2	3	4	5
（4）您容易过敏（对药物、食物、气味、花粉或在季节交替、气候变化时）吗？	1	2	3	4	5
（5）您的皮肤容易起荨麻疹（风团、风疹块、风疙瘩）吗？	1	2	3	4	5
（6）您的皮肤因过敏出现过紫癜（紫红色瘀点、瘀斑）吗？	1	2	3	4	5
（7）您的皮肤一抓就红，并出现抓痕吗？	1	2	3	4	5
判断结果：□是　　　　倾向□是　　　　□否					

平和质

请根据近一年的体验和感觉，回答以下问题	没有（根本不）	很少（有一点）	有时（有些）	经常（相当）	总是（非常）
（1）您精力充沛吗？	1	2	3	4	5
（2）您容易疲乏吗？*	5	4	3	2	1
（3）您说话声音低弱无力吗？*	5	4	3	2	1
（4）您感到闷闷不乐、情绪低沉吗？*	5	4	3	2	1
（5）您比一般人耐受不了寒冷（冬天的寒冷，夏天的冷空调、电扇等）吗？*	5	4	3	2	1
（6）您能适应外界自然和社会环境的变化吗？	1	2	3	4	5
（7）您容易失眠吗？*	5	4	3	2	1
（8）您容易忘事（健忘）吗？*	5	4	3	2	1
判断结果：□是　　　　倾向□是　　　　□否					

　　示例1：某人各体质类型转化分如下：平和质75分，痰湿质33分，湿热质25分，血瘀质10分，气虚质17分，阳虚质28分，阴虚质26分，气郁质17分，特禀质10分。根据判定标准，平和质转化分≥60分，同时，痰湿质转化分在<40分，>30分，可判定为痰湿质倾向，故此人最终体质判定结果基本是平和质，有痰湿质倾向。

　　示例2：某人各体质类型转化分如下：平和质75分，气虚质57分，湿热质15分，血瘀质18分，阳虚质26分，阴虚质24分，痰湿质15分，气郁质18分，特禀质10分。根据判定标准，虽然平和质转化分≥60分，但其他8种体质转化分并未全部<40分，其中气虚质转化分>40分，故此人不能判定为平和质，应判定为是气虚质。

【实训】

1. 复习思考题

（1）体质的构成要素有哪几方面？

（2）试论述男女性别不同以及年龄不同阶段的体质特点。

（3）如何应用体质学说指导辨证、治护及养生？

（4）试分析自身体质。

2. 案例分析

陈某，男，31 岁，农民，1979 年 12 月 16 日初诊。

主诉：结婚 12 年不育。

病情：患者为七个月早产儿，自幼体弱多病，发育迟缓，身材矮小（身高 1.60 米，体重 46 公斤）。18 岁结婚，性功能低下，阳痿早泄，至今未育（女方生殖系统功能正常）。平日头晕，耳鸣，健忘，头发早秃，神疲，腰酸膝软，怕冷，四肢不温，稍重体力劳动则气促。时有盗汗，手足心热。大便不实，夜尿频繁。舌象：舌体瘦小，质淡红，少苔。脉象：沉细。

思考讨论题：

①结合本病进行讨论，该患者体质是如何形成的？

②结合本病例实际，肾阴肾阳为人体阴阳之根本，试论述先天与后天之间的关系。

第七节　病因及病机

【教学要求】

1. 熟悉病因的概念及病因学说的特点；

2. 掌握六淫、疠气、七情的概念和共同致病特点，六淫各自的性质和致病特点；

3. 掌握饮食失宜、劳逸失度的致病规律和特点；

4. 掌握发病的基本原理、疾病邪正盛衰、阴阳失调及气机升降失常与疾病发展转归的关系；

5. 熟悉痰饮、瘀血的概念、形成原因和致病特点；

6. 了解影响发病的因素和发病的类型；

7. 运用所学理论，对案例进行病因、发病及病机的初步分析。

病因，又称作"致病因素""病邪"，指的是导致人体发生疾病的原因。病因学说为研究各种病因的概念、形成、性质、致病特点与临床表现的学说。中医病因学的特点，主要体现在整体观念及辨证求因，根据疾病反映出来的症状、体征，通过分析以此为依据来推求病因，为临床治疗提供理论依据。

根据疾病的发病途径及形成过程，将病因分为外感病因、内伤病因、病理产物性病因，以及其他病因四大类。

一、病因

（一）六淫

六淫，是风、寒、暑、湿、燥、火六种外感病邪太过或不及成为致病因素时的统称，又称"六邪"。"淫"，太过、浸淫之意。

1. 一般特点

（1）外感性：六淫之邪多从肌表、口鼻侵入。

（2）季节性：六淫致病常有明显的季节性。如春季多风病，夏季多暑病，长夏多湿病，秋季多燥病，冬季多寒病。

（3）地域性：六淫致病与居住地区或环境有关。如久处潮湿环境多湿病，干燥环境多燥病。

（4）单一性与相兼性：六淫邪气既可单独致病又可两种以上邪气相兼致病。其单独致病，如寒邪直中脏腑而致泄泻；相兼致病，如风寒感冒、风寒湿痹。

（5）转化性：六淫致病，在一定条件下，其病理性质可向不同于病因性质的方向转化，如寒邪郁而化热。

此外，临床上由于机体内气血津液、脏腑等生理功能失调而表现出类似于风、寒、暑、湿、燥、火的临床表现，将此称为内风、内寒、内湿、内燥、内火，病因由内而生，称为"内生五邪"。

2. 六淫的性质及致病特点

（1）风：风为春季的主气，与肝木相应。凡致病具有轻扬开泄、善举不动等特性的外邪，称为风邪。风邪为病，多见春季。风，四时皆有，风邪为病其他季节亦可发生。风邪的性质和致病特点如下：

①轻扬开泄：风为阳邪，其性开泄，具有轻扬、升发、向上、向外的特点。所以风邪致病，易于伤犯人体上部、肌表、腰部等阳位。

②善行数变：风具有善动不居，易行而无定处的特点。"善行"是指风邪具有易行而无定处的性质，故其致病有病位游移，行无定处的特性。如痹证中的"风痹"，以游走性关节疼痛为临床特征。"数变"是指风邪致病具有起病急、变化多和传遍快的特性。如风疹、荨麻疹发病，发无定处，此起彼伏，时隐时现的特点。

③风性主动：是指风邪致病具有动摇不定的特性。临床上常表现为眩晕、震颤、四肢抽搐、角弓反张等症状，故《素问·阴阳应象大论》："风胜则动。"

④风为百病之长：风邪是外感病因的先导，常兼其他邪气合而伤人，寒、湿、燥、热等邪，常常依附于风而侵袭人体。如外感风寒、风热、风湿等。风邪四时皆有，因此临床上风邪致病较多，且又易与其他邪相合而为病，故称风为百病之长。

（2）寒：寒具有寒冷、凝结、收引特性，冬季主气，与肾水相应。凡致病具有寒冷、凝结、收引特性的外邪，称为寒邪。寒邪伤表，称之为"伤寒"；若寒邪直中脏腑，谓之为"中寒"。寒病多发于冬季，但也可见于其他季节。寒邪的性质和致病特征如下：

①寒易伤阳：寒为阴邪，"阴盛则寒""阴盛则阳病"，寒邪致病最易损伤人体阳气，临床可表现全身或局部出现明显的寒象。若邪伤在表，可表现为恶寒、发热、无汗等；若邪直中于里，可表现为脘腹冷痛、四肢不温等寒象。

②寒性凝滞主痛：凝滞，即凝结阻滞之意。人身气血津液的运行，赖阳气的温煦推动，寒邪入侵，易使经脉气血凝结阻滞，涩滞不通，不通则痛，所以疼痛是寒邪致病的重要特征。

③寒性收引：收引，即收缩牵引。寒邪侵袭人体，可使气机收敛，腠理闭塞，肌肉筋脉收缩而挛急。

（3）暑：暑为火热之邪，为夏季主气，暑邪有明显的季节性。在夏至以后，立秋以前。凡致病具有炎热、升散特性的外邪，称为"暑邪"。暑邪的性质和致病特征如下：

①暑性炎热：暑为阳邪，其性炎热，其伤人多表现出阳热症状，如高热、心烦、目红、面赤、烦躁等。

②暑性升散：升，指暑邪易于上犯头目；散，指暑邪易伤津耗气。暑为阳邪，暑邪伤人，可致腠理开泄而大汗出。汗多伤津，则可出现口渴喜饮，唇干舌燥，尿赤短少等津液亏损的表现。在大量汗出同时，往往容易气随津泄，而导致气虚。

③暑多夹湿：暑季不仅气候炎热，且多雨潮湿。暑邪伤人多兼湿邪，其临床表现，除发热、烦渴等暑热症状外，可兼见四肢困倦、胸脘痞闷、恶心呕吐、大便溏泄不爽等症状。

（4）湿：湿具有重浊、黏滞、趋下特性，为长夏主气。凡致病具有重浊、黏滞、趋下特性的外邪，称之为湿邪。湿邪致病，除了与季节有关之外，还与工作、居住生活环境有关。湿邪的性质和致病特征如下：

①湿为阴邪，易阻气机，损伤阳气：湿性类水，故湿为阴邪。湿邪侵袭人体，留滞于脏腑经络，最易阻滞气机，若湿阻胸膈，气机不畅则胸闷；湿困脾胃，脾胃气机升降失常，则出现不思饮食、脘痞腹胀、便溏不爽、小便短涩等证候。由于湿为阴邪，阴胜则阳病，故湿邪入侵，易损伤阳气。

②湿性重浊："重"，即沉重、重着；"浊"，即秽浊不清。故湿邪致病，其临床症状有沉重的特点以及分泌物和排泄物的秽浊不清。

③湿性黏滞："黏"，即黏腻；"滞"，即停滞。湿邪致病具有黏腻停滞的特点。这种特点主要体现在两个方面：一是症状的黏滞性，如大便黏腻不爽，小便涩滞不畅，分泌物排出不畅或舌苔黏腻等。二是病程的缠绵性，病程较长，缠绵难愈。

④湿性趋下，易袭阴位：湿类于水，其性重浊，故湿邪有下趋之势，容易伤及人体下部。如水湿引起的浮肿，多以下肢较为明显。

（5）燥：燥具有干燥、收敛清肃特性，为秋季主气。凡具有干燥、收敛特性的外邪，称为燥邪。燥邪为病，有温燥、凉燥之分。夏末初秋，燥与热相结合而侵犯人体，故病多温燥。深秋近冬，燥与寒相结合而侵犯人体，则病多凉燥。燥邪的性质和致病特征如下：

①燥易伤津：燥与湿对，燥性干涩，容易损伤人体津液，出现各种干燥的症状。如口燥咽干、皮肤毛发干枯不荣、干咳少痰等。

②燥易伤肺：肺为娇脏，性喜润而恶燥。肺主气而司呼吸，直接与外界相通，开窍于鼻，而燥邪多从口鼻而入，故最易伤肺。

（6）火（热）：火具有炎热特性，凡具有炎热、耗气伤津、生风动血等特性的外邪，称为火热之邪。火邪的性质和致病特征如下：

①火性炎上：火为阳邪，其性燔灼躁动、升腾向上。因此火邪致病的临床表现火热征象明显，如高热、心烦、口渴、脉洪数等，由于火性炎上，因而病位在头面部火热较为突出，如心火上炎，则见舌尖红赤疼痛，口舌生疮糜烂；若胃火炽盛，可见牙龈肿痛、齿衄等。

②伤津耗气：火热之邪，易迫津外泄，耗伤津液。因此，火邪致病，其临床表现除热象显著外，往往伴有伤津耗液的表现，如口渴喜饮、咽干舌燥、小便短赤、大便秘结等。火太旺而迫津外泄，气随津脱，亦可导致气虚的病变。临床表现除了见到壮热、出汗、口渴的同时，又可见少气懒言、神疲乏力等气虚症状。

③生风动血：火邪易于引起肝风内动和血液妄行。高热伤津，筋失濡养，易致肝风内动，称为热极生风；火热之邪，灼伤脉络，迫血妄行，容易引起各种出血。

④易扰心神：火与心气相应，心藏神。火之邪伤于人体，最易扰乱心神，轻则出现心烦失眠，重则狂躁妄动，甚至神昏谵语。

⑤易致肿疡：火热之邪入于血分，聚于局部，腐肉败血，则发为痈肿疮疡。《医宗金鉴·痈疽总论歌》提到"痈疽原是火毒生"。火热毒邪是引起疮疡的比较常见的原因，其临床表现除了火热邪气致病的一般症状外，疮疡局部还会有红肿热痛的表现。

（二）疠气

疠气又名戾气、疫疠之气、疫毒、异气、乖戾之气等，是具有强烈流行性传染性的一类疾病。疠气主要通过空气、接触等途径传染。疠气的性质及其致病特点如下：

1. 传染性强，易于流行：疫疠之气可通过呼吸、饮食、肌表等多种途径在人群中传播，具有强烈的传染性和流行性。疫疠之气致病可以大面积流行，也可散在地发生。

2. 发病急骤，病情危笃：疫疠之气，致病具有发病急骤、传变快、病情险恶、变化多端的特点，而且容易生风、动血、扰神。

3. 一气一病，症状相似：疠气不同，发病各异。每一种疠气所致之疫病，均有各自的临床特征和传变规律，"一气致一病"，一种疠气引起一种疫病，临床症状基本相似。《素问·刺法论》提到"无问大小，病状相似"。

4. 发生和流行的因素：疫疠的发生和流行，与气候反常、环境卫生、社会因素密切相关。

（三）七情

七情是指喜、怒、忧、思、悲、恐、惊等七种情志变化，是人的精神意识对外界事物的不同情绪反应。突然强烈或长期持久的情志刺激，如狂喜、暴怒，超过人体自身的正常生理活动范围，引起人体气机紊乱，脏腑阴阳气血失调，导致疾病的发生，称为内伤七情。七情作为致病因素直接影响脏腑，故属于内伤病因。七情的致病特点如下：

1. 直接损伤脏腑：情志活动以五脏精气作为物质基础。七情过激可影响脏腑活动而产生病理变化，不同的情志变化可伤及不同的脏腑，产生不同的影响。《素问·阴阳应象大论》认为，"怒伤肝""喜伤心""思伤脾""悲伤肺""恐伤肾"。七情过激可伤及五脏。情志所伤，以心、肝、脾三脏为多见，心为五脏六腑之大主，主宰一切生命活动，肝主疏泄，疏理气机，脾主运化居中焦，气机升降的枢纽，而气机紊乱是情志疾病发病的关键。

2. 影响脏腑气机：《素问·举痛论》提到"百病皆生于气"，若七情变化，则气机失调。怒则气上，怒为肝之志；喜则气缓，喜为心之志；悲则气消，悲忧为肺之志；思则气结，思为脾之志；恐则气下，恐为肾之志。不同的情志变化，对人体气机的影响不同。

3. 影响病情：异常的情志波动，可影响病情演变。若心情舒畅，气机调和，则促进疾病向好的方面发展；若忧郁发怒，影响气机，可影响病情发生急剧变化。

总之，七情生于五脏，情志为病，内伤五脏，"人有五脏化五气，以生喜怒悲忧恐。"五脏精气作为情志活动物质基础，过激情志活动影响脏腑气机，从而发生病变。

（四）饮食、劳逸

1. 饮食：饮食是保证生命活动基本条件，饮食所化生的水谷精微是化生气血，维持人体生长、发育，完成各种生理功能的基础。饮食失宜能导致疾病的发生，饮食所伤，主要病及脾胃，病情发展会累积其他脏腑，变生他病。饮食失宜包括饮食不节、饮食不洁和饮食偏嗜等。

（1）饮食不节：饮食贵在有节制。进食宜定量、定时，过饥过饱或饮食不定时均可发生疾病。过饥，则饮食摄入不足，气血生化无源，气血不足，则正气虚弱，抵抗力降低而容易发病。相反，暴饮暴食，过饱，超过脾胃的正常消化、吸收功能，则会损伤脾胃。故有"饮食自倍，肠胃乃伤"之说。

（2）饮食偏嗜：饮食结构合理，无所偏嗜，才能使人体获得各种需要的营养。若饮食偏嗜或膳食结构失宜，或饮食过寒过热，或饮食五味（辛、甘、酸、苦、咸）有所偏嗜，可导致阴阳失调，或某些营养缺乏而发生疾病。

（3）饮食不洁：不洁饮食，会引起多种胃肠道疾病，临床可出现腹痛、吐泻、痢疾等表现；亦可引起寄生虫病，如蛲虫病、蛔虫病。若进食有毒食物，可导致食物中毒，临床常出现剧烈的腹痛、吐泻，严重者可出现昏迷甚至死亡。

2. 劳逸：正常的劳动和锻炼，有助于气血流通，增强体质；而必要的休息，可以消除疲劳，恢复体力，不会使人致病。只有比较长时间的过度劳累或过度安逸，才能成为致病因素而使人发病。

（1）过劳：是指过度劳累，包括三个方面：劳力、劳神和房劳。

劳力过度主要指长时间过度劳作和超过体力所能负担而积劳成疾。劳力过度可以损伤内脏精气，导致脏气虚少，气少力衰，《素问·举痛论》说"劳则气耗"。

劳神过度指思虑过度，耗伤心血，损伤脾气，使脏腑功能减弱，正气亏虚，乃至积劳成疾。

房劳过度是指性生活不节制，房劳过度会耗伤肾精，可致腰膝酸软、眩晕耳鸣、男子遗精滑泄、性功能减退等。

（2）过逸：是指过度安逸。体力、脑力常处于不劳作的状态，可使人体气血运行不畅，脏腑经络及气血津液失调，从而导致疾病的发生。

（五）痰饮、瘀血

痰饮、瘀血都是在疾病过程中由于脏腑功能失调所形成的病理产物。它们可以成为新的致病因素，倒果为因，作用于机体，引起各种新的病理变化，因其常继发于其他病理过程而产生，故又称"继发性病因"。

1. 痰饮：是机体水液输布运化失常所形成的病理产物。

痰、饮、水三者的区别是：稠浊者为痰，清稀者为饮，更清者为水。

痰饮多由外感或内伤等病因，在水液代谢的过程中，影响到肺、脾、肾及三焦等脏腑气化功能，功能失常，水液代谢障碍，以致水津停滞而成。

痰饮停积部位不同，表现也不同。痰饮停肺，使肺的宣发肃降失常，可出现胸闷、咳嗽、喘促；痰蒙心窍，则会出现心悸、神昏；痰饮停留于胃，使胃失和降，则出现恶心呕吐；痰饮流注经络，易使经络阻滞，气血运行不畅，出现肢体麻木、屈伸不利，甚至半身不遂。

痰饮为病，全身各处均可出现，无处不到，与五脏之病均有关系，其临床表现也十分复杂，可上达头，下至足，内至脏腑，外达肌肤，故有"百病多由痰作祟"之说。

2. 瘀血：是指血液在体内运行不畅，血液凝聚而形成的一种病理产物。瘀血可以成为某些疾病的致病因素而存在于体内，在临床可引起一系列的病理变化，是一种继发性的致病因素。

（1）形成原因：瘀血的形成，主要有两个方面：一为由于气虚、气滞、血寒、血热等原因。气为血之帅，气行则血行，气滞则血停；血遇寒则凝，遇热则涸，这些因素均能导致气血功能失调而形成瘀血。二是由于各种跌仆损伤或金刃所伤等外伤因素，也直接形成瘀血。

（2）病证特点：瘀血形成之后，血液不但失去正常的濡养作用，而且病理产物的形成还影响了全身或局部血液的运行，导致新的病变发生。瘀血的症候常因其血瘀阻的部位不同，而产生不同的临床表现，病证虽繁多，但临床表现有以下共同特点：

①疼痛：一般多表现刺痛，疼处固定不移，拒按，且多有昼轻夜重的特点，病程较长。

②肿块：肿块固定不移，若在体表则见色青紫或青黄，若是体内脏腑组织发生瘀血，则常可在患处触及肿块，推之不移或有压痛。

③出血：血色多呈紫暗或夹有瘀块。

④紫绀：面部、口唇、爪甲、肌肤青紫。

⑤舌质紫暗：舌质紫暗或有瘀点瘀斑，舌下脉络曲张。

⑥脉象：常见脉细涩、沉弦或结代。

在中医的病因学中，除了外感病因、内伤病因及病理性因素致病外，还有外伤、寄生虫、先天因素等。

二、病机

病机，是指疾病发生、发展、变化及转归的机理。中医学认为，疾病的发生、发展和变化与机体的正气强弱、致病邪气的性质密切相关。由于正邪相争影响了人体阴阳的相对平衡，或导致脏腑气机升降失常，或气血功能紊乱，进而影响全身脏腑组织器官的生理活动，从而产生了一系列的病理变化。而病机可以揭示疾病发生、发展演变、转归的本质特点和其基本规律。尽管疾病种类繁多，临床表现复杂，病理变化多种多样，各个疾病都有其不同的病机，但总的而言，不外乎正邪相争、阴阳失调、气血失常等基本规律。

（一）正邪相争

疾病是机体在一定条件下，由病因作用于机体后而产生的一个正邪斗争的反映。人的机体时刻受着内外因素的影响，包括自然环境、社会环境、人体的内在环境，均能影响这种动态的平衡。在一般情况下，人体的自身调节功能尚能维持这种平衡状态，保持健康，即"阴平阳秘，精神乃治"（《素问·生气通天论》）。如果内外因素的影响超过了人体机体的适应力，破坏了人体的阴阳动态平衡，人体则会出现阴阳失调，而发生疾病。

中医发病学认为疾病是人体正常生理功能在某种程度上的破坏，疾病的过程就是邪正斗争的过程。正气，通常与邪气相对而言，是人体功能的总称，即人体正常功能及所产生的各种维护健康的能力，包括自我调节能力、适应环境能力、抗邪防病能力和康复自愈能力。邪气，又称病邪，与正气相对而言，泛指各种致病因素。

1. 正邪相争与发病：疾病的发生主要关系到邪气和正气两个方面。

（1）正气不足是发病的内在因素：人体正气的强弱，可以决定疾病的发生与否，并且与发病部位、病变程度轻重有关。正气充足，抗病能力强，外邪不易侵犯人体；正气亏损，机体防御能力降低，邪气乘虚而入，人体阴阳失调，发生疾病。正气不足是发病的主要因素。

（2）邪气是发病的重要条件：邪气是发病的重要条件，在一定的条件下，甚至起主导作用。如高温、冻伤、化学毒剂、枪弹伤、毒蛇咬伤等，即使正气强盛，也难免被伤害。又如疫疠，疾病的大流行在特殊情况下，常常成为疾病发生的决定性因素。所以中医学提出了"避其毒气"的主动预防措施，以防止传染病的发生和播散。

（3）正邪相争决定是否发病：正能胜邪则不发病，邪气侵袭人体时，正气奋起抗邪。若正气强盛，抗邪有力，则病邪难于侵入。若邪气偏盛，正气相对不足，邪胜正负，从而使脏腑阴阳、气血失调，气机逆乱，便可导致疾病的发生。

2. 正邪盛衰与疾病的传变：在疾病的发展过程中，正邪相争影响疾病的传变。疾病的传变与否、传递的方向、传变的速度，皆与邪正相争引起的正邪盛衰密切相关。如病位的传变：邪气盛，正气虚，或者邪正相争剧烈，邪气盛，表邪容易入里；正气盛，邪气减退，那么在里之邪气容易外透出表，病情有好转的趋势。

3. 正邪盛衰与虚实变化：在疾病的发展变化过程中，正气和邪气相争，其力量不断地发生着消长盛衰的变化。正盛则邪退，邪盛则正衰。随着邪正的相争，相争的结果就会出现一个盛衰的变化，疾病就反映出两种不同的本质，即虚与实的变化。

实，是指邪气盛而正气尚未虚衰，以邪气盛为主要矛盾的一种病理变化，临床表现出一系列亢盛有余的证候，称之为实证。多见于外感病的初期和中期，或气滞血瘀、水湿、痰饮内停等证候。所谓虚，是指正气不足，抗病能力减弱，以正气不足为主要矛盾的一种病理变化，其所表现的证候，称之为虚证。多见于体质素虚，或疾病后期，或大病久病之后，气血不足的患者。《素问·通评虚实论》"邪气盛则实，精气（正气）夺则虚"。

在疾病的发生和发展过程中，病机的虚和实，都只是相对的而不是绝对的，正邪相争除了出现单独的虚证或者单独的实证以外，由于疾病是复杂的，因此临床上虚实的变化还可变现为虚实错杂、虚实转化和虚实真假。如，脾阳不振，无力运化水湿，而导致水肿，即为虚中夹实，以正气不足为主，兼有邪气；由于实热伤津，气随津脱，除了有发热、面红、舌红等热象外，还兼见口舌干燥、口渴引饮、乏力等证候，即为实中夹虚，以邪气亢盛为主，而兼有正气不足。因此，在临床上不能以绝对的、静止的观点来看待虚和实的病机变化，而应以相对的、运动的观点来分析虚和实的病机。

4. 正邪盛衰与疾病转归：疾病的发生与发展是邪正斗争力量的变化所引起的。正气盛则邪退，疾病病情向减轻或者好转的趋势发展；邪盛正衰则病情加剧，疾病进一步恶化；邪正相持，病情处于一个迁延、持续的过程。

（二）阴阳失调

阴阳失调，是指机体在疾病过程中，由于致病因素的作用，导致机体的阴阳消长失去相对的协调和平衡，所出现的阴不制阳、阳不制阴的病理变化。其病理变化主要表现，不外阴阳盛衰、阴阳互损、阴阳格拒、阴阳转化及阴阳亡失等几个方面，其中阴阳偏盛偏衰则是各种疾病最基本的病理变化。

1. 阴阳失调与发病：六淫、七情、饮食、劳倦等各种致病因素作用于人体，影响了机体的脏腑、经络、气血、营卫等相互关系，导致阴阳平衡失调，则形成疾病。阴阳失调是疾病发生、发展变化的内在根据。

2. 阴阳失调的基本形式

（1）阴阳盛衰：阴阳偏盛偏衰的具体体现是寒热的变化，寒热证候的表现主要是阴阳消长、相互制约的结果。阴阳盛衰的病机主要体现在"阳盛则热"的实热证，"阴盛则寒"的实寒证，"阳虚则寒"的虚寒证，"阴虚则热"的虚热证。

（2）阴阳互损：是指在阴或阳任何一方虚损，病变发展影响到相对的一方，形成阴阳两虚的病理变化。阴虚的基础上，导致阳虚，称为阴损及阳；阳虚的基础上，导致阴虚，称为阳损及阴。阴阳的互根互用，在虚损早期多表现为阴虚则阳亢或阳虚则阴盛，当病情的继续发展，则致阴损及阳、阳损及阴。再者，肾藏精气，内寓真阴真阳，为五脏阴阳的根本，因此，无论阴虚或阳虚，多在损及肾脏阴阳及肾中精气或其本身阴阳失调的情况下，才易于发生阳损及阴或阴损及阳的阴阳互损的病机变化。

（3）阴阳格拒：是由于某些原因导致阴盛至极或阳盛至极，因其壅遏于内，并将另一方排斥于外，使阴气与阳气或阳气与阴气相互格拒不相维系的病理变化。阴阳格拒是阴阳失调中比较特殊的一类病机，包括阳盛格阴和阴盛格阳两方面。临床上表现为真寒假热或真热假寒等复杂的病理现象。

（4）阴阳亡失：是指机体的阳气或阴液突然大量的亡失，导致生命垂危的一种病理变化。包括亡阴和亡阳。

亡阳，是指机体的阳气发生突然脱失，而致全身功能突然严重衰竭的一种病理变化。病因多为邪气太盛，正不敌邪，或素体阳虚，或汗、吐、下太过，伤其津液，气随津脱等。临床表现多见大汗淋漓、手足逆冷、精神疲惫、神情淡漠，甚则昏迷、脉微欲绝等一派阳气欲脱之象。

亡阴，是指由于机体阴液发生突然性的大量消耗或丢失，而致全身功能严重衰竭的一种病理变化。病因多为邪热过盛，或邪热久留，煎灼津液，或慢性消耗性疾病，耗竭阴液等。临床表现多见汗出不止，汗热而黏、四肢温和、口渴欲饮、精神烦躁或昏迷谵妄、脉细数疾无力。

亡阴和亡阳，在病机和临床征象等方面，虽有所不同，但由于机体的阴和阳存在着互根互用的关系。阴亡，则阳无所依附而浮越；阳亡，则阴无以化生而耗竭。故亡阴可以迅速导致亡阳，亡阳也可继而出现亡阴，最终导致"阴阳离决，精气乃绝"，生命活动终止而死亡。

综上所述，阴阳失调的病机，是以阴阳的属性相互制约、相互消长、互根互用和相互转化关系的理论为基础，来阐释机体一切病理现象的机理。因此，在阴阳的偏盛和偏衰之间以及亡阴和亡阳之间，都存在着密切的联系。阴阳失调的各种病机，并不是一成不变的，而是随着病情的进退和邪正盛衰等情况的变化而变化。

（三）升降失调

升降失调，指的是在疾病的发生发展过程中，由于致病因素的影响，导致机体气机的升降出入失常，以致气滞、气陷、气脱、气逆和气闭等病理状态。

1. 气滞：是指气机郁滞、运行不畅的病理变化，以闷胀、疼痛为临床特点。主要由于情志内郁，或痰、湿、食、积、瘀血等病理产物的阻滞，或外伤侵袭、跌仆闪挫等因素，影响气机不畅或阻滞不通，导致某些脏腑经络的功能失调或障碍。气滞多与肝、肺、脾、胃等脏腑功能失调有关。

2. 气逆：是指气机的逆乱、失常，主要指气机上逆，多由情志内伤，或饮食寒温不适，或因痰浊壅阻所致。肺主宣发肃降，以清肃下降为顺，若肺气逆，则肺失肃降，发为咳嗽、气喘；胃气以降为和，若胃气逆，则胃失和降，发为恶心、呕吐、嗳气；肝主升发，若肝气上逆，升发太过，发为头痛胀，面红目赤、易怒。气逆最常见于肺、胃和肝等脏腑。

3. 气陷：以气虚升举无力，应升反降为主要特征的一种病理状态。气陷多因气虚进一步发展而来，病因多为体质虚弱。脾宜升则健，脾气虚，易导致气陷，常称"中气下陷"。机体内脏位置的相对恒定，全赖于气的正常升降出入运动。所以，在气虚而升举力量减弱的情况下，就会引起某些内脏的下垂，如胃下垂、肾下垂、子宫脱垂、脱肛等，可伴见腰腹胀满重坠、便意频频，以及短气乏力、语声低微、脉弱无力等症。

4. 气闭：是脏腑经络气机闭塞不通的一种病理变化，气不能外达，郁闭于内。病因多是风、寒、湿、热、痰浊等邪毒闭阻气机。如心气内闭则出现谵语癫狂，神昏痉厥；胸肺气闭，则出现胸痹结胸，气喘声哑；大肠气闭则见大便秘结等。其中以心闭神昏最为严重，一般所言的闭证，主要是指心气内闭。

5. 气脱：是指气不内守大量外脱，气虚之极而有脱失消亡的一种病理变化。由于体内气血津液严重损耗，以致脏腑生理功能极度衰退，真气外泄而陷于脱绝危亡之境。

【实训】

1. 复习思考题

（1）六淫致病有哪些共同特点？

（2）风、寒、暑、湿、燥、火等邪气的性质及致病特点什么？

（3）七情致病影响的脏腑气机分别是什么？

（4）瘀血所致病证的特征是什么？

（5）何谓虚实的病机？其病理表现是什么？

（6）何谓阴阳失调？阴阳失调主要有哪些病理变化？

2. 案例分析

（1）丁某，男，45岁，干部。1999年4月20日初诊。

主诉：低热，头昏重，食少10天。

病情：10天前下乡检查工作淋雨，翌日发热不退（39℃），住院治疗，各项检查无异常，诊断为"病毒性感冒"。西药治疗后热势已减，但傍晚低热，入夜更甚（38℃左右），转中医治疗。诊时：低热不退，持续近十日，微恶寒，头昏头重，胸闷不展，周身困重，四肢怠倦，不思饮食，稍食则恶心欲吐，大便溏薄，小便混浊。舌象：舌质淡，苔白腻。脉象：濡滑数。

思考讨论题：

①患者感受了哪种病邪？该病邪入侵的诱因有哪些？

②请用六淫致病特点来分析本病例临床表现的发生机理。

（2）李某，女，29岁，已婚。

主诉：哭笑无常，自言自语五十余天。

病情：因事不遂而致哭笑无常，自言自语，已五十余天，阵发性发作。近来病情加重，发作期间，神志不清，胡言乱语，四肢抽搐，昼夜不眠。平素性情忧郁，胸胁胀闷喜叹气，神志时清时昧，躁扰不安，时或暴怒，时或悲泣，生活不能自理。舌象：舌淡苔薄白。脉象：弦数细。

思考讨论题：

①患者病位在哪个脏腑？什么病因引起的？

②结合患者的发病过程及临床表现阐述七情的致病特点。

第八节　防治

【教学要求】

1. 熟悉预防的基本概念和基本原则；

2. 掌握治则、治病求本的概念，正治反治，治标治本，扶正祛邪，调整阴阳和三因制宜等原则；

3. 学会运用中医防治原则对病例进行讨论分析。

预防和治疗是人们同疾病做斗争的重要手段。预防是通过采取各种防护措施，防止疾病的发生和发展。因此《素问·四气调神大论》提出"不治已病治未病"的思想。发病以后，倡导及早治疗，防止疾病的发展与传变，整体上做到防治结合。治则指的是在中医基本理论的指导下制定的治疗原则。中医学在长期的医疗实践中，形成了一套比较完整的防治理论，这对指导临床具有非常重要的意义。

一、预防

预防，《内经》称之为"治未病"。《素问·四气调神大论》指出："圣人不治已病治未病，不治已乱治未乱。"可见古人早已认识到预防疾病，防患于未然的重要意义。这对后世预防医学的发展做出了重要贡献。

"治未病"包括未病先防和既病防变两个方面。

（一）未病先防

1. 概念：未病先防指的是在人体未发生疾病之前，通过采取各种措施，做好预防工作，提高抗病能力，以防止疾病的发生。"是故已病而后治，所以为医家之法；未病而先治，所以明摄生之理"（《丹溪心法》）。

2. 方法

（1）培育正气：提高人体抗邪能力。

（2）调摄精神：精神情志活动是脏腑功能活动的体现。突然强烈的精神刺激，或者反复的、持续的刺激，可以影响人体气机，使人体气机紊乱，导致气血阴阳失调而发病，而在疾病的过程中，情志变动又能影响疾病的发展。因此，调养精神就成为养生的重要因素之一。

中医对精神的调养，要求人们做到"恬淡虚无"。"恬"是安静；"淡"是愉快；"虚"是虚怀若谷，虚己以待物；"无"是没有妄想和贪求。人如果无私寡欲，心情舒畅，精神愉快，则人体的气机调畅，气血平和，阴阳协调，正气足，那么就能减少疾病的发生。

（3）锻炼身体："生命在于运动"。人体通过运动，可使气机调畅，气血流通，达到增强体质、提高抗病力的目的，在减少疾病发生的同时对某些慢性病也有一定的治疗作用。

（4）生活起居应有规律：①饮食有节；②起居有常；③适应自然规律。

（5）避其邪气：病邪是导致疾病发生的重要外因，因此必须注意防止外邪的侵害，包括环境卫生、食物、气候等方面。

（6）药物预防及人工免疫：我国在16世纪就发明了人痘接种法预防天花，是人工免疫的先驱，为后世预防接种免疫学的发展开辟了道路。近年来随着中医药的发展，用中药预防多种疾病获得了很好的效果。

（二）既病防变

既病防变主要指两点：一为早期治疗，二是防止疾病的发展与传变。

既病之后，就要争取时间及早诊治，在疾病初期，病情轻浅，正气未衰，病邪较容易驱除。如果不及时治疗，病邪就会由表入里，病情加重，正气受到耗损，以至病情危重。因此，采取一定的措施对于防止病邪深入、控制疾病的进展具有重要的作用。所谓"见微知著，弥患于未萌，是为上工"（《医学心悟》）。如出现头晕目眩，拇指和次指麻木，口眼以及肌肉不自主地跳动则为中风预兆，此刻必须重视防治，以免酿成大患。

防变，是指防止脏腑组织病变发生转移变化。"善医者，知病势之盛而必传也，预为之防，无使结聚，无使泛滥，无使并合，此上工治未病之说也"（《医学源流论·表里上下论》）。在疾病防治工作中，只有掌握了疾病发生发展规律及其传变途径，做到早期诊断，有效地治疗，才能防止疾病的传变。"先安未受邪之地"是既病防变中重要的一个措施，不仅要截断病邪的传变途径，而且又"务必先安未受邪之地"。

由于人体"五脏相通，移皆有次，五脏有病，则各传其所胜"（《素问·玉机真脏论》）。因而，主张根据其传变规律，进行预见性治疗，以控制其病理传变。比如《金匮要略》中所说"见肝之病，知肝传脾，当先实脾。"因此，临床上治疗肝病时常配合健脾和胃之法，就是要先补脾胃，使脾气旺盛而不受邪，以防止肝病传脾。

二、治则

（一）治则的含义

治则是治疗疾病时所必须遵循的法则。在整体观念和辨证论治理论指导下，根据四诊（望、闻、问、切）所获得的客观资料，在对疾病进行全面的分析、综合和判断的基础上，制定出来的对临床立法、处方、遣药具有普遍指导意义的治疗规律。

（二）治则与治法的关系

治则是用以指导治疗方法的总则，而治法是在治则指导下制定的治疗疾病的具体方法，它从属于一定治疗原则。例如，各种疾病从邪正关系来说，不外乎邪正斗争、消长、盛衰的变化。因此，在治疗上，扶正祛邪就成为治疗的基本原则。在这一总的原则指导下，根据具体情况所采取的益气、养血、滋阴、补阳等，为扶正的具体方法，而发汗、涌吐、泻下等，则是祛邪的具体方式。

（三）治疗原则

中医学认为"治病必求于本"（《素问·阴阳应象大论》）。本，本质、本原、根本。治病求本，就是在治疗疾病时，必须找出疾病的根本原因，抓住疾病的本质，并针对疾病的根本原因进行治疗。

疾病的病理变化极为复杂，病变过程亦有轻重缓急，所以，临床治疗，尚须知常以达变，灵活运用治疗法则，切忌墨守一则，刻遵一律。如对于某些邪实之证，常根据病邪所在部位的不同，因其势而就近引导，使之排出体外，以达到避免伤正的目的。《金匮要略·水气病脉证并治》所言"诸有水者，腰以下肿，当利小便，腰以上肿，当发汗乃愈"，即为此意。

综上所述，中医学治疗疾病的总则，概而言之，就是治病求本，以平为期，知常达变，因势利导。

三、基本治则

（一）扶正祛邪

扶正和祛邪是相互联系的两个方面，扶正是为了祛邪，通过增强正气的方法，驱邪外出，从而恢复健康，即所谓"正盛邪自去"。祛邪是为了扶正，消除致病因素的损害而达到保护正气，恢复健康的目的，即所谓"邪去正自安"。扶正与祛邪是相辅相成的两个方面。

1. 扶正：培补正气以愈病的治疗原则，采取一定措施增强体质，提高机体的抗病力，从而驱逐邪气，达到恢复健康的目的。扶正适用于以正虚为主，而邪气也不盛的虚证。如气虚补气、血虚补血、阳虚温阳、阴虚滋阴。

2. 祛邪：消除病邪以愈病的治疗原则，以祛除病邪，排除或削弱病邪侵袭和损害，达到邪去正复，恢复健康的目的。所谓"实者泻之"就是这一原则的具体应用。适用于以邪实为主，而正未虚衰的实证。临床常用的汗法、吐法、下法、清热、利湿、消导、行气、活血等治法。

3. 攻补兼施：即扶正与祛邪并用。适用于正气已虚，邪气仍实的虚实夹杂证。具体运用时必须区别正虚邪实的主次关系，若以正虚为主要矛盾，此时则应以扶正为主兼祛邪。若以邪实为主要矛盾，此时治当以祛邪为主兼扶正。总的原则是"扶正不留邪，祛邪而不伤正"。

（二）治标与治本

"标"与"本"具有多种含义，并且是一个相对的概念，病变过程中"标"，指的是现象，"本"指的是本质。一般而言，从邪正关系来说，人体的正气为本，致病的邪气为标；从病因与症状的关系来说，病因为本，症状为标；从疾病先后来说，旧病为本，新病为标，先病为本，后病为标。可见，标本不是绝对的，而是相对的，有条件的。针对临床病证中标本主次的不同，临床采取"急则治标，缓则治本"的法则，以达到治病求本的目的。标本理论对于正确分析病情，辨别病证的主次、轻重缓急，从而给予以正确的治疗，具有重要的指导意义。

1. 急则治标：一般适用于标病甚急，且病情非常严重，或疾病在发展过程中，出现危及生命的某些症候时所采取的一种治疗法则。如大失血的病变，出血为标，出血的原因为本，但其势危急，故常以止血治标为首务，待血止后，病情缓和再对本治疗。再如慢性腹泻患者因外感而导致发热时，应该先治疗外感引起的发热之标病，后治慢性腹泻之本病。需要注意，急则治其标，是属于一种应急性的治疗原则，治标之后，仍然要从本治疗。

2. 缓则治本：是与急则治其标相对而言的，一般适用于慢性疾病，或病情不急的情况下，正气已虚，邪尚未尽之际，针对疾病本质进行治疗的一个原则。如脾虚泄泻，脾虚为本，泄泻为标，治疗中，不能单独采用收敛固涩法来治标，应该配合健脾益气治本，使得脾的功能正常后，泄泻自然而然就止住了。

3. 标本同治：即标本兼顾，标本同治适用于标病和本病并重的情况。如患者素体气虚反复外感，正气虚为病之本，外感表邪为病之标，若单用补法则表邪不解，若单用解表法则气虚不复，此时宜用益气解表之法标本兼治。又如脾虚气滞患者，脾虚为本，气滞为标，既要补益脾气，又要疏理气机。

（三）正治与反治

《素问》提出"逆者正治，从者反治"两种方法，均为治病求本这一治疗原则的具体运用。

1. 正治：指的是逆其证候性质而治疗的一种治疗原则，即采用性能与疾病本质相反的药物来治疗的方法。逆其病象而治疗，故又称"逆治"。常用的正治法有"寒者热之、热者寒之、虚者补之、实者泻之"。

"寒者热之"，即寒性病证表现的寒象用温热性质的药治疗。如表寒证用辛温解表法；里寒证用温补法。

"热者寒之"，即热性病证表现的热象用寒凉性质的药治疗。如血热出血，用清热凉血法；里热实证，用清热泻火法。

"虚者补之"，即虚损病证表现的虚象用补益扶正的药治疗。如气、血、阴、阳虚证，分别用益气、补血、滋阴、扶阳法治之。

"实者泻之"，即邪实病证表现的实象用祛邪泻实的药物治疗。如里热、便秘腹满胀痛者，用泻下药泻热通便；食滞胃脘，腹满胀痛者，用消食药治疗。

2. 反治：是顺从疾病假象来治疗的一种治疗原则，即采用性能和疾病表面现象相同的药物来治疗的方法。采用顺从病象的治法，又称为"从治"。常用的反治法有"寒因寒用、热因热用、塞因塞用、通因通用"。

"寒因寒用"，是以寒治寒，即用寒药治疗某些有寒象的病证。本法适用于真热假寒证。例如肺炎患者，高热而又有四肢厥冷，这是因为邪热内炽，里热太甚，阳气郁闭于内，格阴于外，阳气不能畅达四肢所致。治疗上顺从其外表的假象用寒性药进行治疗，但从病因病机而言，仍然属于以寒药解除真热。

"热因热用"，是以热治热，即用热药治疗某些有热象的病证。本法适用于真寒假热证。如阴寒内盛，格阳于外，致使阳气上浮反见面红、心烦、发热感等"假热"现象，治疗上顺从其外表假象用热性药进行治疗，但从病因病机而言，仍然属于以热药解除真寒。

"塞因塞用"，是以补开塞，即用补益的方药对某些闭塞不通的病证治疗。本法适用于因虚而致闭塞不通的真虚假实证。例如，脾胃气虚，运化失司所致的腹部胀满不畅，用补中益气、温运脾阳的方法治疗，脾气健运，则胀满自消。

"通因通用"，是以通治泻，即用通利泻下的方药治疗某些通泻的病症。本法适用于因实邪致泻的病证。如食滞胃肠之腹泻，用消导泻下法治之；湿热痢疾，用清热解毒，通利大便的方法；瘀血崩漏，以活血祛瘀，破除瘀血而止血，这些均是"通因通用"的治疗方法。

以上所说的反治法主要是针对疾病所反映于外的现象而言，它虽与正治法相反，而且具体措施也各有不同，但从根本上讲，与正治法是完全一致的，都是针对疾病本质而设的治疗法则。

（四）调整阴阳

疾病的发生，从根源来说主要是阴阳的相对平衡遭到了破坏，出现了阴阳的偏胜偏衰，因此调整阴阳，是针对机体阴阳偏盛偏衰的病理状态，通过损其有余，补其不足的方法，使其恢复于相对平衡的状态。

1. 损其有余：适用于阴或阳其中一方偏盛有余的病证，应当用"实则泻之"的方法来治疗。如阳邪致病，出现"阳盛则热"的实热证，应用"治热以寒"的方法清泻热邪治疗，即"热者寒之"。若阴邪致病，出现"阴盛则寒"的实寒证，应用"治寒以热"的方法温散寒邪治疗，即"寒者热之"。

2. 补其不足：适用于阴阳虚损不足的病证，采用"虚则补之"的方法予以治疗。针对阳虚、阴虚、阴阳两虚的不同，分别采取补阳、滋阴、阴阳双补不同的方法。如阴液不足导致阳热相对亢盛的虚热证，则采用"阳病治阴"的方法，滋阴以制阳亢，即"壮水之主，以制阳光"。阳气不足导致阴寒内生的虚寒证，采用"阴病治阳"的方法，扶阳以抑阴，即"益火之源，以消阴翳"。阳虚者补阳，阴虚者补阴，以平为期。阴阳双补适用于阴阳两虚证，由于阴阳是互根互用的，阴损可及阳，阳损可及阴，从而出现阴阳两虚的证候，所以治疗时当阴阳双补，临床多见于慢性疾病的后期。

（五）调理气血

气血是构成人体的基本物质，同时也是脏腑经络正常生理活动的物质基础，在疾病过程中，常有气血失调的病理变化。调理气血则为针对气血失调的病理变化而确定的治则，包括调气、调血和调理气血关系三个方面。

1. 调气：包括补气和调理气机两个方面。

（1）补气：适用于气虚证。人体气的生成，来源于肾所化生的先天之精气、肺吸入的自然界清气，以及脾胃运化的水谷之精气。气虚则补，在补气时，应注意多补益肺、脾胃、肾等脏腑，且以调补脾胃尤为治疗气虚的重点。

（2）调理气机：适用于气机失调等病证。气机失调有多种表现形式，比如气滞、气陷、气逆、气闭、气脱等。治疗时针对不同的证候性质进行调理，如气滞者宜行气，气陷者宜补气升气，气逆者宜降气，气闭者宜开窍通闭，气脱者则宜益气固脱。

2. 调血：包括补血和调理血行两个方面。

（1）补血：适用于血虚证。血的生成来源于水谷精微，与心、肝、脾胃、肾等脏腑的功能密切相关。因此补血时，应注意同时调补上述脏腑的生理功能，因"脾胃为后天之本，气血生化之源"，故调补脾胃尤为治疗血虚证的重点。由于气能生血，因此在补血方药中，常配伍补气药，以达到补气生血的目的。

（2）调理血行：脏腑组织的濡养需要血液，血液正常运行才能发挥其濡养脏腑组织的功能。在致病因素的作用下，血行失常可出现血瘀、血热、血寒或出血等病理变化。血瘀者宜活血化瘀，血热者宜清热凉血，血寒者宜温经散寒行血，出血须根据出血的不同病机进行止血，如清热止血、化瘀止血、益气止血等。

3. 气血双调：气血之间有着密切的关系，"气为血之帅，血为气之母"，故病理上气血关系常相互影响，常有气病及血或血病及气的病变，表现为气血同病。在治疗时，宜气血双调，使之关系恢复正常的状态。

（1）气病治血：气血之间互相维系，气病及血可表现为气虚则血弱，气滞则血瘀，气陷则血下，气逆则血乱，气寒则血凝等病理变化。临床上进行调理，若气虚生血不足而致血虚者，宜补气为主，佐以补血，或气血双补；气滞致血瘀者，宜行气为主，佐以活血化瘀。总而言之，治气不治血，非其治也。

（2）血病治气：若血虚不足以养气，可致气虚，宜补血为主，佐以益气；若出血导致气随血脱者，宜止血补血，佐以补气。

（六）调整脏腑

疾病在发生发展过程中，不管病因是外感还是内伤，都会引起人体脏腑阴阳气血及脏腑功能的紊乱。人体是一个有机的整体，脏与脏、脏与腑、腑与腑之间，生理上相互协调，相互为用，在病理上也相互影响。调整脏腑就是在治疗脏腑病变时，在考虑一脏一腑阴阳气血失调的基础上，更要注意调整各脏腑之间的关系，使之重新恢复平衡状态。

1. 调整脏腑的阴阳气血：脏腑阴阳气血是人体生命活动的根本，脏腑病理改变的基础是脏腑的阴阳气血失调。然而脏腑的生理功能不一，其阴阳气血失调的病理变化也不尽一致。所以，应根据脏腑病理变化，采取相应的治疗方法。虚则补之，实则泻之，寒者热之，热者寒之，以达到恢复阴阳气血平衡的目的。如：肝体阴而用阳，病理上多表现肝气肝阳常有余，肝阴肝血常不足的特点，因此治疗肝病重在理气、补血、和血，结合病因配合清肝、滋肝、镇肝。

2. 顺应脏腑的生理特性：五脏藏精气而不泻，六腑传化物而不藏。脏腑的阴阳五行属性、气机升降规律、苦欲或喜恶等生理特性均有不同，因此在调整脏腑须顺应脏腑的特性进行治疗。如脾胃五行属土，脾为阴土，阳气易损；胃为阳土，阴气易伤。脾的生理特性喜燥而恶湿，胃为喜润而恶燥。脾气主升，以升为顺，胃气主降，以降为和。因此治脾常宜甘温之剂以助其升运，而慎用阴寒之品以免助湿伤阳；治胃常用甘寒之剂以通降，而慎用温燥之品以免化燥伤阴。

3. 协调脏腑之间的关系：人体是一个有机整体，脏与腑之间生理上彼此协调，同时在病理上也相互影响。当某一脏腑发生病变时，会影响其他脏腑，因此临床治疗脏腑病变时，应从整体出发，除了直接治疗本脏本腑之外，并且要注意调整协调各个脏腑之间的关系。如咳嗽一症，病位虽然在肺，但与五脏六腑都密切相关，如因心阳不足，心脉瘀阻而导致肺气的失降的咳喘，宜温补心阳；因肝火亢盛，血随气逆而导致的咳血，宜清肝泻火；因脾虚健运，湿聚生痰影响肺的宣降而导致的咳嗽咳痰，宜健脾燥湿；因肾精亏虚，影响肺阴不足而导致咳嗽，宜滋肾润肺；若因大肠热结，肺气不降而导致的咳嗽气喘，则宜通腑泄热。《素问·咳论》曰："五脏六腑皆令人咳，非独肺也。"协调好脏腑之间的关系对于临床诊治疾病具有非常重要的意义。

（七）三因制宜

三因制宜包括因时、因地、因人制宜。疾病的发生、发展与转归过程中，受到了多方面因素的影响。如气候的变化、地理环境因素、个体的体质差异等，所以治疗疾病时，必须充分考虑以上因素，具体情况具体分析，以采取适宜的治疗方法。

1. 因时制宜：根据不同季节气候的特点，来考虑治疗用药的原则，就是因时制宜。气候的变化，对人的生理病理均有重要的影响。例如：春夏之季，气候温热，阳气升发，人体腠理疏松开泄，即使外感风寒，不宜过用辛温发散之品，以免开泄太过而耗伤气阴；而秋冬之季，气候由凉变寒，人体腠理致密，阳气内敛，此时若为热病，也当慎用过寒之品，以防苦寒伤阳。

2. 因地制宜：根据不同地理环境特点，来考虑治疗用药的原则。不同的地理环境，由于气候条件及生活习惯不同，人的生理活动和病变特点也有所区别，因此在治疗用药时亦应有所差异。如我国西北高原地区，地势高而寒冷少雨，其病多寒燥，治宜辛温润燥；东南地区，地势低而温热多雨，其病多热，治宜苦寒清热。这说明了地区不同，患病也不相同，然而治法亦当有所差别。即使相同的病证，治疗用药亦当考虑不同地区的特点，例如，同一季节的感冒，西北地区，人的腠理比较致密，体质多壮实，在用药方面药量可以稍重；而东南地区，人的腠理比较疏松，药量宜稍轻。

3. 因人制宜：根据患者年龄、性别、体质、生活习惯等不同特点来指导治疗用药的原则。

（1）年龄：年龄不同，生理功能及病变特点亦不同，治疗用药也有所区别。老年人气血衰少，脏腑功能减退，患病多见虚证或正虚邪实，治疗时偏于补益，如果有邪实须攻时，亦应注意配伍用药，以免损伤正气。小儿生机旺盛，但气血未充，稚阴稚阳，脏腑娇嫩，患病易寒易热，易虚易实，病情变化快，因此治疗小儿，当慎用峻剂和补剂。

（2）性别：男女性别不同，各有其生理特点，特别是对妇女在经期、怀孕、产后等情况，治疗用药应加以考虑。如对妊娠患者，禁用或慎用滑利、峻下、破血、走窜伤胎或有毒药物，以防止伤胎、堕胎或损伤母体，产后又应考虑气血亏虚恶露及哺乳等情况。

（3）体质：由于每个人的先天禀赋和后天调养不同，个体素质有强弱之分、寒热之偏以及阴阳偏盛之殊等不同情况，即使同一疾病，体质不同，治疗用药亦当有所区别。如体质壮实之人，用药的药量宜重些，体质虚弱之人，用药的药量宜轻些；阳旺体质之体用药慎用温热，而阴盛体质之体用药慎用寒凉。

其他因素，如患者的职业、工作条件等也与某些疾病的发生有一定的关系，在诊治时也应该注意。

总之，因时、因地、因人制宜的治疗原则，充分体现了中医治疗疾病的整体观念，反映了辨证论治在实际应用上的原则性和灵活性。在临床治疗中，必须全面地看问题，具体分析，因时、因地、因人制宜，这样才能制定正确的治疗法则。

【实训】

1. 复习思考题

（1）中医学预防疾病的主要原则是什么？

（2）何谓调整阴阳？调整阴阳主要有哪些方法？

（3）何谓"三因制宜"？请举例说明。

2. 案例分析

（1）张某，男，29岁，工人，1983年5月11日初诊。

主诉：咳嗽咳痰5年，腹胀、腹泻2个月。

病情：患"浸润性肺结核"5年。平素咳嗽时作，少痰，痰中带血，咽干口燥，午后低热（37.8℃左右），颧红，手足心热，心烦，夜间时有盗汗，经抗痨治疗效果不佳。近2个月以来，脘腹胀痞，不思饮食，腹泻日4～5次，低热而又怕冷，四肢不温，口干不欲饮，困倦乏力而卧床不起。舌象：舌质红而少津，舌边有齿痕。脉象：脉沉细数而无力。

思考讨论题：

①患者 2 个月前是阴证还是阳证？是虚热还是实热？试用阴阳学说解释其发生机理。

②试分析本病例病因病机，应采用何治疗原则及方法？

（2）颜某，男 28 岁，1958 年 8 月上旬初诊。

主诉：发热、头身痛 10 日。

病情：病发热，头身痛，西医治疗十多天无效，转来我处诊治。症为发热不退，头昏胀痛，身重沉困，四肢烦痛，心烦口渴，腹痛，脘痞，胸闷，恶心呕逆，小溲短赤，大便不畅，午后发热加重，面赤有油垢，身微汗出。舌象：舌质绛，苔黄。脉象：洪缓。

思考讨论题：

①试分析本病案的病因病机。

②试提出本病的治疗原则和方法。

第四章　四诊与辨证 ▷▷▷▷

第一节　四诊

【教学要求】

1. 了解四诊的概念及"四诊合参"的重要意义；

2. 掌握四诊的基本内容及临床意义；

3. 通过实训掌握中医四诊的操作规范及临床常见舌象的辨析。

四诊即望、闻、问、切四种诊察疾病的方法，是搜集临床资料的主要方法。通过诊察疾病反映在各方面的客观症状、体征，可以帮助我们了解疾病的病因、病性、病位及邪正关系，为诊断疾病提供依据。

望、闻、问、切四诊之间互相联系，必须把望、闻、问、切有机地结合起来，即"四诊合参"，这才能全面、系统地了解病情，为辨证论治提供可靠的依据。如果只强调一种诊法而忽视其他，则不能全面搜集的材料，进而影响对疾病的正确判断。

一、望诊

【教学要求】

1. 掌握得神、失神、假神的特征及其临床意义；

2. 掌握常色和病色的特征及其临床意义；

3. 熟悉望形体、望排泄物等的基本内容；

4. 掌握正常舌象和异常舌象的识别，常见异常舌象的临床意义。

望诊是医者运用自己的视觉，对患者进行全身和局部情况的观察，以获得与疾病有关的资料，作为辨证论治的依据。

（一）全身望诊

1. 望神：就是观察人体生命活动的外在表现，即观察人的精神状态和功能状态。神是生命活动的总称，概念上有广义和狭义之分。广义的神，指的是整个人的生命活动的外在表现；狭义的神，指的是人的精神活动。通过望神可以了解五脏精气的盛衰和病情轻重与预后。

望神的内容一般分为"得神""失神"及"假神"。

（1）得神：又称有神，神志清楚，语言清晰，反应灵敏，是精充气足神旺的表现。即使在病中，但正气未伤，脏腑功能未衰，是病轻的表现，预后良好。

（2）失神：又称无神，患者精神萎靡，言语不清，反应迟钝，动作失灵，是精损气亏神衰的表现。表示伤及正气，病情严重，预后不良。

（3）假神：是久病、重病、垂危患者出现的精神暂时好转的假象，本已失神，但突然精神转好，目光转亮，言语不休，想见亲人；或原来面色晦暗，突然两颧发红；或语声低微断续，忽而声音响亮；这是阴阳即将离决前的一种假象，并非佳兆。古人比作"残灯复明""回光返照"。

2. 望色：即观察患者皮肤的颜色光泽。皮肤色泽是脏腑气血的外荣，观察皮肤色泽可以了解脏腑的气血盛衰。古人把颜色分为五种，即青、赤、黄、白、黑，亦称为五色诊。由于面部气血充盛，加上面部皮肤嫩薄，因此五色的变化在面部表现最明显，常以望面色来阐述五色诊的内容。望面色要注意识别常色与病色。

（1）常色：人在正常生理状态时的面部色泽。常色有主色、客色之分。

①主色：人一生不改变的基本肤色、面色。由于民族、个人禀赋和体质不同，每个人的肤色有所差异。我国人民属于黄色人种，因此古人以微黄为正色，"红黄隐隐，明润含蓄"，在此基础上，或许有些人可呈略白、较黑、稍红等差异。

②客色：人与自然环境相应，由于生活条件的变动，人的面色、肤色发生相应变化叫作客色。例如，随四时、昼夜、阴晴等天时的变化，面色亦相应改变。再如，由于年龄、饮食、起居、寒暖、情绪等引起面色变化，也属于客色。

总之，常色有主色，客色之分，其共同特征是：明亮润泽、隐然含蓄。

（2）病色：是指人体在疾病状态时的面部颜色与光泽。病色有赤、青、黄、白、黑五种。现将五色主病分述如下：

①赤色：主热证。血液充盈皮肤络脉，血色上荣，故面色赤红。热证有虚实之分。实热证，满面通红；虚热证，仅两颧潮红。此外，如果在病情危重之时，面红如妆者，多为戴阳证，是精气衰竭，阴不敛阳，虚阳上越所导致。

②青色：主寒证、痛证、瘀血证、惊风。青色为经脉瘀阻，气血不通之象。如面色青黑或苍白淡青，多属寒邪外袭或阴寒内盛；面色青灰，口唇青紫，伴有心胸刺痛，多属心血瘀阻，血行不畅；鼻柱、两眉间及口唇四周见青色，常见于小儿高热惊风。

③黄色：主湿证、虚证。黄色是脾虚不运，水湿内蕴的表现。如面色淡黄憔悴，多属脾胃气虚，营血不能上荣于面部所致的萎黄证；面色发黄且虚浮，多属脾虚失运，湿邪内停所致；面目一身尽黄属黄疸，若黄色鲜明如橘皮色者，为湿热熏蒸所致，属阳黄，如黄而晦暗如烟熏者，为寒湿郁阻所致，属阴黄。

④白色：主虚寒证，血虚证。白色为气血不足不能荣养机体的表现。如面色淡白而消瘦，多属营血亏损；面色苍白，多属阳气虚脱，或失血过多。

⑤黑色：主肾虚证、水饮证、寒证、痛证及瘀血证。黑为肾阳衰微、阴寒水盛、气血凝滞之色。面黑而焦干，多为肾精久耗，虚火灼阴；眼眶周围色黑，多见于肾虚或水饮证；面色青黑，且剧痛者，多为寒凝瘀阻。

3. 望形：形体与五脏六腑密切相应，脏腑精气充养形体，脏腑精气的盛衰和功能的强弱可通过形体反映于外。通过望形体可诊察脏腑气血的盛衰、抗病能力的强弱，以及对某些疾病的易感性和预后情况。一般而言：体形结实，身体强壮，皮肤润泽，表示内脏充实，正气充盛，抗病能力强；形体瘦弱，肌肉瘦削，皮肤枯燥，表示内脏脆弱，正气不足，抗病能力弱。形体肥胖，肉松皮缓，气短无力，多为脾虚有痰湿。形体消瘦，颧红皮肤焦，多为阴虚有火。手足屈伸困难或关节肿胀，多为风寒湿痹。

4. 望态：又称望姿态，主要是观察患者的动静姿态和异常动作。患者的动静姿态与机体的阴阳盛衰、病性的寒热虚实密切相关。如阳证、热证、实证多表现为躁动不安；阴证、寒证、虚证多表现为喜静懒动。坐而喜仰，多为气逆肺实证；喜伏而坐，多属肺气虚；颤动，以头、面、唇、指（趾）、手、足等部位多见，证主外感热病发痉先兆，或内伤气血不足、津液亏损等内风证；抽搐、痉挛、多是肝风内动；一侧手足举动不遂，多为中风偏瘫；足膝软弱无力，行动不灵活，多为痿证。

5. 望排出物：排出物系指人体排出体外的代谢废物。包括痰涎、呕吐物、泪、涕、汗、脓液、二便、经带等。观察排出物的形、色、质、量的变化，为辨证分析提供必要的参考资料。然而往往大部分内容物由患者观察叙述，成为问诊的内容，一般而言，排出物色淡，清稀者，多为寒证、虚证，色深黏稠者多属热证、实证。

（二）局部望诊

1. 望舌：即舌诊，是中医诊断疾病的重要方法。舌与人体经络、五脏相连，人体脏腑、气血、津液的虚实，疾病的深浅轻重变化，都有可能客观地反映于舌象，因此通过舌诊可以了解脏腑的虚实和病邪的性质、轻重与变化。其中脏腑的虚实和气血的盛衰主要反映舌质的变化；而感受外邪的深浅、轻重，以及胃气的盛衰主要从舌苔的变化来判断。

（1）舌质生理及脏腑部位划分：舌质为舌的肌肉组织，由血液充养；舌苔为舌表面的白色半透明黏膜，由胃气上熏生成。中医将舌划分为舌尖、舌中、舌根和舌侧，认为舌尖属心肺，舌中属脾胃、舌根属肾，舌两侧属肝胆。根据舌的不同部位反映不同的脏腑病变在临床上具有一定的参考价值，但不能机械地看，需与其他症状和体征综合考虑。（图 4 - 1）

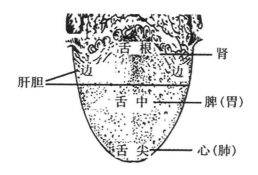

图 4 - 1　舌诊脏腑部位划分

（2）望舌方法及注意事项

①光线：充足柔和的自然光线。

②姿势：患者正坐位，张口自然将舌伸出口外，避免患者伸舌过久，必要时可稍休息后再重复观察。

③顺序：先察舌苔，后看舌质，应循舌尖、舌中、舌根、舌两旁的顺序依次观察。

④染苔：某些药物、食物可以影响舌苔颜色。如饮用牛奶后苔呈白色；吃乌梅、杨梅等可将舌苔染为黑色或褐色；吃橘子、柿子及黄连等，使舌苔染成黄色。这些为染色假苔，不可误认为病理的舌苔。

⑤其他：注意饮食、季节、时间、年龄、体质及刮舌、揩舌的影响。

（3）望舌的临床意义

①判断正气盛衰：通过舌色、舌形及舌态的变化，判断脏腑的虚实、气血的盈亏和津液的分布情况。

②分辨病位深浅：薄苔，主表，反映病邪轻浅，处于初病阶段；厚苔，主里，反映病邪深重。

③区别病邪性质：黄苔主热，白滑苔主寒，舌偏歪斜为风邪，舌有瘀斑瘀点属瘀血。

④推断病情进退：舌苔由白转黄，为病邪由表入里，病情由轻转重；舌苔由润转燥，为热渐盛而津渐亏；舌苔由燥转润，为邪退津复之佳兆。

（4）望舌质：主要从舌色、舌形、舌态三方面观察。

①望舌色：正常舌质为色泽淡红，含蓄荣润，胖瘦老嫩适中，灵活柔软，表示气血充足。见于健康人，也可见于外感初起或内伤病情轻浅者。（见彩图1）

白舌：又称淡舌，舌色较正常浅淡，主虚证、寒证，多见于阳气虚衰，气血不足之象。若色淡而胖嫩为虚寒；胖嫩而边有齿痕为气虚、阳虚。（见彩图2）

红舌：舌色较正常深，呈鲜红色或起芒刺，主热证，红舌有苔为里热实证；少苔或无苔为虚热证。舌尖红是心火上炎；舌边红为肝胆有热。（见彩图3）

绛舌：舌色深红，为热盛，多为邪热深入营分、血分或阴虚火旺。绛舌颜色越深，表明热邪越重。

紫舌：全舌舌质呈现青紫。舌质绛紫色深而干燥为热壅血瘀，温热病者为病邪传入营分、血分；舌质淡紫或青紫而滑润者为寒凝血瘀；舌青紫色且有瘀点或瘀斑，多为内有瘀血蓄积。（见彩图4）

②望舌形：观察舌质的老嫩、胖瘦、芒刺、裂纹、齿痕等。

老嫩："老"即指舌质纹理粗糙，形色坚敛，多属实证，"嫩"指舌质纹理细腻，形色浮嫩，多属虚证。

胖瘦："胖"指舌体胖大、肿胀，称胖大舌，多与水湿痰饮停留有关。舌质淡而胖，舌边有齿痕者，多属脾虚或肾阳虚、水湿停留（见彩图5）；舌质红而肿胀，多属湿热内蕴或热毒亢盛。"瘦"指舌体瘦小而薄，多为气血津液不足，不能充盈舌体所致，属虚证。舌质淡而舌形瘦小而薄者，多为气血不足；舌质红绛而舌形瘦干者，多属阴虚内热。

芒刺：舌乳头增生、肥大，突起如刺，摸之棘手，多属热邪亢盛。热邪越重，芒刺越大、越多。临床上芒刺多见于舌尖与舌边，舌尖芒刺多属心火上炎，舌边芒刺多属于肝胆热盛。

裂纹：舌体上有多种横行或纵行的裂沟或皱纹，多由于黏膜萎缩而形成。舌质红绛而有裂纹者多属热盛；舌质淡而有裂纹者多属气血不足。裂纹舌亦可见于少数正常人。（见彩图6）

齿痕：舌边见齿印者，多因舌体胖大而受齿缘压迫所致，多属脾虚湿盛。（见彩图7）

③望舌态：观察舌体有无强硬、震颤、歪斜、痿软、吐弄。

强硬：又称"舌强"，舌体不柔和，屈伸不利，甚或不能转动，多属高热伤津，邪热炽盛，或为中风的征兆。

震颤：舌体不自主地颤抖，多属肝风内动或气血两虚。

歪斜：舌体偏歪于一侧，多为中风，或中风先兆。

痿软：舌体伸卷无力，多由于气血俱虚筋脉失养所致。

吐弄：舌往外伸者为"吐舌"；舌微露出口，立即收回，或频繁舔口唇上下左右，叫"弄舌"。两者皆因心脾两经有热所致。吐舌多见疫毒攻心或正气将绝，弄舌多见于动风先兆或小儿先天智能低下。

（5）望舌苔：舌苔是胃之生气所现。正常的舌苔为薄白一层，白苔嫩而不厚，干湿适中，不滑不燥。望舌苔主要从苔色、苔质两方面观察。

①苔色：有白苔、黄苔、灰苔、黑苔等。

白苔：主表证、寒证，但临床上也有里证，如见于瘟疫或内痈的"积粉苔"。若薄白而润为风寒；薄白而燥为风热；苔白而厚腻，多属湿浊或食积。白苔临床上最为常见，其他颜色的苔可以认为多在白苔基础上转化而形成。（见彩图8）

黄苔：主里证、热证，颜色有淡黄、嫩黄、深黄、焦黄等程度的不同。一般说，黄苔的颜色越深，则热邪越重。黄而干为热伤津，黄而腻则为湿热。（见彩图9）

灰苔：主里证，但有寒、热之分，里热证苔灰而干，见于外感热病，或内伤阴虚火旺；里寒证苔灰而润，见于痰饮内停，或寒湿内阻。（见彩图10）

黑苔：多见于疫病极期，主里证，有寒、热之分。苔黑而燥，甚生芒刺，主热极；苔黑而润，主寒极证。

②苔质：有厚薄、润燥、腐腻、剥落等。

厚薄：主要反映病邪深浅。薄苔多为疾病初起，病邪在表，病情较轻；厚苔多示病邪较盛，并已传里，主里证邪盛，多由痰饮、湿、食积引起。舌苔由薄转厚，主表证入里，邪气由轻加重；苔由厚渐薄，为邪气转轻，里证出表。

润燥：主要反映体内津液的情况。舌苔干燥为体内津液已耗，外感病多为燥热伤津，内伤病多为阴虚津液不足；舌苔湿润表明津液未伤，若苔面水分过多伸舌欲下滴，称为滑苔，多为阳虚痰饮水湿内停。

腐腻：主要反映体内的湿浊情况。腐苔，苔质疏松如豆腐渣，堆于舌面，易于擦去，多为实热蒸化胃中食浊所致，是胃中宿食化腐的表现；腻苔，苔质致密、细腻如一层油腻状的黏液覆盖于舌面，不易擦去，多属痰湿内盛所致，常见于痰饮、湿温等病证。（见彩图11）

剥落：根据苔剥落的不同形态，分别有"光剥舌"（镜面舌）、"花剥舌""地图舌"等不同名称。临床意义主要在判断胃气、胃阴存亡和疾病预后。（见彩图12）

【实训】

1. 复习思考题

（1）少神的临床表现及临床意义？

（2）假神的病情"好转"与重病病情真正好转有何不同？

（3）五种病色各主何病？

（4）简述舌的脏腑部位分属。

（5）试述舌色的分类与主病。

2. 案例分析

（1）请同学课后自制望诊卡片，卡片内容：对神、气色、形态的望诊、舌的望诊及排泄物的望诊，正面为阳性体征，背面为临床意义，分组练习相互提问望诊卡片，分别说出望诊体征和临床意义。同学之间互相望舌，并说出舌象特征分析临床意义。

（2）患者，男，35岁，因外感后出现恶寒发热，头身疼痛，无汗，鼻塞流涕，脉浮紧。试分析该患者的舌苔。

（3）患者腹部痞满，纳呆恶心，肢体困重，身热汗出而不解，小便黄，便溏。试分析该患者舌象。

二、闻诊

【教学要求】

1. 掌握语音、呼吸、咳嗽、呕吐、呃逆、嗳气等声音变化的临床意义；

2. 熟悉异常气味的临床意义。

闻诊是通过听觉和嗅觉了解患者的声音和气味两方面的变化以诊察病情的方法，是医者获得客观体征的一个重要途径。

（一）听声音

1. 语音：辨语声强弱，如发声高亢有力，多言而躁动的，主实证、热证；发声低微细弱，少言而沉静的，多虚证、寒证；鼻塞声音重浊，多见于外感风寒湿诸邪；声音嘶哑者为音哑，发音不出者为失音，新病音哑或失音，属实证，多是外邪袭肺或痰浊壅肺，导致肺气失宣，久病音哑或失音，多属虚证，常因津液不能上承，津枯肺损，声音难出。

语言错乱多属于心的病变。神志不清，说话声高有力但语无伦次，为"谵语"，多属热扰心神之实证；神志不清，发音无力或不接续，语言重复，声音低弱，为"郑声"，属心气大伤，心无所依之虚证；自言自语，喋喋不休，见人便停，称为"独语"，属心气不足，神失所养之虚证。语言謇涩多为中风。

2. 呼吸：呼吸有力，声高气粗，多属热证、实证；呼吸微弱，气短声低多属虚证、寒证。呼吸急促困难，甚至张口抬肩，鼻翼翕动，端坐呼吸，不能平卧者，为喘证，可见于多种急慢性肺脏疾病。喘有虚实之分，实喘发病急骤，呼吸困难，声高息涌气粗，唯以呼出为快，脉数有力，多为肺有实热或痰浊阻肺；虚喘发病缓慢，呼吸短促，似不相接续，但得引一长息为快，活动后喘促更甚，气怯声低，形体虚弱，脉微弱，多因肺肾虚损，气失摄纳。

3. 咳嗽："咳"是指有声无痰，"嗽"是指有痰无声，"咳嗽"为有声有痰。但现临床上并不区分，均以"咳嗽"统称。咳声重浊声粗，多属实证；咳声无力，多属虚证；干咳阵阵而无痰为燥咳；咳声紧闷，多属寒湿；咳时痰声辘辘，多为痰湿咳嗽。

4. 呃逆：胃气上逆，从咽部冲出，所发出的一种不由自主的冲击声，俗称"打呃"。呃逆临床需分虚、实、寒、热。一般呃声高而短，且响亮有力，多属实、属热；呃声低而长，且微弱无力的多属虚、属寒。实证多由于寒邪直中脾胃或肝火犯胃所致，往往发病较急；虚证多由于脾肾阳衰或胃阴不足所致。正常人在刚进食后，或遇风寒，或进食过快均可见呃逆，但症状往往是暂时的，大多能自愈。

5. 嗳气：气从胃中上逆出咽喉时所发出的声音，俗称"打饱嗝"。嗳气亦当分虚实，声低弱无力，多虚证，常因脾胃虚弱所致。声多高亢有力，嗳后腹满得减，多实证，常由食滞胃脘、肝气犯胃、寒邪客胃而致。正常人饱食之后，偶有嗳气不属病态。

（二）嗅气味

1. 口气：正常人口中不会发出异常气味。若口出酸臭气，多是胃有宿食，消化不良；口出臭秽气，是胃热；口出腐臭气，多是牙疳或内有溃腐疮疡。

2. 排泄物与分泌物：排泄物与分泌物的气味，患者可以自己感觉，因此，对于排出物如痰、涕、大小便、妇人经带等的异常气味，通过问诊，可以获知。一般而言，湿热或热邪致病，其排出物多混浊而有臭秽，气味难闻；寒邪或寒湿邪气致病，其排出物多清稀而无特殊气味。如：咳吐浊痰脓血，有腥臭味，多是肺痈；大便臭秽为肠中积热，气味腥臭多属寒；妇女白带气味臭秽而质地黄稠，多属于湿热下注，气味腥秽质地清稀，多属于脾肾虚寒。

【实训】

1. 复习思考题

（1）闻诊包括哪些内容？

（2）如何从咳声辨别病证的寒热虚实性质？

（3）试述二便气味异常的临床意义。

2. 案例分析

患者，男，30 岁，因外感后出现咳嗽就诊。就诊时咳声重浊声粗，有痰，从闻诊的角度分析患者有可能还会出现的症候。

三、问诊

【教学要求】

1. 熟悉问诊的目的和重要意义；

2. 掌握问诊的方法，主要内容及注意事项。

问诊是医生通过对患者或其家属、亲友进行有目的的询问病情的一种诊察方法。有关疾病的很多情况，如疾病的发生、发展、治疗经过以及既往病史，家族病史等内容只有通过问诊才能了解，所以问诊是中医诊法的重要一环，它能为疾病的辨证提供重要的依据。

问诊的一般内容及主诉大致与西医问诊相同，首先抓住主诉，围绕主诉的症状，深入询问现病史，明代医家张景岳等总结出中医问诊之《十问歌》，内容言简意赅，可作为临床问诊参考："一问寒热二问汗，三问头身四问便，五问饮食六问胸，七聋八渴俱当辨，九问旧病十问因，再兼服药参机变，妇女尤必问经期，迟速闭崩皆可见，再添片语告儿科，天花麻疹全占验。"

问诊的内容主要包括一般情况、主诉、现病史、家族史等。问一般情况，包括患者的姓名、年龄、性别、婚否、民族、职业、籍贯、现住址、过敏史等。问现在症状是问诊的重要一环。

问诊方法及注意事项：

（1）重点要突出：围绕主诉有目的、有步骤的全面了解，不使遗漏。

（2）语言要通俗、客观：不要使用医学术语，不主观套问或暗示，必要时可提示和启发。

（3）态度要和善：对患者寄予同情，取得患者信任，帮助建立起战胜疾病的信心。

（一）问寒热

机体出现寒热的变化主要取决于病邪的性质和机体阴阳的盛衰，因此问寒热是辨别病邪性质和机体阴阳盛衰的重要依据。

寒，指的是患者自觉身寒怕冷，如果患者加厚衣被，或近火取暖，寒冷不缓解者，称为恶寒；但如加厚衣被，或近火取暖，寒冷可以缓解者，称为畏寒。

热，指的是患者体温增高或体温正常而自觉全身或某局部发热。

在问寒热时，内容主要涉及了寒热的发作时间、寒热程度及性质，以及伴随症状。

寒热的表现形式有以下几种：

1. 恶寒发热：恶寒与发热同时出现，多为外感病的初期，主表证。如果恶寒重，发热轻，为外感风寒；发热重，恶寒轻，为外感风热；发热轻，恶风自汗，多为外感风邪，为太阳中风证。

2. 但寒不热：患者只觉怕冷而不发热，加衣被或近火取暖，冷感可以缓解，多属里寒证。若久病畏寒，属虚寒证，新病畏寒，属实寒证，多为寒邪直入。

3. 但热不寒：患者但感发热而无怕冷感觉。按症状有三种热型，壮热：患者高热不退（体温超过 39℃），多由于里热炽盛；微热：轻度发热，其热势较多在 37～38℃，可见于某些内伤病和湿热病的后期；潮热：患者定时发热或定时热甚，有一定规律如潮汐之有定时，若热势较高，日晡热甚，为阳明潮热，多为阳明腑实证；若身热不扬，午后热甚，为湿温潮热，可见于湿温病；午后或入夜低热，兼见五心烦热或骨蒸痨热，为阴虚潮热，可见于阴虚发热。

4. 寒热往来：恶寒与发热定时或无定时交替发作，为半表半里证。寒热往来定时发作者，见于疟疾病；若发无定时者，属少阳病证。

（二）问汗

体内津液在阳气的蒸腾气化下，从腠理达于体表形成汗液排出体外。通过问汗，可以辨别邪正盛衰、腠理的疏密及气血的盈亏。问汗主要诊察有汗、无汗、出汗时间，发汗部位，出汗多少及汗的性质。

1. 表证辨汗：表证有汗或无汗。①有汗多见于外感风热或表虚证。②无汗多见于外感风寒之表实证。

2. 里证辨汗：①自汗，患者日间汗出，活动尤甚，多见于气虚证、阳虚证。②盗汗，患者睡时汗出，醒则汗止，多见于阴虚内热证、气阴两虚证。③大汗，汗出量多，若高热烦渴，汗出如油，热而黏手的为亡阴之汗；身凉肢厥，大汗淋漓，汗稀而冷的为亡阳之汗。④战汗，患者先恶寒战栗，而后汗出，战汗是邪正相争，病变发展的转折点，若出汗热退，脉静身凉，是邪去正安之佳象；若汗出后仍烦躁不安，脉来疾急，为邪盛正衰危候。

3. 局部汗出：①头汗，患者仅头部或头颈部出汗较多，见于上焦邪热或中焦湿热循阳明经上蒸头面病证，如果头汗如油，为虚阳上越危险证候。②半身汗，患者仅半边身体有汗，或为右侧，或为左侧，或为上半身，或为下半身，可见于痿病、中风、截瘫，无汗的一侧为患侧，由于经络闭阻，气血运行不畅所致。③手足心汗，可见于阴虚内热、阳明热盛、中焦湿热，与脾胃关系较为密切。

（三）问疼痛

疼痛有虚实之分，感受外邪、气滞血瘀、痰浊凝滞、食滞、虫积所致的疼痛多属实证，是不通则痛；因气血不足，阴精亏损所致的疼痛多属虚证，不荣则痛。问疼痛，主要询问疼痛的性质、部位、程度及持续时间。

1. 疼痛的性质及意义

胀痛：疼痛而胀，多为气滞。头目胀痛，多为肝火上炎或肝阳上亢。

刺痛：痛如针刺，多为瘀血。

绞痛：剧痛如刀绞，多为有形实邪阻闭或凝滞所致。

灼痛：痛有灼热感且喜冷恶热，多属热证。

隐痛：疼痛可忍，但绵绵不休，多属虚证。

冷痛：痛有冷感而喜暖，多为寒凝所致。

重痛：痛有沉重感，多属湿盛的表现。

走窜痛：痛处游走不定，多为气滞或风湿痹病。

固定痛：痛处固定不移。胸胁脘腹等处出现固定作痛，多属血瘀；肢体关节疼痛固定不移，多为寒湿痹证。

2. 疼痛的部位

头痛：由于经络在头部的循行路径不同，根据头痛的不同部位，可以判定病在哪经。以后头部、枕部为重，疼痛连及项背，为太阳经病；前额疼痛连及眉棱骨为阳明经病；头颞侧，太阳穴附近头痛，为少阳经病；颠顶疼痛牵引头角，为厥阴经病。

胸痛：多为心肺之病。若伴发热咳喘，咳痰多为肺热；若久病胸痛反复发作，多为胸阳不振，夹有气血痰饮瘀阻所致；若胸背彻痛剧烈，面色青灰，手足青至节，因心脉急骤闭塞不通所致，为"真心痛"。

胁痛：肝胆位于右胁，而两胁均为肝胆二经分布的部位，胁痛多与肝胆病有关系。胁胀痛，太息易怒，多为肝气郁结；胁肋灼痛，面红目赤，多为肝火郁滞；胁肋胀痛，身目发黄，多为肝胆湿热。

胃脘痛：胃脘各性质的疼痛，多与脾胃病或食滞关系密切。若胃脘冷痛剧烈，得热痛减，属寒邪犯胃；若胃脘灼热疼痛，口臭便秘，属胃火炽盛；若胃脘胀痛、嗳气，怒则痛甚，则为胃腑气滞。

腹痛：腹部各性质的疼痛，主要与寒热、饮食等因素相关。腹部的范围比较广，通常脐以上为大腹；脐以下为小腹，小腹两侧为少腹。通过询问腹部疼痛变化，可以察知所在脏腑病证的寒热虚实。若大腹隐痛，喜暖喜按，便溏，则为脾胃虚寒；若绕脐痛，起包块，且按之可移，为虫积；少腹疼痛，牵引阴部，多为肝脉郁滞，或为疝气、肠痈，或妇科疾病。

腰痛：多与肾的病变有关。腰部绵绵作痛，酸软无力，为肾虚腰痛；腰部冷痛沉重，阴雨天加剧，为寒湿腰痛；腰部痛如针刺，痛处固定不移拒按，难于转侧者，为瘀血腰痛。

四肢痛：多见于痹证。关节游走性疼痛，常由感受风邪所致行痹（风痹）；疼痛剧烈喜暖，属感受寒邪的痛痹（寒痹）；四肢疼痛而重着，是湿邪偏盛引起的着痹（湿痹）；四肢关节红肿疼痛，为热邪偏盛的热痹。

周身痛：新病身痛多由感受外邪所致者，多见于实证，常见于风寒，风湿表证；若久病身痛，卧床不起，常见于虚证，多属气血亏虚，机体失于濡养。

3. 疼痛之虚、实证的鉴别要点：新病暴痛，痛势剧烈，疼痛持续不解，痛而拒按者，多属实证。久病痛缓，痛势较轻，疼痛时痛时止，痛而喜按者，多属虚证。

（四）问饮食口味

饮食口味是脾胃功能的反映，通过问询饮食多少，可以了解脾胃的盛衰；询问口味的异常情况，可知病情的寒热虚实。

1. 口渴及饮水：根据口渴的特点，饮水的多少和有关伴随症状，可以了解患者津液的盛衰和输布情况以及分辨疾病的性质。

口不渴，意味着津液未伤，津液输布正常，多见于寒证或者没有明显的热邪。

口渴多饮，患者口渴明显，饮水量多，是津液大伤的表现。临床常见有以下三种情况：若口大渴喜冷饮，属实热证，是里热亢盛，津液大伤，饮水自救的表现；若大渴引饮，小便量多，兼见食多但消瘦为消渴病；若是汗吐下后，由于津液耗伤，亦可出现口渴多饮。渴不多饮，渴喜热饮，但饮量不多，或水入即吐，可见于痰饮水湿内停。

2. 食欲与食量：患者食欲减退，即不思进食，甚则厌食。若脘闷纳呆，兼见头身困重，属湿邪困脾；食少纳呆，兼见消瘦乏力，属脾胃气虚；纳少厌油食，兼见黄疸胁痛，属肝胆湿热；厌食，兼见嗳气酸腐，属食滞内停。此外，妊娠厌食呕吐为妊娠恶阻，是因妊娠冲脉之气上逆，胃失和降所导致，不严重者属生理现象。

患者多食易饥，食后不久即感饥饿，进食量多，但身体反见消瘦，如兼见口渴心烦、口臭便秘，舌红苔黄，属胃火亢盛，腐熟太过所致；若兼见大便溏泄，属胃强脾虚。

患者有饥饿感，但不想进食或进食不多，可见于胃阴不足的患者。有种特殊情况，患者嗜食某种食物或异物，如嗜食生米、泥土等异物，多见于小儿，往往是虫积证。

再者，询问患者在疾病过程中食欲和食量的变化，亦可以了解疾病的转归。若患者食欲好转，食量渐增，表明胃气渐复，预后较好；患者食欲减退，食量渐减，表明胃气衰退，预后较差；久病，重病本不能食，而突然暴食，称为"除中"，是脾胃之气将绝之象，属病危。

3. 口味：口淡乏味，属脾胃气虚；口苦，属热证，可见于火邪为病和胆热之证；口甜或黏腻，属脾胃湿热；口中泛酸，属肝胃蕴热；口有臭味多属胃火炽盛；口咸，多属肾病及寒证。

（五）问二便

1. 大便：主要询问排便次数、时间、粪便性状及伴随症状。通过问二便，可以了解判断疾病的寒热虚实。

便秘：便次减少，排便困难，或粪便量少，干燥而坚硬。新病便秘，腹满胀痛，多属实证、热证；久病，老人或产妇便秘，大便难解，多为气虚无力推动或津亏血少。

腹泻：大便次数增多，粪便稀软不成形，多为脾胃虚寒。黎明即泻，多属脾肾阳虚，称"五更泻"；泄泻如水，多为水湿下注；泻下如喷射状，肛门灼热，多为湿热泻。

便血：大便脓血，里急后重，为痢疾，多属大肠湿热；便血鲜红，肛门肿痛，为血热；便色暗红，面黄乏力，多为脾不统血；大便色黑，多为内有瘀血。

2. 小便：主要询问小便色、量、次数和伴随症状。

小便短赤：小便量少，色黄而热，多属热证；小便短少，不热，可见由于汗、吐、下后或其他原因所致津液耗损。

小便清长：小便量多而色清，多属虚寒证，也可见于消渴证。

小便频数不禁或遗尿：多属气虚或肾气不固。

尿痛或尿频尿急：多属膀胱湿热，或伴尿血、砂石则为淋证。

排尿困难：小便点滴而出为癃，闭塞不通无尿为闭，突然发生癃闭，点滴外流，尿味臭，兼有小腹胀痛或发热，属实证；尿量逐渐减少，甚至无尿，伴腰酸肢冷，面色㿠白，属虚证。

（六）问睡眠

睡眠主要询问睡眠时间的多少、睡眠深浅及伴见症状。

经常难以入睡，睡而易醒以及多梦等，多属心阴不足，心阳不藏，或心肾不交；若心烦而易醒，伴见口舌生疮，舌尖红赤多为心火亢盛；若入睡时时惊醒，不易安卧，多为胆郁痰扰。

睡意很浓，常不自主的入睡称为嗜睡，多由于气虚、阳虚，或湿困于脾，清阳不升；重病患者的嗜睡多为危象；热性病患者的昏睡，多为热入心包。

（七）问经、带

经、带、胎、产是女性特有的生理现象。关于女性患者，除了一般的问诊以外，还需询问婚否、月经、白带及胎产情况。

1. 月经：主要询问月经的周期、行经时间、经量、经色、经质、末次月经时间及有无痛经等情况。如经期异常，主要表现有月经先期、月经后期和月经不定期。月经先期实证多见于阳盛血热、肝郁血热或阴虚火旺，虚证多见于气虚无力统摄；月经后期实证多见于气滞血瘀、寒凝血瘀，虚证多见于营血亏虚或阳气虚损血源不足；月经先后不定期实证多见于肝气郁滞、瘀血阻滞，虚证可见于脾肾的虚损。

2. 白带：主要询问白带的量、色和气味等。白带量多，清稀，色白，少臭或有腥味多属虚寒；白带量多，黏稠，色黄，臭秽，多属湿热；白带中混有血液，赤白杂见，多由于肝经郁热，或湿热下注。

（八）问小儿

小儿的生理特点为脏腑娇嫩、生机蓬勃、发育迅速，因此在疾病的发展过程中小儿的发病较快、变化较多、病情易虚易实。小儿患者病史依靠询问家属及陪带人员，除一般内容外，还应询问出生前后生长和发育状况，父母、兄妹等健康情况，预防接种史，传染病史等。

【实训】

1. 复习思考题

（1）问诊的内容有哪些？

（2）试述"但热不寒"的问诊内容及其意义。

（3）试述各种疼痛的性质及临床意义。

2. 案例分析

（1）利某，男，20 岁，突然呕吐、呕出食物和清水 3 天。请根据主诉，应如何询问该患者的现病史与相关病史？

（2）王某，女，66 岁，反复咳嗽、气促20 余年，再发 5 天。请根据主诉，应如何询问该患者的现病史与相关病史？

（3）温某，男，64 岁，腰痛反复发作 5 年，加剧 1 个月。请根据主诉，应如何询问该患者的现病史与相关病史？

四、切诊

【教学要求】

1. 了解脉象形成的原理和脉诊的临床意义；

2. 熟悉脉诊的部位、方法和注意事项；

3. 掌握正常脉象及其生理变异；

4. 掌握常见脉的形态及其主病。

切诊是指医生通过用手在患者身上做某种形式的诊察，或切或按，或触或叩，以获得辨证的资料。切诊包括脉诊和按诊两个部分。

（一）脉诊

脉诊是以手指按切患者动脉以了解病情的内在变化，也称切脉或诊脉。脉为血府，贯通周身，脉象的形成与脏腑（主要是五脏）气血密切相关。医者可以通过了解脉位（深浅）、脉动频率（快慢）、强弱（有力或无力）、节律（是否整齐）、脉的形态（大小）及血流的流利度等不同表现而测知脏腑、气血的盛衰和邪正消长情况。

1. 切脉的部位：一般取寸口脉，即桡动脉腕后浅表部分。

2. 切脉的方法：切脉时让患者取坐位或仰卧位，伸出手臂置于心脏近于同一水平，手掌向上，前臂放平，以使血流通顺。

切成人脉，以三指定位，三指平齐，中指定关，食指定寸，无名指定尺，以指目按脉脊。先用中指指目按在高骨（桡骨茎突）部位的桡动脉定"关"，继续以食指在关前（远心端）定"寸"，然后用无名指在关后（近心端）定"尺"（见图 4－2）。三指应呈弓形斜按在同一水平，以指腹按触脉体。三指的疏密应以患者的高矮适当调整，如患者身体较高，医生三指排列可松一些，如患者身体较矮，则三指排列可紧一些，同时要三指排列整齐，否则影响脉形的准确性。

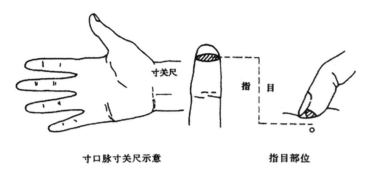

寸口脉寸关尺示意　　　　　　指目部位

图 4 - 2　成人脉诊

小儿寸口部位狭小，不能容纳三指，可用"一指"（拇指）定关法，而不细分三部。三岁以下的小儿，可用望指纹代替切脉。

切脉时运用三种指力，开始轻度用力，在皮肤为浮取，名为"举"；然后中等度用力，在肌肉为中取，名为"寻"；再重度用力，在筋骨为沉取，名为"按"。根据临床需要，可用举、寻、按或相反的顺序反复触按，也可分部以一指直按的方法体会。

寸、关、尺三部，每部有浮、中、沉三候，称为三部九候。

3. 寸口脉分候脏腑情况：寸口脉的不同部位，反映不同脏腑的功能。右寸反映肺，右关反映脾胃，右尺反映肾（命门）；左寸反映心，左关反映肝，左尺反映肾与膀胱。这些均是前人的经验，在诊病时有一定的参考意义，但在临诊时仍需全盘考虑。

4. 切脉应注意的事项：医者须全神贯注，仔细按触，反复细心体验，时间也不能过于短促（每次诊脉时间不应少于 50 秒），医生一般和患者侧向坐，用左手按患者的右手，用右手按患者的左手。

注意内外环境因素对脉象的影响：如胖人脉较瘦人脉沉，小儿脉较成人脉软而数，妇女脉较男子脉细弱而略数。春天脉较弦，夏天脉较洪，秋天脉较浮，冬天脉较沉。剧烈运动后、酒后、精神刺激和某些药物均可引起脉象的暂时变化。

有些人因桡动脉解剖位置的差异，脉不见于寸口部而于拇指腕侧处，称为"反关脉"，从尺部斜向手背，称为"斜飞脉"。

5. 正常脉象：即平脉（常脉）。正常脉象可概括为有胃、有神、有根。一般是不浮不沉，不大不小，不强不弱，不快不慢，均匀和缓，节律整齐。平脉至数清楚，一息（即一呼一吸）之间四至五次，相当于 72 ~ 80 次，节律、强弱一致。

脉象受体内外因素的影响而发生生理的或暂时的变化，但只要在有胃、有神、有根的范围，也属正常。

6. 病脉：即疾病反映于脉象的变化。中医学有关脉学的专著中所记载的病脉有 28 种，除了正常生理变化范围以及个体生理特异之外的脉象均属病脉。脉象重点是通过位、数、形、势等四个方面来体察。"位"指脉位，如浮沉脉；"数"是脉的至数，如迟数脉；"形"指脉形，如大小脉；"势"是脉的气势（力量的强弱），如虚实脉。

（1）浮脉

脉象：轻取即得，重按反觉稍减。

主病：表证。浮而有力为表实，浮而无力为表虚。

（2）沉脉

脉象：重按始得，轻取不应。

主病：里证。脉沉有力主里实，脉沉无力主里虚。

（3）迟脉

脉象：一息不足四至。

主病：寒证。迟而有力为冷积实证，迟而无力多为虚寒。运动员和体力劳动者，也可脉迟而有力，切不可误作病脉。

（4）数脉

脉象：一息脉来五至以上，七至以下。

主病：热证。脉数而有力，说明气血运行加速，邪热亢盛；脉数而无力多为虚热；阳虚外浮脉数大无力按之空，三者应仔细鉴别。

（5）洪脉

脉象：脉来洪大，来盛去衰，状若波涛汹涌。

主病：气分热盛。内热充斥，气盛血涌，脉见洪象。久病气虚、虚劳、失血、久泄等证见洪脉者，多为邪盛正衰之危候。

（6）弦脉

脉象：端直而长，如按琴弦。

主病：诸痛、肝胆病，痰饮，疟疾等。

（7）细脉

脉象：脉细如线，应指明显。

主病：诸劳虚损，以阴血虚为主或见湿病。

（8）实脉

脉象：三部举按均有力。

主病：实证。

（9）虚脉

脉象：三部举之无力，按之空虚。

主病：虚证。主要为气血不足。

（10）滑脉

脉象：往来流利，如珠走盘，应指圆滑。

主病：痰饮、食滞、实热。亦见于青壮年常脉以及妇人的孕脉。

（11）涩脉

脉象：往来艰涩，如轻刀刮竹。

主病：伤精、血少。气滞血瘀，夹痰、夹食。

（12）紧脉

脉象：脉来绷急，状如牵绳转索。

主病：寒、痛、宿食。寒邪在表，脉浮紧；寒邪在里，脉沉紧。

（13）濡脉

脉象：浮而细软，轻取可触知，重取反不明显。

主病：诸虚，又主湿。

（14）促脉

脉象：脉来数而一止，止无定数。

主病：阳盛实热，气血痰饮宿食停滞，亦主肿痛。

（15）结脉

脉象：脉来缓而时一止，止无定数。

主病：阴盛气结，寒痰血瘀，癥瘕积聚。

（16）代脉

脉象：脉来一止，止有定数，良久方来。

主病：脏气衰微，风证痛证，惊恐，跌打损伤。

（二）按诊

按诊是医生用手对患者肌肤、四肢、胸腹等病变部位进行触摸按压，分辨其温、凉、润、燥、软、硬、肿胀、包块及患者对按压的反应，如疼痛、喜按、拒按等，以推断疾病的部位、性质及疾病轻重的一种诊断方法。

1. 按皮肤：辨别皮肤的温、凉、润、燥及肿胀等情况。如皮肤湿润，多属津液未伤，皮肤干燥而皱缩，是伤津脱液，气阴大伤；久病皮肤干燥，触之刺手，称为肌肤甲错，为阴血不足瘀血内结。皮肤臃肿，按之应手而起者，多为气肿；皮肤按之凹陷成坑，不能即起的是水肿。

2. 按手足：手足冰凉是寒证，多为阳虚或阴盛；手足发热多为阴虚或阳盛。

3. 按胸胁：主要候心、肺、肝之病变。前胸高起，按之气喘者，多为肺胀证。肋下疼痛，扪及积块，或软或硬，多为气滞血瘀。

4. 按腹部：主要辨病变的部位、腹痛及癥瘕积聚的性质。膈上为胸，膈下为腹，胃脘相当于上腹中部，脐上部位为大腹，脐下部位至耻骨上缘称小腹，小腹两侧为少腹。腹部按压后疼痛减轻的（喜按），多属虚痛，按压后疼痛加剧的（拒按），多属实痛。腹部有块物，按之软，甚至能散的，称之为瘕或聚，多属气滞；部位固定，按之较坚，不能消失的称为癥或积，多属瘀血、痰、水等实邪结聚而成。

5. 按腧穴：通过在经络腧穴上进行触诊，发现结节、条索状物、痛点或反应过敏点，可以作为某些疾病的辅助诊断。如胆囊疾病的患者在胆俞穴有压痛，肝炎患者在期门和肝俞穴有压痛，胃及十二指肠溃疡的患者在足三里穴有压痛，急性阑尾炎的患者在阑尾穴（足三里下 1 寸）有明显压痛。

小结

望、闻、问、切是中医诊断疾病的方法。望诊是对患者的神色形态、舌质、舌苔、排泄物、分泌物进行观察，以获得临床资料的诊疗方法；闻诊是听患者语声大小，呼吸粗细，咳嗽的轻重及闻某些气味，以了解病情；问诊是询问患者的自觉症状、病因、病情变化、诊治经过及既往史等情况，从而了解病情；切诊是通过切脉、按肌肤、四肢手足、胸腹、腧穴等，以诊察疾病的变化。

运用四诊时，要把四诊有机地结合起来，四诊合参，才能较全面掌握疾病的变化情况，从而为正确的诊治提供必要的依据。

【实训】

1. 复习思考题

（1）试述正常脉象的特点。

（2）试述弦、紧、细、滑、涩五脉的所主病证。

（3）浮脉、沉脉所主的病证有何区别？

（4）何谓"举""按""寻"？

（5）在经络腧穴上进行按诊有何临床意义？请举例说明。

2. 实训分析

（1）脉诊：实体模拟患者正坐在检查者的侧旁，学生按照所学脉诊要求首先指导"患者"将诊脉手放置于正常诊脉位置（要求做到："患者"前臂自然向前伸展，与心脏置于同一水平位置，手腕伸直，掌心向上，手指微微弯曲，将腕关节置于脉枕上）。

按照所学脉诊要求诊脉布指。要求三指平齐，中指定关、食指定寸、无名指定尺。以指目切按脉脊。运指，分别以举、按、寻等不同指法体会脉象，在切脉过程中，利用计时器练习以一息计脉动次数。

掌握正常脉象的特点，记录实体模拟患者的脉象特点。

（2）通过脉诊仪体会常见脉象。

第二节　辨证

一、辨证的方法

【教学要求】

1. 掌握症、证、病的概念；

2. 熟悉症、证、病的区别与联系。

症，包括症状与体征，是主观症状及客观体征，是疾病和证候的外在表象。症是原始的病情资料，是病与证内在本质的外在反映，是构成证的基本要素。

证，指证据和征象。是在中医理论的指导下，对通过四诊所收集的症状、体征进行综合分析，得出的诊断性结论。是对疾病发展到某一段的病因、病位、病性及病势等所做的高度概括。

证候，指该证的特定临床表现。即证的外候。

辨证是在中医学理论的指导下，对通过四诊所收集的症状、体征进行综合分析，从而得出诊断性结论，是对疾病发展到某一阶段的病因、病位、病性、正邪关系及病势等所做的高度概括。

历代医家通过长期临床实践，逐渐发展形成病因辨证、气血津液辨证、经络辨证、脏腑辨证、六经辨证、卫气营血辨证、三焦辨证等。这些辨证方法，虽有各自的特点和侧重，但在临床应用中是可以相互联系，互相补充的。其中病因辨证是着重从病因角度去辨别证候，是外感病辨证的基础。脏腑辨证主要应用于杂病，是各种辨证的基础。六经、卫气营血和三焦辨证，主要是运用于外感热性病。经络辨证与气血津液辨证，是与脏腑辨证密切相关，相互补充的一种辨证方法。

病是疾病发生发展全过程的特点和规律的病理概括。疾病一般涉及致病因素、病变部位、病理性质、临床症状和体征、演变规律及预后等多种要素。

症、证、病三者关系：

1. 疾病是独立的临床单元，它涵盖了从发病、发展及结果等病变全过程。

2. 证是疾病所处某一阶段的变化反映，是病在这一阶段主要的变化。

3. 症是诊断疾病和辨别证候的最基本的要素；病与证具有纵、横交错的相互关系。

同一个病可以包括不同证，如咳嗽病在其发病过程中，出现了痰热壅肺证、痰湿阻肺证及风寒表证等；不同病在其发展演化过程中，又可以出现相同的证，如咳嗽病、哮病及喘病等不同的病，同时出现了风寒表证。根据疾病的主要表现及特征，确定疾病病名的过程称为"辨病"。分析、辨别疾病证候做出诊断的过程称为"辨证"。症是中医确定证的主要依据，称为"以症立证"。

小结

辨证论治是中医学的特点和精华。对疾病进行辨证诊断，是中医诊断应有的、特殊的内容，它是治疗立法处方的主要依据。掌握了辨证论治，即使没有明确病名诊断，或者虽有病名诊断而目前对该病尚乏特殊疗法，运用辨证论治，也能对这些疾病进行治疗。

二、八纲辨证

【教学要求】

1. 掌握八纲辨证的概念，八纲各纲证候的概念、临床表现、临床类型；

2. 掌握表证与里证、寒证与热证、虚证与实证的鉴别要点；

3. 掌握阴阳辨证的具体内容，阳虚证、阴虚证、阴盛证、阳盛证、亡阳证、亡阴证的概念及临床表现及鉴别；

4. 熟悉八纲之间的错杂、转化、真假及八纲辨证的意义；

5. 初步学会对临床病例进行八纲辨证。

（一）概述

八纲，即阴、阳、表、里、寒、热、虚、实，是辨证论治的理论基础之一。

八纲辨证，是指通过四诊，掌握了辨证资料之后，根据病位的深浅，病邪的性质，人体正气的强弱等多方面的情况，进行分析综合，归纳为八类不同的证候。

疾病的表现尽管是极其复杂的，但基本上都可以用八纲加以归纳。如疾病的类别，可分为阴证与阳证；病位的浅深可分为表证与里证；疾病的性质，可分为寒证与热证；邪正的盛衰，可分为实证与虚证。其中，阴阳又可以概括其他六纲，即表、热、实证为阳；里、寒、虚证属阴，故阴阳又是八纲中的总纲。

八纲是分析疾病共性的辨证方法，是各种辨证的总纲。在诊断过程中，有执简驭繁，提纲挈领的作用，适应于临床各科的辨证。在八纲的基础上，结合脏腑病变的特点，则分支为脏腑辨证；结合气血津液病变的特点，则分支为气血津液辨证；结合温病的病变特点，则分支出卫气营血辨证，等等。任何一种辨证，都离不开八纲，八纲辨证是各种辨证的基础。

八纲辨证是密切联系而不可分割的。由于疾病的变化，往往不是单纯的，而是经常会出现表里、寒热、虚实交织在一起的夹杂情况，如表里同病，虚实夹杂，寒热错杂。在一定的条件下，疾病还可出现不同程度的转化，如表邪入里，里邪出表，寒证化热，热证转寒，实证转虚，因虚致实等。在疾病发展到一定阶段时，还可以出现一些与疾病性质相反的假象，如真寒假热、真热假寒、真虚假实、真实假虚等。阴证、阳证也是如此，阴中有阳，阳中有阴，疾病可以由阳入阴，由阴出阳，又可以从阴转阳，从阳转阴。因此，进行八纲辨证，不仅要熟练地掌握各类证候的特点，还要注意它们之间的相兼、转化、夹杂、真假，才能正确而全面认识疾病，诊断疾病。

（二）基本证候

1. 表里：即辨别疾病病位和病势趋向，是一种相对的概念。病邪入里一层，病深一层；出表一层，病轻一层。表里是辨别疾病病位内外和病势深浅的一对纲领。它是一个相对的概念，有广义、狭义之分。

（1）表证

［定义］是六淫、疫疠等邪气经皮毛、口鼻侵入机体，正气（卫气）抗邪所表现的轻浅证候的概括。侵犯部位以皮毛、肌腠、经络为主。

［特点］多见于外感病的初期阶段，具有起病急，病情轻，病程短，有感受外邪的因素可查。

［病因］外感六淫、疫疠之邪。

［临床表现］恶寒发热、头身疼痛，舌苔薄白，脉浮，兼有鼻塞、流涕、咳嗽、喷嚏、咽喉痒痛等证。

［辨证要点］新起恶风寒发热，头身疼痛，苔薄白，脉浮。

（2）里证

［定义］里证是疾病深在于里（脏腑、气血、骨髓）的一类证候。它与表证相对而言。多见于外感病的中、后期或内伤疾病。

［特点］里证的范围甚广，除了表证（半表半里证）以外，其他疾病都可以说是里

证。里证的特点也可归纳为二点：一是病位深在里，二是里证的病情一般较重。

[病因] 里证的成因，大致有三种情况：一是表邪内传入里，侵犯脏腑所致；二是外邪直接侵犯脏腑而成；三是七情刺激，饮食不节，劳逸过度等因素，损伤脏腑，引起功能失调，气血逆乱而致病。

[临床表现] 复杂多样，包括寒、热、虚、实等多种脏腑证候。

[辨证要点] 无新起恶寒发热，以脏腑症状为主，且病位较深、病情较重、病程较长。

（3）表证和里证的关系：人体的肌肤与脏腑，是通过经络的联系、沟通而表里相通的。疾病发展过程中，在一定的条件下，可以出现表里证错杂和相互转化，如表里同病，表邪入里，里邪出表等。

（4）表证与里证的鉴别：见表4-1。

表4-1 表证、里证的鉴别

证名	寒热	内脏症状	舌象	脉象	病程
表证	恶寒发热	不明显	苔薄白	浮脉	新病短
里证	但寒不热 但热不寒	以内脏症状为主	有明显变化	沉脉	久病长

附：半表半里证

[病因] 外邪由表入里，邪正分争，病位处于表里进退变化之中。

[临床表现] 其表现为寒热往来，胸胁苦满，心烦喜呕，默默不欲饮食，口苦，咽干，目眩，脉弦等。这种关于半表半里的认识，基本上类同六经辨证的少阳病证。

2. 寒热：是辨别疾病性质的两个纲领。寒证与热证反映机体阴阳的偏盛与偏衰。阴盛或阳虚表现为寒证；阳盛或阴虚表现为热证。

（1）寒证

[定义] 是疾病的本质属于寒性的证候。因感受寒邪，或阴盛阳虚所表现的证候。

[病因] 外感阴寒邪气；内伤久病，阳气耗伤；过食生冷寒凉，阴寒内盛。

[临床表现] 各类寒证的临床表现不尽一致，但常见的有：恶寒喜暖，面色白，肢冷蜷卧，口淡不渴，或喜热饮，痰、涎、涕清稀，小便清长，大便稀溏，舌淡苔白润滑，脉迟或紧。

[辨证要点] 恶寒喜暖，口淡不渴，排出物清稀，舌淡苔白，脉迟或紧。

（2）热证

[定义] 热证是疾病本质属热，由于感受热邪或阳盛阴虚，人的功能活动亢进所表现的证候。

[病因] ①外感火热之邪；②寒邪化热入里；③七情过极，郁而化热；④过服辛辣温热之品；⑤房室劳伤，劫夺阴精，阴虚阳亢。

[临床表现] 各类热证的证候表现也不尽一致，但常见的有：恶热喜冷，面红目

赤，烦躁不宁，口渴喜冷饮，痰、涕黄稠，吐血衄血，小便短赤，大便干结，舌红苔黄而干燥，脉数。

［辨证要点］恶热喜冷，口渴，排出物稠浊，舌红苔黄而干，脉数。

（3）寒证和热证的鉴别：见表4-2。

表4-2　寒证和热证的鉴别

临床表现	寒证	热证
寒热	恶寒喜热	恶热喜冷
口渴	口不渴	渴喜冷饮
面色	面色白	面色红
四肢	按之冷	按之热
痰涕	清稀	黄稠
二便	大便溏薄、小便清长	大便干结、小便短赤
舌象	舌淡、苔白	舌红、苔黄
脉象	脉迟或紧	脉数

（4）寒证和热证的关系：寒证和热证虽有本质的不同，但又相互联系，它们既可以在同一患者身上同时出现，表现为寒热错杂的证候，又可以在一定的条件下互相转化，出现寒证化热、热证化寒。在疾病发展过程中，特别是危重阶段，有时还会出现假寒或假热的现象。

3. 虚实：是辨别邪正盛衰的两个纲领，亦是辨别病证性质的两个纲领。邪正斗争是疾病中的根本矛盾，任何疾病都有虚实之分，辨虚实可为扶正、祛邪治则提供依据。"邪气盛则实"，即邪气盛为矛盾的主要方面，治宜攻邪为主。"精气夺则虚"，即正气亏虚为矛盾的主要方面，治宜补虚为主。总之，虚实辨证准确，攻补方能适宜，才能免犯虚虚实实之戒。

（1）虚证

［定义］指人体正气不足所表现的证候。

［特点］人体正气亏虚，而邪气并不明显。

［病因］形成原因及基本证型见表4-3。

表4-3　虚证病因及证型

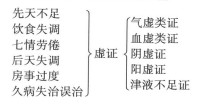

［临床表现］虚证的表现多种多样，常见的表现有：面色淡白或萎黄，精神萎靡、身疲乏力，心悸气短，形寒肢冷，自汗，大便滑脱，小便失禁，舌淡胖嫩，脉虚沉迟，

或为五心烦热，消瘦颧红，口咽干燥，盗汗潮热，舌红少苔，脉虚细数。

（2）实证

［定义］对机体感受外邪，或体内病理产物蓄积而产生的各种临床表现的病理概括。

［特点］邪气壅盛而正气未虚。

［病因］形成原因及基本证型见表4-4。

表4-4　实证病因及证型

外邪侵袭
脏腑功能失调　}　实证　{
气滞类证
血瘀证
水液停聚证
里实热证
里实寒证
食积证
虫积证
毒证

［临床表现］实证的表现复杂多样，常见的表现为：发热，腹胀痛拒按，胸闷，烦躁，甚至神昏谵语，呼吸气粗，痰涎壅盛，大便秘结，或下利，里急后重，小便不利，淋沥涩痛，脉实有力，舌质苍老，舌苔厚腻。

（3）虚证和实证的鉴别：见表4-5。

表4-5　虚证和实证的鉴别

证名	形体	精神	声息	疼痛	舌象	脉象	病程
虚证	虚弱	萎靡	声低息微	痛处喜按	舌质娇嫩，舌淡少苔无苔	无力	长
实证	强健	兴奋	声高气粗	痛处拒按	舌质苍老，舌苔厚腻	有力	短

（4）虚证和实证的关系：疾病是一个复杂的发展过程，由于体质、治疗、护理等诸因素的影响，虚证与实证常发生虚实错杂、虚实转化、虚实真假等证候表现。

4. 阴阳：是八纲的总纲，它可概括其他六个方面的内容，即表、热、实属阳；里、寒、虚属阴。故有人称八纲为"二纲六要"。

在临床上，由于表里寒热虚实之间有时是相互联系交织在一起的，不能截然划分。因此，阴证和阳证之间有时也不是截然分开的，往往出现阴中有阳，阳中有阴的复杂证候。如以上几节所说的表里同病，寒热错杂，虚实夹杂等证型就属这类情况。

以阴阳命名的除了阴证、阳证以外，还有真阴不足，真阳不足及亡阴亡阳等证，兹分述如下。

（1）阴证和阳证

①阴证：凡见抑制、沉静、衰退、晦暗等表现的里证、寒证、虚证；以及症状表现于在内的、向下的、不易发现的；病邪性质为阴性致病，病情变化较慢等，可归属为阴证。

②阳证：凡见兴奋、躁动、亢进、明亮等表现的表证、热证、实证；以及症状表现

于在外的、向上的、容易发现的；病邪性质为阳性致病，病情变化较快等，可归属为阳证。

③阴证和阳证的鉴别：按四诊对照如下。

A. 阴证

望诊：面色苍白或暗淡，身重蜷卧，倦怠无力，萎靡不振，舌质淡而胖嫩，舌苔润滑。

闻诊：语声低微，静而少言，呼吸怯弱，气短。

问诊：大便气腥臭，饮食减少，口中无味，不烦不渴，或喜热饮，小便清长短少。

切诊：腹痛喜按，身寒足冷，脉象沉微细涩，弱迟无力。

B. 阳证

望诊：面色潮红或通红，喜凉，狂躁不安，口唇燥裂，舌质红绛，苔色黄或老黄，甚则燥裂，或黑而生芒刺。

闻诊：语声壮厉，烦而多言，呼吸气粗，喘促痰鸣，狂言叫骂。

问诊：大便或硬或秘，或有奇臭，恶食，口干，烦渴引饮，小便短赤。

切诊：腹痛拒按，身热足暖，脉象浮洪数大，滑实有力。

（2）亡阴与亡阳：是疾病的危险证候，是两个性质不同的病证。亡阴的根本原因是机体内大量脱失津液，从而导致亡阴。亡阳的主要病因是阳气亡脱。由于气可随液脱，可随血脱，所以亡阳也常见于汗、吐、下太过以及大出血之后，同时，许多疾病的危笃阶段也可出现亡阳。由于阴阳是依存互根的，所以亡阴可导致亡阳，而亡阳也可以致使阴液耗损。在临床上，宜分别亡阴、亡阳之主次，及时救治。

①亡阴：临床表现为身热肢暖，烦躁不安，口渴咽干，唇干舌燥，肌肤皱瘪，小便极少，舌红干，脉细数无力，通常以大汗淋漓为主。亡阴的特征，汗温、咸而稀（吐、下之亡阴，有时可无大汗出）。

②亡阳：临床表现为大汗出、汗冷、味淡微黏、身凉恶寒、四肝厥冷、蜷卧神疲，口淡不渴，或喜热饮，舌淡白润，脉微欲绝。

③亡阴亡阳证的鉴别：表4-6。

表4-6 亡阴亡阳证的鉴别

症状表现	亡阴	亡阳
汗	汗热，味咸，不黏	汗凉，味淡，微黏
四肢	温和	厥冷
舌象	红干	白润
脉象	细数无力	微细欲绝
其他	身热，烦躁不安，口渴，喜冷饮	身冷，蜷卧神疲，口淡，喜热饮

（三）八纲证候间的关系

八纲证候之间相互联系具有必然性、普遍性。阴阳表里寒热虚实，各自从不同的角度概括说明病变的本质，各自都不是完整的证，而辨证则全面认识疾病的病位与病因、病性等，即任何病变都必有一定的病因、病性与病位，并且病情处于变动状态。故八纲证候间存在着广泛而密切的关系，归结之有证候相兼、证候错杂、证候真假、证候转化四类。

1. 证候相兼：是指八纲中性质不相对立的两个"纲"或者两个以上的"纲"并存的组合情况。

在临床上属相兼的常见证候有表寒证、表热证、里实寒证、里实热证、里虚热证（阴虚证）、里虚寒证（阳虚证）。证候相兼，形式上是八纲中多个纲的组合，但实质是单一的证候，只不过是从表里病位、寒热病性、虚实病性等多角度，对疾病病理本质的认识和证候名的界定。

（1）概念：指疾病在病位、病性、邪正盛衰三者之间，互相联系而出现的综合证候。

当指出的是，此概念是狭义的，其病位无论在表在里（同异），但病情性质上没有寒与热、虚与实相反的证候存在。而广义的证候相兼是指各种证候的相兼存在。

（2）常见的证候（相兼）：表实寒证、表实热证、里实寒证、里实热证、里虚寒证、里虚热证、表里实寒证、表里实热证。

需要明确的是，表虚证，为卫表不固证，不可视为疾病本质为虚，实际上是由里虚所致。以往常将表证而有汗者称为表虚证，实际只是毛窍未闭，肌表疏松，其本质一般不应归属虚证。

2. 证候错杂

（1）概念：指八纲中表与里、寒与热、虚与实相互对立的两个纲，在疾病过程中同时并见的综合性证候。

值得提出的是，错杂证中相互对立的证候均是疾病本质的反映，皆真无假。如上寒下热、上实下虚等。

（2）常见的错杂证候：表里同病、寒热错杂、虚实错杂。

①表里同病：有四种类型，见表4-7。

表里同病，寒热虚实性质不矛盾，即"证候相兼"。如表实寒、里实寒等。

表里同病，且寒热性质相同，仅虚实性质相反。如表实寒、里虚寒等。

表里同病，虚实性质相同，仅寒热性质相反，主要为表实寒里实热之"寒包火"证。

表里同病，寒与热、虚与实的性质均相反，主要为表实寒、里虚热证。

表4-7 表里同病病因及证候表现

类型	病因	证候表现（举例）
表寒里热	1. 表寒未解邪已传里化热。 2. 本有内热证，又外感寒邪。	恶寒发热，无汗，头身痛，烦躁，口渴，苔薄黄，脉浮紧。

续表

类型	病因	证候表现（举例）
表热里寒	1. 表热证误治损伤体内阳气，而表热之邪未解。 2. 素有里寒证又复感风热之邪。	发热微恶寒，头痛，咽喉肿痛，腹隐痛，便溏，小便清长，舌尖红。
表实里虚	素体虚弱，复感外邪。	恶寒较甚，微热，无汗，头身痛，神疲乏力，气短，舌淡苔薄，脉沉。
表虚里实	卫气不固，内有痰瘀食积。	自汗恶风，腹胀，便秘，苔厚腻。
表里俱寒	1. 素体阳虚，复感风寒之邪。 2. 外感寒邪而内伤饮食生冷。	恶寒发热，无汗，头痛，咳嗽痰白清稀，微喘，甚则喘息不得卧，或肢体浮肿，口不渴，舌淡苔白而润，脉浮紧。
表里俱热	素有内热，又新感风热之邪。	发热微恶寒，头痛，咽喉肿痛，口渴，心烦，失眠，小便短黄，舌红少津。
表里俱实	体内有痰、瘀、宿食、虫等邪气，又复感外邪。	恶寒发热，头痛眩晕，咽喉不利，口苦干，便秘，小便短黄，舌苔黄腻，脉洪数。
表里俱虚	脾肺气虚，卫气不固。	自汗恶风，易感冒，食少，便溏，形体消瘦，脉虚。

②寒热错杂：常见的有上寒下热、上热下寒、表寒里热、表热里寒。寒与热同见时，除了要分清表里上下经络脏腑之外，还要分清寒热孰多孰少和标本缓急主次。（表4-8）

表4-8 寒热错杂病因及证候表现

类型	病机	证候表现（举例）
表寒里热	阴盛于外 阳盛于内	恶寒发热，无汗，头身痛，烦躁，口渴，苔薄黄，脉浮紧。
表热里寒	阳盛于外 阴盛于内	发热微恶寒，头痛，咽喉肿痛，腹隐痛，便溏，小便清长，舌尖红。
上寒下热	阴盛于上 阳盛于下	胃脘冷痛，呕吐清涎，尿频，尿急，尿痛，小便短赤。
上热下寒	阳盛于上 阴盛于下	胸中烦热，频欲呕吐，腹冷痛，大便溏泄。

（3）虚实错杂：是指疾病某一时期虚证与实证并见的组合情况。

临床上主要有二种情况：一种是病位（表里、上下）的错杂，常见有表实里虚证、上实下虚证、上虚下实证；一种是正邪力量对抗程度的不同而发生的错杂，常见有虚证夹实证、实证夹虚证、虚实并重证。

3. 证候真假

（1）概念："真"是指与疾病的内在本质相符的证候；"假"是指与疾病本质所反映的常规证候不符的某些表现。

寒证和热证、虚证和实证，有真假疑似之分，辨证时，要辨别真假，以去伪存真，才不致犯"寒寒热热""虚虚实实"之戒。辨真假与错杂证绝对不同，此不可忽略。

（2）常见的真假证候

①寒热真假：当疾病发展到寒极或热极时，会出现与疾病本质相反的一些假象，如"寒极似热"，"热极似寒"，即所谓的真寒假热、真热假寒。此假象常见于患者生死存亡的严重关头。

A．真寒假热

概念：指内有真寒而外见某些假热的证候。又称"阴盛格阳证""戴阳证"。

病机：阳气虚衰，阴寒内盛，迫虚阳浮于上，越于外，即阴寒内盛，格阳于外。

临床表现：身热，但反欲盖衣被、胸腹无灼热，下利厥冷，小便清长或不利，舌淡脉弱——真寒。两颧浮红如妆，烦热躁扰，疲乏无力，口渴，但不欲饮，咽喉痛，但不红肿，脉大，但按之必无力；舌淡苔白等——假热。

B．真热假寒

概念：指内有真热而外见假寒的证候（某些）。又称"阳厥""热厥""阳盛格阴"。

真热假寒常有"热深厥深"的特点。

病机：阳盛于内，格阴于外。

临床表现：高热，胸腹灼热，口鼻气灼，口臭息粗，渴饮，尿黄，舌红苔黄而干，脉有力，为真热；肢厥，神昏，面白或紫暗，脉沉迟，为假寒。

寒热真假的鉴别须着重两个方面的诊察：假象出现的部位多在四肢、皮肤、头面部，故必须以能真实反映疾病本质的现象，如饮水情况、小便颜色、舌象、脉象等"真象"作为诊断依据。

假象与真象在临床表现方面还是有区别的。如"假热"面赤是面色白、晦暗，而仅在两颧颊上红赤如妆，时隐时现；"真热"面赤是满面通红。"假寒"虽然表现为四肢厥冷，但胸腹部却是灼热，或虽自觉寒冷却不愿添加衣被；"真寒"是四肢、躯体俱冷，畏寒而喜暖。对寒热真假的理解与证候鉴别是本节学习的重点与难点。掌握其辨证的关键是看小便的清与黄，胸腹是否灼热等内部、中心的寒热表现，而肢厥、面红等表面、外周的证候一般多属假象。

其规律有以下四点：

A．把握病情的全过程。

B．以二便、舌象、胸腹变化为依据：内部多真，外周多假。

C．辨病情程度：假象多为局部，真象发于全身。

D．辨寒热喜恶：所喜是其不足，所恶是其有余。如身大热，反欲衣者；身大寒，反不欲近衣者。

②虚实真假：是指由于气血运动失常，虚证或实证出现了与自身病理性质相反的假象，表现为虚证似实证、实证似虚证的病理情况。

虚实真假与虚实错杂难以截然分开，临床以虚实错杂多见。

A．真实假虚

概念：是指本质为实证，反见某些虚羸现象，即"大实有羸状"。

病机：实邪内积，经脉阻滞，气血不畅，外周失养。

临床表现：声高气粗，胸腹满硬拒按，脉实，为真实；神情默默，倦怠懒言，身体羸瘦，脉细，为假虚。

值得提及的是：真实假虚为因实而现"虚"，即以实为主。

B. 真虚假实

概念：是指本质的虚证，反见某些盛实现象，即"至虚有盛候"。

病机：脏衰气虚，运化无力，气机阻闭不通。

临床表现：喜按，气短，舌淡脉虚，为真虚；腹满柔软，气喘，二便闭涩等，为假实。

值得提及的是：真虚假实应注意区分因虚而致"实"，所以辨证时更应注意区分虚实的因果、主次关系。并应熟悉虚实真假的辨别要点。

A. 脉之有力无力，有神无神，其中尤以沉取之象为真谛。

B. 舌质的胖嫩与苍老。

C. 言语呼吸的高亢粗壮与低怯微弱。

D. 患者体质之强弱，病之新久，发病之因以及治疗经过。

还应注意其"独处藏奸"及"可疑症状"。

4. 证候转化

概念：指八纲中相互对立的证候之间，在一定条件下，由一种证候转化为另一种证候。包括表里出入、寒热转化及虚实转化。

由此可知，证候本质均已变换；质变之前有一个量变的过程；证候转化与相兼、错杂、真假等概念皆不同。

（1）表里出入：指病邪从表入里，或由里透表，致使表、里证发生变化。一般而言，由表入里多提示病情转重，由里出表多预示病情减轻。

①表邪入里：指先出现表证，因表邪不解，内传入里，致使表证消失而出现里证。

例如：外感病初期出现恶寒发热、头身疼痛、无汗、苔薄白、脉浮紧等症，为表实寒证。如果失治误治，表邪不解，内传于脏腑，继而出现高热、口渴、舌苔黄、脉洪大等症，表示表邪已入里化热，原来的表实寒证已转化成为里实热证。

②里邪出表：指某些里证因治疗及时，护理得当，机体抵抗力增强，驱邪外出，从而表现出病邪向外透达的症状或体征。其结果并不是里证转化为表证，而是表明邪有出路，病情有向愈的趋势。

例如：麻疹患儿热毒内闭，则疹不出而见发热、喘咳、烦躁等症，通过调治后，使麻毒外透，疹子发出而烦热、喘咳等减轻、消退；外感温热病中，出现高热、烦渴等症，随汗出而热退身凉，烦躁等症减轻。以上均是邪气从内向外透达的表现。

邪气的表里出入，主要取决于正邪双方斗争的情况，因此，掌握病势的表里出入变化，对于预测疾病的发展与转归，及时调整治疗策略具有重要意义。

（2）寒热转化：指寒证或热证在一定条件下相互转化，形成相反的证。寒证化热提示阳气旺盛，热证转寒提示阳气衰惫。

①寒证化热：指原为寒证，后出现热证，而寒证随之消失。

寒证化热常见于外感寒邪未及时发散，而机体阳气偏盛，阳热内郁到一定程度，则寒邪化热，形成热证；或是寒湿之邪郁遏，而机体阳气不衰，由寒而化热，形成热证；或因使用温燥之品太过，亦可使寒证转化为热证。

例如：寒湿痹证，初为关节冷痛、重着、麻木，病程日久，或过服温燥药物，而变成患处红肿灼痛等；哮病因寒引发，痰白稀薄，久之见痰黄而稠，舌红苔黄；痰湿凝聚的阴疽冷疮，其形漫肿无头、皮色不变，以后转为红肿热痛而成脓等。上述均属寒证转化为热证。

②热证转寒：指原为热证，后出现寒证，而热证随之消失。

热证转寒常见于邪热毒气严重的情况下，或因失治、误治，以致邪气过盛，耗伤正气，正不胜邪，机能衰败，阳气耗散，故而转为虚寒证，甚至出现亡阳。

例如：疫毒痢初期，表现高热烦渴、舌红脉数、泻利不止等，由于治疗不及时，骤然出现冷汗淋漓、四肢厥冷、面色苍白、脉微欲绝等症，属于热证转化为寒证。

寒证与热证的相互转化，是由邪正力量的对比所决定的，其关键在于机体阳气的盛衰。寒证转化为热证，是人体正气尚强，阳气较为旺盛，邪气才会从阳化热，提示人体正气尚能抗御邪气；热证转化为寒证，是邪气虽衰而正气不支，阳气耗伤并处于衰败状态，提示正不胜邪，病情加重。

（3）虚实转化：指在疾病的发展过程中，由于正邪力量对比的变化，致使虚证与实证相互转化，形成相反的证。实证转虚为疾病的一般规律，虚证转实临床少见，实际上常常是因虚致实，形成本虚标实的错杂证。

①实证转虚：指原为实证，后出现虚证，而实证随之消失。

邪正斗争的趋势，或是正气胜邪而向愈，或是正不胜邪而迁延。故病情日久，或失治误治，正气伤而不足以御邪，皆可形成实证转化为虚证。

例如：外感热病的患者，始见高热、口渴、汗多、烦躁、脉洪数等实热证的表现，因治疗不当，日久不愈，导致津气耗伤，而出现形体消瘦、神疲嗜睡、食少、咽干、舌嫩红无苔、脉细无力等虚象；本为咳嗽吐痰、息粗而喘、苔腻脉滑，久之见气短而喘、声低懒言、面白、舌淡、脉弱等。以上均为邪虽去而正已伤，由实证转化为虚证。

②因虚致实：指正气不足，脏腑机能衰退，组织失却濡润充养，或气虚运化无力，以致气血阻滞，病理产物蓄积，邪实上升为矛盾的主要方面，而表现以实为主的证。

例如：心阳气虚日久，温煦无能，推动无力，则可使血行迟缓而成瘀，在原有心悸、气短、脉弱等心气虚证的基础上，出现心胸绞痛、唇舌紫暗、脉涩等症，则是心血瘀阻证，此时血瘀之实的表现较心气之虚的表现显得更为突出；脾肾阳虚，不能温运气化水液，以致水湿泛滥，出现水肿等症。以上都是因虚而致实，并不是真正的虚证转化为实证。

总之，所谓虚证转化为实证，并不是指正气来复，病邪转为亢盛，邪盛而正不虚的实证，而是在虚证基础上转化为以实证为主要矛盾的证，其本质是因虚致实，本虚标实。

（四）八纲辨证的意义

八纲是从具体事物中抽象出来的概念，用八纲辨别归纳证候，是分析疾病共性的辨证方法，是八纲概念在中医学中应用的一个方面。

八纲中的表和里，是用以辨别疾病病位最基本的纲领；寒热虚实，是用以辨别疾病病因病性最基本的纲领；阴与阳则是区分疾病类别、归纳证候的总纲。由于八纲是对疾病过程中机体反应状态最一般的概括，是对辨证诊断提出的最基本的原则性要求，通过八纲可找出疾病的关键，掌握其要领，确定其类型，预判其趋势，为治疗指出方向。

八纲辨证是辨证的基础，在诊断疾病的过程中，有执简驭繁、提纲挈领的作用，适用于临床各科、各种疾病的辨证，而其他辨证分类方法则是八纲辨证的具体深化。

八纲辨证是从八个方面对疾病本质作出纲领性的辨别。但是，这并不意味着八纲辨证只是把各种证候简单、截然地划分为八个区域。由于八纲之间不是彼此孤立的，而是相互联系的，可变的，其间可以相兼、错杂、转化，如表里同病、虚实夹杂、寒热错杂、表证入里、里邪出表、寒证化热、热证转寒、实证转虚、因虚致实等，并且有可能出现证候的真假，如真热假寒、真寒假热、真实假虚、真虚假实等。这就大大增加了八纲辨证的复杂程度，从而可组合成许多种较为具体的类证纲领，如表实寒证、表寒里热证等，于是扩大了对病情进行辨证的可行性、实用性。临床上的证候尽管复杂、多变，但都可用八纲进行概括。

当然，八纲辨证对疾病本质的认识，应该说还是不够深刻、具体的，如里证的概念就是非常广泛，八纲尚未能提示到底是何脏何腑的病变，又如寒与热不能概括湿、燥等所有的病理性质，虚证、实证也都各有种种不同的具体病变内容。因此，八纲毕竟只是"纲"，八纲辨证是比较笼统、抽象的辨证，临床时不能只满足于对八纲的分辨，而应当结合其他辨证分类方法，对疾病的证候进行深入地分析判断。

我们不能把八纲辨证仅仅理解为只是几类较为笼统证候的简单归纳，而应认识到八纲的概念通过其相互关系，较为突出地反映了辩证法的思想，中医学的许多辨证观点都是通过八纲的关系而体现出来的。理解了八纲之间的辨证关系，就可认识到疾病中的各种事物是处在相互联系的矛盾之中、变动之中，予盾着的事物不仅有对立面的存在，并且是与对立面相对而确定的，彼此间有中间、过渡阶段，而且可以互相转化，等等。因此，八纲概念的确立，标志着中医辩证逻辑思维的完善，它反映了逻辑思维的许多基本内容，抓住了疾病中带普遍性的主要矛盾。这对于其他辨证方法的学习，对于临床正确认识疾病过程，具有重要的指导意义。

小结

八纲，是辨证论治的纲领。对疾病全面了解，要四诊合参；分析疾病而掌握其要领，必须运用八纲辨证。四诊与八纲是紧密相连的。

阴阳、表里、寒热、虚实八大纲领不出阴阳范围，而阴阳又可作为八纲的总纲。

阴阳有消长离合等关系，可用于探索疾病的属性和变化等问题。表里、寒热、虚实，每两纲有其单纯证候出现，也有错杂证候并存，更有真假之象。其中错杂真假，必须细心鉴别。

表里、寒热、虚实常同时并见，如表热里虚等。由此可见，八纲不能机械对待，必须灵活掌握。再者，应在实践上多下功夫，才能熟练地运用八纲辨证，并达到较高的水平。

【实训】

1. 复习思考题

（1）试述表证、里证的概念及临床表现。

（2）试述寒热转化的关键。

（3）试述虚证与实证的鉴别要点。

（4）试述阳虚证、阴虚证、气虚证、血虚证的临床表现。

2. 案例分析

（1）患者，女，44 岁，带下色白量多 2 个月余，腰部酸胀作痛，肢体沉重，纳呆思睡，近半个月来口微渴，带下色黄白而腥臭，尿黄而频，苔薄黄而腻，脉细滑稍数。

问题：①请概括本病案的主诉。②如果医生触诊患者的腹部，有何表现特征？③用八纲辨证分析该病例。

（2）患者，女，60 岁。近 10 年来常有心悸，胸闷气短，畏寒肢冷等感觉，一直未经系统治疗。半小时前突然心痛剧烈，胸闷持续不解，冷汗淋漓，进而神志昏迷，呼吸微弱，面色苍白，四肢厥冷，唇色青紫，脉微欲绝。

问题：①请概括本病案的主诉。②请用八纲辨证分析该病例。

三、气血津液辨证

【教学要求】

1. 掌握气虚、气陷、气滞、气逆证的概念、临床表现、证候分析；

2. 掌握血虚、血瘀、血热证的概念、临床表现、证候分析；

3. 掌握气滞血瘀、气血两虚、气不摄血、气随血脱证的概念、临床表现、证候分析；

4. 熟悉津液不足、水肿、痰饮证的概念、临床表现、证候分析；

5. 初步学会对临床病例进行气血津液辨证。

气血津液辨证，以气血津液为纲，对病症进行证候分类的方法。基本意义在于突出病机诊断，揭示了内伤杂病虚实变化的基本内容。

由于气血津液是脏腑功能活动的物质基础，而它们的生成及运行又有赖于脏腑的功能活动。因此，在病理上，脏腑发生病变，可以影响到气血津液的变化；而气血津液的病变，也必然要影响到脏腑的功能。所以，气血津液的病变，是与脏腑密切相关的。气血津液辨证应与脏腑辨证互相参照。

（一）气病辨证

气的病证很多，《素问·举痛论》说"百病生于气也"，指出了气病的广泛性。但气病临床常见的证候，可概括为气虚、气陷、气滞、气逆四种。

1. 气虚类证：是指因人体正气虚弱或被过度耗损所致的一类证候。由于元气不足，以致推动、温煦、固摄、气化、防御功能减退所致病症。具体反映为多种脏腑组织功能活动的衰退现象。包括气虚、气陷、气脱。

（1）气虚证

［定义］是指脏腑组织功能减退所表现的证候。常由久病体虚，劳累过度，年老体弱等因素引起。气虚可由多种原因导致，而气虚也是其他证候的病理基础。

［临床表现］少气懒言，神疲乏力，头晕目眩，自汗，活动时诸症加剧，舌淡苔白，脉虚无力。

［辨证要点］神疲乏力，自汗，活动时诸症加剧，舌淡苔白，脉弱。

（2）气陷证

［定义］气虚无力升举，清阳之气下陷所表现的虚弱证候。多见于气虚证的进一步发展，或劳累用力过度，损伤某一脏器所致。

［临床表现］头晕目花，少气倦怠，久痢久泄，腹部有坠胀感，胃下垂、肾下垂、脱肛或子宫脱垂等。舌淡苔白，脉弱。

［辨证要点］脏器下垂加气虚证。

气陷证一般是指中焦脾虚气陷，故临床往往称中气下陷证、脾虚气陷证。但亦有肺气（大气）下陷者。

（3）气虚不固证

［定义］指气虚而失去固摄之能所表现的虚弱证候，由气虚发展而致。

［临床表现］自汗、出血、二便失禁、遗精、滑精、滑胎等兼气虚表现。

［辨证要点］液态物质外泄加气虚证。

气不固证一般是指"卫表不固"，属肺气虚证的范畴；或指"气不摄血"，即脾不统血证；或指"肾气不固"，系肾气亏虚所致。其辨证时有气虚的一般表现，并有各自"不固"的证候特征。

2. 气滞类证：是指因气机的运行失常所导致的里实证，常见有气滞证、气逆证和气闭证等。

（1）气滞证

［定义］人体某一脏腑，某一部位气机阻滞，运行不畅所表现的证候。

［临床表现］胀闷，疼痛，攻窜阵发。

引起气滞证的原因较多，因而在辨证时，必须根据辨证求因的原则，首先辨别病因，如食积胃肠，而致胃气郁滞；瘀阻经脉，可使脉道之气阻滞等。其次要联系病位，如胸痛以心肺病变居多；胁痛以肝胆病变常见。因此，对气滞的诊断，除掌握胀闷、疼痛的特点外，还须辨明病因，确定病位，才有实际意义。

［辨证要点］以局部胀闷、疼痛、窜痛、脉弦为主要表现。

（2）气逆证

［定义］气机升降失常，逆而向上所引起的证候。临床以肺胃之气上逆和肝气升发太过的病变为多见。

［临床表现］肺气上逆，则见咳嗽喘息；胃气上逆，则见呃逆，嗳气、恶心、呕吐；肝气上逆，则见头痛，眩晕，昏厥，呕血等。

［辨证要点］以脏腑气机升降失节、逆而向上的表现为主要特征。

（二）血病辨证

血的病证表现很多，因病因不同而有寒热虚实之别，其临床表现可概括为血虚、血瘀、血热、血寒四种证候。

1. 血虚证

［定义］血液亏少，脏腑、经络、组织失于濡养所表现的虚弱证候。

［临床表现］面白无华或萎黄，唇色淡白，爪甲苍白，头晕眼花，心悸失眠，手足发麻，妇女经血量少色淡，经期错后或闭经，舌淡苔白，脉细无力。

［辨证要点］以体表肌肤黏膜组织淡白无华及全身虚弱为特征。

血行脉中，内灌脏腑，外至肌肤，无处不到，因此，血虚时必出现全身性血供不足的虚弱证候。不过临床上大多表现为心血虚证和肝血虚证。同时应熟悉，可有血虚肠燥证，血虚生风证，阴血亏虚证，血虚夹瘀证等。

2. 血瘀证

［定义］凡离经之血未能及时排出或消散，停留于体内；或血液运行不畅，壅积于脏腑、器官、组织之内，失去正常生理功能者，均属瘀血。凡由瘀血内阻而产生的证候，即为血瘀证。

［临床表现］疼痛如针刺刀割，痛有定处，拒按，常在夜间加剧。肿块在体表者，色呈青紫；在腹内者，紧硬按之不移，称为癥积。出血则反复不止，色泽紫暗，中夹血块，或大便色黑如柏油。面色黧黑，肌肤甲错，口唇爪甲紫暗，或皮下紫斑，或肤表丝状如缕，或腹部青筋外露，或下肢筋青胀痛等。妇女常见经闭。舌质紫暗，或见瘀斑瘀点，脉象细涩。

［辨证要点］以痛如针刺，痛有定处，拒按、肿块、唇甲舌紫暗、脉细涩为主要特征。

3. 血热证

［定义］火热内炽，侵入血分所表现的实热证候，即血分的热证。

［病因］外感温热、邪毒内传、烦劳、嗜酒、恼怒等。

［临床表现］咳血、吐血、尿血、衄血、舌质红绛、脉滑数或弦数。

［辨证要点］以出血和热象为主要特征。

血热证常见于外感温热病中，外科痈疡病中，妇科月经病中及其他杂病之中等。

4. 血寒证

［定义］指寒邪客于血脉，凝滞气机，血行不畅所表现的实寒证候，即血分的

寒证。

　　[病因] 感受寒邪。

　　[临床表现] 手足冷痛，肤色紫暗或少腹拘急冷痛，或为痛经，月经延期、色暗夹块等。

　　[辨证要点] 以寒证，局部冷痛拘急，肤色紫暗为特征。

（三）气血同病辨证

　　气血同病辨证是用于既有气的病证，同时又兼见血的病证的一种辨证方法。

　　气和血具有相互依存，相互资生，相互为用的密切关系，因而在发生病变时，气血常可相互影响，既见气病，又见血病，即为气血同病。气血同病常见的证候有气滞血瘀、气虚血瘀、气血两虚、气不摄血、气随血脱等。

　　1. 气滞血瘀证

　　[定义] 是指由于气滞不行以致血运障碍，而出现既有气滞又有血瘀的证候。多由情志不遂，或外邪侵袭，导致肝气久郁不解所引起。

　　[临床表现] 胸胁胀满走窜疼痛，性情急躁，并兼见痞块刺痛拒按，妇女经闭或痛经，经色紫暗夹有血块，乳房痛胀等症，舌质紫暗或有紫斑，脉弦涩。

　　[辨证要点] 以气滞证和血瘀证为主要特征。

　　2. 气虚血瘀证

　　[定义] 是指既有气虚之象，同时又兼有血瘀的证候。多因久病气虚，运血无力而逐渐形成瘀血内停所致。

　　[临床表现] 面色淡白或晦滞，身倦乏力，少气懒言，疼痛如刺，常见于胸胁，痛处不移，拒按，舌淡暗或有紫斑，脉沉涩。

　　[辨证要点] 以气虚证和血瘀证为主要特征。

　　3. 气血两虚证

　　[定义] 是指气虚与血虚同时存在的证候。多由久病不愈，气虚不能生血，或血虚无以化气所致。

　　[临床表现] 头晕目眩，少气懒言，乏力自汗，面色淡白或萎黄，心悸失眠，舌淡而嫩，脉细弱。

　　[辨证要点] 以气虚证和血虚证为主要特征。

　　4. 气不摄血证

　　[定义] 是指因气虚而不能统血，气虚与失血并见的证候，又称气虚失血证。多因久病气虚，失其摄血之功所致。

　　[临床表现] 吐血，便血，皮下瘀斑，崩漏，气短，倦怠乏力，面色白而无华，舌淡，脉细弱。

　　[辨证要点] 以出血和气虚证为主要特征。

　　5. 气随血脱证

　　[定义] 是指大出血时所引起阳气虚脱的证候。多由肝、胃、肺等脏器本有宿疾而

脉道突然破裂，或外伤，或妇女崩中、分娩等引起。

[临床表现] 大出血时突然面色苍白，四肢厥冷，大汗淋漓，甚至晕厥。舌淡，脉微细欲绝，或浮大而散。

[辨证要点] 以大量出血，同时出现面色苍白，气少，大汗，脉微等气脱表现为主要特征。

（四）津液病辨证

津液病辨证，是分析津液病证的辨证方法。津液病证，一般可概括为津液不足和水液停聚两个方面。

1. 津液不足证

[定义] 由于津液亏少，全身或某些脏腑组织器官失其濡润滋养而出现的证候。该证候属内燥证。又称"伤津""津亏"。

[临床表现] 口渴咽干，唇燥而裂，皮肤干枯无泽，小便短少，大便干结，舌红少津，脉细数。

[辨证要点] 以肌肤、口咽干燥及尿少便干为主要特征。

津液不足属内燥证范畴，其致病因素很多，临床辨证时，应结合原发病分析，才能具有针对性。注意：理解津亏与液脱的一般差异。津亏较轻，仅水分丢失；液脱较重，水分及某些精微物质均受损。气、血虚与津液亏虚可互为因果关系或同病，如津气亏虚证，气随液脱证、津枯血燥证等。

2. 水液停聚证

[定义] 水液输布、排泄失常所引起的痰饮水肿等病证。凡外感六淫，内伤脏腑皆可导致本证发生。

[病因] 外邪侵袭，正气亏虚，瘀血内阻。

（1）水肿

[定义] 体内水液停聚，泛溢肌肤引起面目、四肢、胸腹甚至全身浮肿。

阳水：由外邪致病，其水肿性质属实。

阴水：由久病或内伤致病，其水肿性质属虚实夹杂。

[临床表现]

阳水：眼睑先肿，继而头面，甚至遍及全身，小便短少，来势迅速。皮肤薄而光亮，并兼有恶寒发热，无汗，舌苔薄白，脉象浮紧。或兼见咽喉肿痛，舌红，脉象浮数。或全身水肿，来势较缓，按之没指，肢体沉重而困倦，小便短少，脘闷纳呆，呕恶欲汪，舌苔白腻，脉沉。

阴水：身肿，腰以下为甚，按之凹陷不易恢复，脘闷腹胀，纳呆食少，大便溏稀，面色㿠白，神疲肢倦，小便短少，舌淡，苔白滑，脉沉缓。或水肿日益加剧，小便不利，腰膝冷痛，四肢不温，畏寒神疲，面色白，舌淡胖，苔白滑，脉沉迟无力。

[辨证要点] 以水肿为主要特征，且按之凹陷不起，水肿部位可随体位改变而变化。

（2）痰饮

［定义］指脏腑功能失调，水液代谢障碍而表现的证候。

［病因］多由外感湿邪或脾虚生湿所致。

痰证：是指水液凝结，质地稠厚，停聚于脏腑、经络、组织之间而引起的病证。

饮证：是指水饮质地清稀，停滞于胃肠、胁下、胸膈、四肢肌肉之间等所表现的证候。

［临床表现］

痰证：咳嗽咳痰，痰质黏稠，胸脘满闷，纳呆呕恶，头晕目眩，或神昏癫狂，喉中痰鸣，或肢体麻木，见瘰疬、瘿瘤、乳癖、痰核等，舌苔白腻，脉滑。

"百病多因痰作祟""怪病多痰"，说明了痰之为病的广泛性、复杂性。痰可随气流窜于全身，其常留部位是肺、胃、心、项、颈、四肢、皮下与两乳。

饮证：咳嗽气喘，痰多而稀，胸闷心悸，甚或倚息不能半卧，或脘腹痞胀，水声辘辘，泛吐清水，或头晕目眩，小便不利，肢体浮肿，沉重酸困，苔白滑，脉弦。

须明确，饮邪的性质多偏寒，故多为寒饮，但饮亦可兼见热证而称为热饮。根据饮停的部位不同而有不同的证名，诸如寒饮停肺证，饮停心包证等，饮与饮证概念不同，故当区分之。

需理解湿、水、饮、痰在形质、流动性、证候表现上的不同与相同，以及四者的关系。

①形质之异

"痰"：是体内水液停聚凝结而形成的一种质稠浊而黏的病理产物。

"饮"：是体内水液停聚而形成的一种较痰为清稀的病理产物。

"水"：是体内水液因气化失常而停聚，所形成的质地清稀、流动性大的病理产物。

"湿"：无明显的形质可见而呈"气态"，弥漫性大，以肢体闷重酸困等为主要表现。

②流动性：湿可弥漫于全身，水可停聚身之上下内外，饮流动性小，痰（无形）可随气流窜。

③证候表现：水停以肿而凹陷不起为主症，湿以肢体闷重酸困为主症，饮常聚于某些空腔（隙）及胃肠，痰证常见于心肺之病理改变。

④四者的关系：因均属体内水液停聚所形成的病理产物，其形成又常与肺、脾、肾等脏对水液的气化失常有关，故同属一类，其间难以截然分开，且可互相转化、兼并，故又常互相通称，如痰饮、痰湿、水湿等。

［辨证要点］

痰证：以咳嗽咳痰，胸脘满闷，包块，呕恶，眩晕，或神昏癫狂，苔腻脉滑为主要特征。

饮证：以咳嗽气喘，痰多清稀，脘腹痞胀，泛吐清水，苔白滑脉弦为主要特征。

【实训】

1. 复习思考题

（1）试述气滞证、血瘀证的临床表现。

（2）试述痰饮证的病机及临床表现。

（3）试述"湿""水""饮""痰"之间的关系。

2. 案例分析

（1）赵某，女，32 岁。2014 年 2 月就诊。自诉月经先期，量多、色淡红，气短、倦怠乏力半年余。查体：面白无华，舌淡，脉弱。

问题：运用气血辨证进行辨证、分析。

（2）杜某，男，50 岁。5 年前头部外伤，当即昏倒，神志不清约半小时，醒后觉头昏头胀，头痛，时轻时重，有时头痛如劈如刺，不能安寐。查体：舌边有紫斑，苔薄白，脉弦。

问题：运用气血辨证进行辨证、分析。

四、脏腑辨证

【教学要求】

1. 熟悉脏腑辨证的概念和临床意义；

2. 掌握各脏腑证候的临床特点及基本病理分析；

3. 熟悉脏腑兼证的临床表现和病理分析以及各相似证候的鉴别；

4. 初步学会对临床病例进行脏腑辨证。

脏腑辨证，是根据脏腑的生理功能，病理表现，对疾病证候进行归纳，借以推究病机，判断病变的部位、性质、正邪盛衰情况的一种辨证方法，是临床各科的诊断基础，是辨证体系中的重要组成部分。

脏腑辨证，包括脏病辨证、腑病辨证及脏腑兼病辨证。其中脏病辨证是脏腑辨证的主要内容。由于临床上单纯的腑病较为少见，多与一定的脏病有关，故将腑病编入相关病中进行讨论。脏腑的病变复杂，证候多种多样，本节仅介绍临床常见的一些证候。

（一）肝与胆病辨证

肝位于右胁，胆附于肝，肝胆经脉相互络属，肝与胆相表里，肝主疏泄，主藏血，在体为筋，其华在爪，开窍于目，其气升发，性喜条达而恶抑郁。胆贮藏排泄胆汁，以助消化，并与情志活动有关，因而有"胆主决断"之说。

肝的病证有虚实之分：虚证多见肝血，肝阴不足；实证多见于风阳妄动，肝火炽盛，以及湿热寒邪犯扰等。

肝的病变主要表现在疏泄失常，血不归藏，筋脉不利等方面。肝开窍于目，故多种目疾都与肝有关。肝的病变较为广泛和复杂，如胸胁少腹胀痛、窜痛，情志活动异常，头晕胀痛，手足抽搐，肢体震颤，以及目眩，月经不调，睾丸胀痛等，常与肝有关。胆病常见口苦发黄，失眠和胆怯易惊等情绪的异常。

1. 肝气郁结证：是指肝失疏泄，气机郁滞而表现的证候。多因情志抑郁，或突然的精神刺激以及其他病邪的侵扰而发病。

［临床表现］胸胁或少腹胀闷窜痛，胸闷喜太息，情志抑郁易怒，或咽部梅核气，或颈部瘿瘤，或见腹部癥瘕。妇女可见乳房作胀疼痛，月经不调，甚则闭经。苔薄白，脉弦。

［证候分析］本证一般以情志抑郁，肝经所过部位发生胀闷疼痛，以及妇女月经不调等。作为辨证要点。肝气郁结，经气不利，故胸胁乳房，少腹胀闷疼痛或窜动作痛。肝主疏泄，具有调节情志的功能，气机郁结，不得条达疏泄，则情志抑郁；久郁不解，失其柔顺舒畅之性，故情绪急躁易怒。气郁生痰，痰随气逆，循经上行，搏结于咽则见梅核气；积聚于颈项则为瘿瘤；气病及血，气滞血瘀，冲任不调，故月经不调或经行腹痛；气聚血结，可酿成癥瘕。

2. 肝火上炎证：是指肝脏之火上逆所表现的证候。多因情志不遂，肝郁化火，或热邪内犯等引起。

［临床表现］头晕胀痛，面红目赤，口苦口干，急躁易怒，不眠或噩梦纷纭，胁肋灼痛，便秘尿黄，耳鸣如潮，吐血衄血，舌红苔黄，脉弦数。

［证候分析］本证一般以肝脉循行部位的头、目、耳胁表现的实火炽盛症状作为辨证要点。肝火循经上攻头目，气血涌盛络脉，故头晕胀痛，面红目赤；如挟胆气上逆，则口苦口干；肝失条达柔顺之性，所以急躁易怒；火热内扰，神魂不安，以致失眠，噩梦纷纭；肝火内炽，气血壅滞肝部灼热疼痛；热盛耗津，故便秘尿黄；足少阳胆经入耳中，肝热移胆，循经上冲，则耳鸣如潮；火伤络脉，血热妄行，可见吐血衄血。舌红苔黄，脉弦数，为肝经实火炽盛之征。

3. 肝血虚证：是指肝脏血液亏虚所表现的证候。多因脾肾亏虚，生化之源不足，或慢性病耗伤肝血，或失血过多所致。

［临床表现］眩晕耳鸣，面白无华爪甲不荣，夜寐多梦，视力减退或雀目。或见肢体麻木，关节拘急不利，手足震颤，肌肉跳动，妇女常见月经量少、色淡，甚则经闭。舌淡苔白、脉弦细。

［证候分析］本证一般以筋脉、爪甲、两目、肌肤等失血濡养以及全身血虚的病理现象为辨证要点。肝血不足，不能上荣头面，故眩晕耳鸣，面白无华；爪甲失养，则干枯不荣；血不足以安魂定志，故夜寐多梦；目失所养，所以视力减退，甚至成为雀盲。肝主筋，血虚筋脉失养，则见肢体麻木，关节拘急不利，手足震颤，肌肉跳动等虚风内动之象。妇女肝血不足，不能充盈冲任之脉，所以月经量少色淡，甚至闭经。舌淡白脉弦细，为血虚常见之征。

4. 肝阴虚证：是指肝脏阴液亏虚所表现的证候。多由情志不遂，气郁化火，或慢性疾病、温热病等耗伤肝阴引起。

［临床表现］头晕耳鸣，两目干涩，面部烘热，胁肋灼痛，五心烦热，潮热盗汗，口咽干燥，或见手足蠕动。舌红少津，脉弦细数。

［证候分析］本证一般以肝病症状和阴虚证共见为辨证要点。肝阴不足，不能上滋头目，则头晕耳鸣，两目干涩；虚火上炎，则面部烘热；虚火内灼，则见胁肋灼痛，五心烦热，潮热盗汗；阴液亏虚不能上润，则见口咽干燥；筋脉失养则手足蠕动。舌红少

津，脉弦细数均为阴虚内热之象。

5. 肝阳上亢证：是指肝肾阴虚，不能制阳，致使肝阳偏亢所表现的证候。多因情志过极或肝肾阴虚，致使阴不制阳，水不涵木而发病。

[临床表现] 眩晕耳鸣，头目胀痛，面红目赤，急躁易怒，心悸健忘，失眠多梦，腰膝酸软，头重脚轻，舌红少苔，脉弦有力。

[证候分析] 本证一般以肝阳亢于上，肾阴亏于下的证候表现作为辨证要点。肝肾之阴不足，肝阳亢逆无制，气血上冲，则眩晕耳鸣，头目胀痛，面红目赤；肝失柔顺，故急躁易怒；阴虚心失所养，神不得安，则见心悸健忘，失眠多梦；肝肾阴虚，经脉失养，故腰膝酸软；阳亢于上，阴亏于下，上盛下虚，故头重脚轻。舌红少苔，脉弦有力，为肝肾阴虚，肝阳亢盛之象。

肝气郁结，肝火上炎，肝阴不足，肝阳上亢四证的病机，常可互相转化，如肝气久郁，可以化火；肝火上炎，火热炽盛，可以灼烁肝阴；肝阴不足，可致肝阳上亢；而肝阳亢盛又可化火伤阴。所以在辨证上既要掌握其各自特征，又要分析其内在联系，才能做出准确判断。（表4-9）

表4-9　肝气郁结、肝火上炎、肝阴不足、肝阳上亢四证的鉴别

证型	性质	症状	舌象	脉象
肝气郁结	实证	胸胁或少腹胀闷窜痛，胸闷喜太息，易怒，妇女月经不调。	薄白	弦
肝火上炎	热证	头晕胀痛，耳鸣如潮，面红目赤，口苦口干，急躁易怒，不眠多梦，胁肋灼痛，便秘尿黄，吐血衄血。	舌红苔黄	弦数
肝阴不足	虚证	眩晕耳鸣，胁痛目涩，面部烘热，五心烦热，潮热盗汗，口咽干燥，手足蠕动。	舌红少津	弦细数
肝阳上亢	本虚标实	眩晕耳鸣，头目胀痛，面红目赤，急躁易怒，心悸健忘，失眠多梦，腰膝酸软，头重脚轻。	舌红少苔	弦而有力

6. 肝风内动证：是指患者出现眩晕欲仆、震颤、抽搐等动摇不定症状为主要表现的证候。临床上常见肝阳化风、热极生风、阴虚动风、血虚生风四种，四证鉴别见表4-10。

（1）肝阳化风证：是指肝阳亢逆无制而表现动风的证候。多因肝肾之阴久亏，肝阳失潜而暴发。

[临床表现] 眩晕欲仆，头摇而痛，项强肢颤，语言謇涩，手足麻木，步履不正，或猝然昏倒，不省人事，口眼歪斜，半身不遂，舌强不语，喉中痰鸣，舌红苔白或腻，脉弦有力。

[证候分析] 本证一般根据患者平素具有肝阳上亢的现象结合突然出现肝风内动的症状为辨证要点。肝阳化风，肝风内旋，上扰头目，则眩晕欲仆，或头摇不能自制；气血随风阳上逆，壅滞络脉，故头痛不止；风动痉挛，则项强肢颤；肝脉络舌本，风阳扰络，则语言謇涩；肝肾阴虚，筋脉失养，故手足麻木；风动于上，阴亏于下，上盛下虚，所以步履不正；阳亢则灼液为痰，风阳挟痰上扰，清窍被蒙，则见突然昏倒，不省人事；风痰流窜脉络，经气不利，可见口眼歪斜，半身不遂；痰阻舌根，则舌体僵硬，

不能语言；痰随风升，故喉中痰鸣。舌红为阴虚之象，白苔示邪尚未化火，腻苔为挟痰之征，脉弦有力，是风阳扰动的病机反应。

（2）热极生风证：是指热邪亢盛引动肝风所表现的证候。多由邪热亢盛，燔灼肝经，热闭心神而发病。

[临床表现] 高热神昏，躁热如狂，手足抽搐，颈项强直，甚则角弓反张，两目上视，牙关紧闭。舌红或绛，脉弦数。

[证候分析] 本证以高热与肝风共见为辨证要点。热邪蒸腾，充斥三焦，故高热；热入心包，心神昏愦，则神昏，躁犹如狂；热灼肝经，津液受烁，引动肝风，而见手足抽搐，颈项强直，角弓反张，两目上视，牙关紧闭等筋脉挛急的表现。热邪内灼营血，则舌色红绛，脉象弦数，为肝经火热之征。

（3）阴虚动风证：是指阴液亏虚引动肝风表现的证候。多因外感热病后期阴液耗损，或内伤久病，阴液亏虚而发病。

[临床表现] 手足蠕动，午后潮热，五心烦热，口咽干燥，形体消瘦。舌红少津，脉弦细数。

[证候分析] 本证以阴虚与动风症状共见为辨证要点。阴液亏虚，肝阴不足，筋脉失养，虚风内动，则见手足蠕动；阴虚生内热，虚热内扰，则见午后潮热，五心烦热；阴液亏虚，濡养失职，则见口咽干燥，形体消瘦。舌红少津，脉弦细数，为肝阴不足，虚热内生之征。

（4）血虚生风证：是指血虚筋脉失养所表现的动风证候。多由急慢性出血过多，或久病血虚所引起。

[临床表现] 手足震颤，肌肉跳动，关节拘急不利，肢体麻木，眩晕耳鸣，面白无华，爪甲不荣。舌淡苔白，脉细。

[证候分析] 本证以血虚与动风症状共见为辨证要点。血虚筋脉失养，筋脉挛急，则见手足震颤，肌肉跳动，关节拘急不利，肢体麻木；血虚头面失养，则见眩晕耳鸣，面白无华；血虚爪甲失养，则见爪甲不荣。舌淡苔白，脉细，为血虚之征。

表4–10　肝风四证鉴别

证型	性质	主症	兼症	舌苔	脉象
肝阳化风	上实下虚证	眩晕欲仆，头摇肢颤语言謇涩，或舌强不语，或猝然倒地，不省人事，半身不遂。	头痛项强，手足麻木，步履不正。	舌红苔白或腻	弦而有力
热极生风	热证	手足抽搐，颈项强直，角弓反张，两目上视，牙关紧闭。	高热神昏，躁热如狂。	舌红绛	弦数有力
阴虚动风	虚证	手足蠕动。	午后潮热，五心烦热，口咽干燥，形体消瘦。	舌红少津	弦细数
血虚生风	虚证	手足震颤，肌肉跳动，关节拘急不利，肢体麻木。	眩晕耳鸣，面白无华，爪甲不荣。	舌淡苔白	细

7. 寒凝肝脉证：是指寒邪凝滞肝脉所表现的证候。多因感受寒邪而发病。

［临床表现］少腹牵引睾丸坠胀冷痛，或阴囊收缩引痛，受寒则甚，得热则缓，舌苔白滑，脉沉弦或迟。

［证候分析］本证以少腹牵引阴部坠胀冷痛为辨证要点。肝脉绕阴器，抵少腹，寒凝经脉，气血凝滞，故见少腹牵引睾丸冷痛；寒为阴邪，性主收引，筋脉拘急，可致阴囊收缩引痛；寒则气血凝涩，热则气血通利，故疼痛遇寒加剧，得热则减；阴寒内盛，则苔见白滑；脉沉主里，弦主肝病，迟为阴寒，是为寒滞肝脉之征。

8. 肝胆湿热证：是指湿热蕴结肝胆所表现的证候。多由感受湿热之邪，或偏嗜肥甘厚腻，酿湿生热，或脾胃失健，湿邪内生，郁而化热所致。

［临床表现］胁肋胀痛，或有痞块，口苦，腹胀，纳少呕恶，大便不调，小便短赤，舌红苔黄腻，脉弦数。或寒热往来，或身目发黄，或阴囊湿疹，或睾丸肿胀热痛，或带浊阴痒等。

［证候分析］本证以右胁肋部胀痛、纳呆、尿黄、舌红苔黄腻为辨证要点。湿热蕴结肝胆，肝气失于疏泄，气滞血瘀，故胁肋痛，或见痞块。肝木横逆克土，脾运失健，胃失和降，故纳少，呕恶，腹胀。胆气上溢，可见口苦，湿热蕴内，湿重于热则大便偏溏，热重于湿则大便不爽。膀胱气化失司则小便短赤。邪居少阴，枢机不利，则寒热往来。胆汁不循常道而外溢肌肤，则身目发黄。肝脉绕阴器，湿热随经下注，则见阴部湿疹或睾丸肿胀热痛，在妇女则见带浊阴痒。舌红苔黄腻，脉弦数，均为湿热内蕴肝胆之征。

9. 胆郁痰扰证：是指胆失疏泄，痰热内扰所表现的证候。多由情志不遂，疏泄失职，生痰化火而引起。

［临床表现］头晕目眩耳鸣，惊悸不宁，烦躁不寐，口苦呕恶，胸闷太息，舌苔黄腻，脉弦滑。

［证候分析］本证一般以眩晕耳鸣或惊悸失眠，舌苔黄腻为辨证要点。胆脉络头目入耳，痰浊上扰故头晕目眩、耳鸣。胆为清静之腑，痰热内扰，则胆气不宁，故见惊悸不宁，烦躁不寐。胆气郁滞，则见胸闷善太息。热蒸胆气上溢口苦，胆热犯胃，胃失和降，则泛恶呕吐。舌苔黄腻，脉象弦滑，为痰热内蕴之征。

（二）心与小肠病辨证

心居胸中，心包络围护于外，为心主的宫城。其经脉下络小肠，两者互为表里，心主血脉，又主神明，开窍于舌。小肠分清泌浊，具有化物的功能。

心的病证有虚实。虚证多由久病伤正，禀赋不足，思虑伤心等因素，导致心气、心阳受损，心阴、心血亏耗；实证多由痰阻、火扰、寒凝、瘀阻、气郁等引起。

心的病变主要表现为血脉运行失常及精神意识思维改变等方面。比如心悸，心痛，失眠，神昏，精神错乱，脉结代或促等症常是心的病变。小肠的病变主要反映在清浊不分，转输障碍等方面，如小便失常，大便溏泄等。

1. 心气虚、心阳虚与心阳暴脱证（表4-11）

心气虚证，是指心脏功能减退所表现的证候。凡禀赋不足，年老体衰，久病或劳心过度均可引起此证。

心阳虚证，是指心脏阳气虚衰所表现的证候。凡心气虚甚，寒邪伤阳，汗下太过等均可引起此证。

心阳暴脱证，是指阴阳相离，心阳骤越所表现的证候。凡病情危重，危症、险症均可出现此证。

[临床表现] 心悸怔忡，胸闷气短，活动后加重，面色淡白或㿠白，或有自汗，舌淡苔白，脉虚，为心气虚；若兼见畏寒肢冷，心痛，舌淡胖，苔白滑，脉微细，为心阳虚。若突然冷汗淋漓，四肢厥冷，呼吸微弱，面色苍白，口唇青紫，神志模糊或昏迷，则是心阳暴脱的危象。

[证候分析] 心气虚证，以心脏及全身功能活动衰弱为辨证要点；心阳虚证，以在心气虚证的基础上出现虚寒症状为辨证要点；心阳暴脱证，以在心阳虚的基础上出现虚脱亡阳症状为辨证要点。心气虚衰，心中空虚惕惕而动则心悸怔忡。心气不足，胸中宗气运转无力则胸闷气短。劳累耗气，故稍事活动后症情加重。气虚卫外不固则自汗；气虚血运无力不能上荣则面色淡白或㿠白，舌淡苔白；血行失其鼓动则脉虚无力。若病情进一步发展，气虚及阳，阳虚不能温煦肢体，故兼见畏寒肢冷；心阳不振，胸中阳气痹阻，故见心痛；舌淡胖苔白滑，是阳虚寒盛之征；阳虚无力推动血行，脉道失充，则脉象微细。若心阳衰败而暴脱，阳气衰亡不能卫外则冷汗淋漓；不能温煦肢体故四肢厥冷；心阳衰，宗气骤泄，故呼吸微弱。阳气外亡，无力推动血行致络脉瘀滞，血液不能外荣肌肤，所以面色苍白，口唇青紫。心神失养涣散，则致神志模糊，甚则昏迷。

表 4 – 11　心气虚、心阳虚、心阳暴脱三证的鉴别

证型	相同点	不同点		
		症状	舌象	脉象
心气虚	心悸怔忡，胸闷气短，活动后加重，自汗。	面色淡白或㿠白。	舌淡苔白	脉虚
心阳虚		畏寒肢冷，心痛，面色㿠白或晦暗。	舌淡胖苔白滑	脉微细
心阳暴脱		突然冷汗淋漓，四肢厥冷，呼吸微弱，面色苍白，口唇青紫，神志模糊，或昏迷。	舌青紫	脉微欲绝

2. 心血虚与心阴虚证

心血虚证，是指心血不足，不能濡养心脏所表现的证候。

心阴虚证，是指心阴不足，不能濡养心脏所表现的证候。二者常则久病耗损阴血，或失血过多，或阴血生成不足，或情志不遂，气火内郁，暗耗阴血等因素引起。

[临床表现] 心悸怔忡，失眠多梦，为心血虚与心阴虚的共有症。若兼见眩晕，健忘，面色淡白无华，或萎黄，口唇色淡，舌色淡白，脉象细弱等症，为心血虚。若见五心烦热，潮热，盗汗，两颧发红，舌红少津，脉细数，为心阴虚。

[证候分析] 心血虚证以心的常见症状与血虚证共见为辨证要点。心阴虚证以心的常见症状与阴虚证共见为辨证要点。血属阴，心阴、心血不足，则心失所养，致心动不安，出现心悸怔忡；神失濡养，致心神不宁，出现失眠多梦。血与阴又同中有异，故血

虚则不能濡养脑髓，而见眩晕健忘；不能上荣则见面白无华，唇舌色淡；不能充盈脉道则脉象细弱。阴虚则阳亢，虚热内生，故五心烦热，午后潮热；寐则阳气入阴，营液受蒸则外流而为盗汗；虚热上炎则两颧发红，舌红少津；脉细主阴虚，数主有热，为阴虚内热的脉象。

3. 心火亢盛证

心火亢盛证，是指心火炽盛所表现的证候。凡五志、六淫化火，或因劳倦，或进食辛辣厚味，均能引起此证。

[临床表现] 心中烦怒，夜寐不安，面赤口渴，溲黄便干，舌尖红绛，或生舌疮，脉数有力。甚则狂躁谵语，或见吐血衄血，或见肌肤疮疡，红肿热痛。

[证候分析] 本证以心及舌、脉等有关组织出现实火内炽的症状为辨证要点。心火内炽，心神被扰，则心中烦热，夜寐不安，甚则狂躁谵语。面赤口渴，溲黄便干，脉数有力，均为里热征象。心开窍于舌，心火亢盛，循经上炎故舌尖红绛或生舌疮。心火炽盛血热妄行，见吐血衄血。火毒壅滞脉络，局部气血不畅则见肌肤疮疡，红肿热痛。

4. 心脉痹阻证：是指心脏脉络在各种致病因素作用下导致痹阻不通所反映的证候。常由于年高体弱或病久正虚以致瘀阻、痰凝、寒滞、气郁而发作（表 4 – 12）。

[临床表现] 心悸怔忡，心胸憋闷疼痛，痛引肩背内臂，时发时止。若痛如针刺，并见舌紫暗有紫斑、紫点，脉细涩或结代，为瘀阻心脉。若为闷痛，并见体胖痰多，身重困倦，舌苔白腻，脉沉滑，为痰阻心脉。若剧痛暴作，并见畏寒肢冷，得温痛缓，舌淡苔白，脉沉迟或沉紧，为寒凝之象。若疼痛而胀，且发作时与情志有关，舌淡红，苔薄白，脉弦，为气滞之证。

[证候分析] 本证一般以胸部憋闷疼痛，痛引肩背内臂，时发时止为辨证要点。本证多因正气先虚，阳气不足，心失温养故见心悸怔忡。由于阳气不足，血液运行无力，容易继发瘀血内阻，痰浊停聚，阴寒凝滞，气机阻滞等病理变化以致心脉痹阻，气血不得畅通而发生心胸憋闷疼痛，手少阴心经循臂内，出腋下，故疼痛牵引肩背内臂，时发时止。

表 4 – 12　心血瘀阻证的病因鉴别

证型	相同点	不同点	
		疼痛特点	症状
瘀血内阻	心悸怔忡，心胸憋闷疼痛，痛引肩背内臂，时发时止。	痛如针刺。	舌紫暗有紫斑、紫点，脉细涩。
痰浊停聚		闷痛特甚。	体胖痰多，身重困倦，舌苔腻，脉沉滑。
阴寒凝滞		突发剧痛，得温痛减。	畏寒肢冷，舌淡苔白，脉沉迟或沉紧。
气机郁滞		胀痛，发作与精神因素有关。	舌淡红，苔薄白，脉弦。

5. 痰迷心窍证：是指痰浊蒙闭心窍表现的证候。多因湿浊酿痰，或情志不遂，气郁生痰而引起。

[临床表现] 面色晦滞，脘闷作恶，意识模糊，语言不清，喉有痰声，甚则昏不知

人，舌苔白腻，脉滑。或精神抑郁，表情淡漠，神志痴呆，喃喃自语，举止失常。或突然仆地，不省人事，口吐痰涎，喉中痰鸣，两目上视，手足抽搐，口中如作猪羊叫声。

〔证候分析〕本证以神志不清，喉有痰声，舌苔白腻为辨证要点。外感湿浊之邪，湿浊郁遏中焦，清阳不升，浊气上泛，故见面色晦滞；胃失和降，胃气上逆则脘闷作恶；湿邪留恋不化，酝酿成痰，痰随气升则喉中痰鸣；上迷心窍，神识受蒙则意识模糊，语言不清，甚则人事不省；舌苔白腻，脉滑是痰浊内盛之象。精神抑郁，表情淡漠，神志痴呆，喃喃自语，举止失常多由肝气郁结，气郁生痰，痰浊上蒙心窍所致，属于癫证。突然仆地，不省人事，口吐痰涎，喉中痰鸣，两目上视，手足抽搐，口中如作猪羊叫声，为脏腑功能失调，痰浊内伏心经，时或痰涎上涌而致，属于痫证。

6. 痰火扰心证：是指痰火扰乱心神所出现的证候。多因五志化火，灼液成痰，痰火内盛或外感邪热，挟痰内陷心包所致。

〔临床表现〕发热气粗，面红目赤，痰黄稠，喉间痰鸣，躁狂谵语，舌红苔黄腻，脉滑数。或见失眠心烦，痰多胸闷，头晕目眩，或见语言错乱，哭笑无常，不避亲疏，狂躁妄动，打人毁物，力逾常人。

〔证候分析〕本证外感内伤皆可见到，其中外感热病以高热，痰盛，神志不清为辨证要点；内伤杂病中，轻者以失眠心烦，重者以神志狂乱为辨证要点。外感热病中，邪热蒸腾充斥肌肤故见高热；火势上炎，则面红目赤，呼吸气粗；邪热灼津为痰，故痰黄稠，喉间痰鸣；痰火扰心，心神昏乱，故躁狂谵语；舌红苔黄腻，脉滑数均为痰火内盛之象。内伤病中，因痰火扰心而见失眠心烦；痰阻气道则见胸闷痰多；清阳被遏故见头晕目眩。若神志狂乱，气机逆乱，则发为狂证，出现语言错乱，哭笑无常，不避亲疏，狂躁妄动，打人毁物，力逾常人等症状。

7. 小肠实热证：是指小肠里热炽盛所表现的证候。多由心热下移所致。

〔临床表现〕心烦口渴，口舌生疮，小便赤涩，尿道灼痛，尿血，舌红苔黄，脉数。

〔证候分析〕本证以心火热炽及小便赤涩灼痛为辨证要点。心与小肠相表里，小肠有分清泌浊的功能，使水液入于膀胱。心热下移小肠，故小便赤涩，尿道灼痛；热甚灼伤阴络则可见尿血；心火内炽，热扰心神，则心烦；津为热灼则口渴；心火上炎则口舌生疮；舌红苔黄，脉数为里热之征。

小肠的常见病证除小肠实热证外，尚有小肠虚寒和小肠气痛，分别归属于"脾阳虚"和"寒凝肝脉"中讨论。

（三）脾与胃病辨证

脾胃共处中焦，经脉互为络属，具有表里的关系。脾主运化水谷，胃主受纳腐熟，脾升胃降，共同完成饮食物的消化吸收与输布，为气血生化之源，后天之本，脾又具有统血，主四肢肌肉的功能。

脾胃病证，皆有寒热虚实之不同。脾的病变主要反映在运化功能的失常和统摄血液功能的障碍，以及水湿潴留，清阳不升等方面；胃的病变主要反映在食不消化，胃失和降，胃气上逆等方面。

脾病常见腹胀腹痛，泄泻便溏，浮肿，出血等症。胃病常见脘痛，呕吐，嗳气，呃逆等症。

1. 脾气虚证：是指脾气不足，运化失健所表现的证候。多因饮食失调，劳累过度，以及其他急慢性疾患耗伤脾气所致。

[临床表现] 纳少腹胀，饭后尤甚，大便溏薄，肢体倦怠，少气懒言，面色萎黄或㿠白，形体消瘦或浮肿，舌淡苔白，脉缓弱。

[证候分析] 本证以运化功能减退和气虚证共见为辨证要点。脾气虚弱，运化无能，故纳少，水谷内停则腹胀，食入则脾气益困，故腹胀尤甚。水湿不化，流往肠中，则大便溏薄。脾气不足，久延不愈，可致营血亏虚，而成气血两虚之证，则形体逐渐消瘦，面色萎黄。舌淡苔白，脉缓弱，是脾气虚弱之征。

2. 脾阳虚证：是指脾阳虚衰，阴寒内盛所表现的证候。多由脾气虚发展而来，或过食生冷，或肾阳虚，火不生土所致。

[临床表现] 腹胀纳少，腹痛喜温喜按，畏寒肢冷，大便溏薄清稀，或肢体困重，或周身浮肿，小便不利，或白带量多质稀，舌淡胖，苔白滑，脉沉迟无力。

[证候分析] 本证以脾运失健和寒象表现为辨证要点。脾阳虚衰，运化失健，则腹胀纳少。中阳不足，寒凝气滞，故腹痛喜温喜热。阳虚无以温煦，所以畏寒而四肢不温。水湿不化流注肠中，故大便溏薄较脾气虚更为清稀，甚则完谷不化。中阳不振，水湿内停，膀胱气化失司，则小便不利；流溢肌肤，则肢体困重，甚则全身浮肿；妇女带脉不固，水湿下渗，可见白带清稀量多。舌淡胖苔白滑，脉沉迟无力，皆为阳虚湿盛之征。

3. 中气下陷证：是指脾气亏虚，升举无力而反下陷所表现的证候。多由脾气虚进一步发展，或久泄久痢，或劳累过度所致。

[临床表现] 脘腹重坠作胀，食后尤甚，或便意频数，肛门坠重；或久痢不止，甚或脱肛；或子宫下垂；或小便浑浊如米泔。伴见气少乏力，肢体倦怠，声低懒言，头晕目眩。舌淡苔白，脉弱。

[证候分析] 本证以脾气虚证和内脏下垂为辨证要点。脾气上升，能升发清阳和升举内脏，气虚升举无力，内脏无托，故脘腹重坠作胀，食入气陷更甚，脘腹更觉不舒。由于中气下陷，故时有便意，肛门坠重，或下利不止，肛门外脱。脾气升举无力，可见子宫下垂。脾主散精，脾虚气陷致精微不能正常输布而反下流膀胱，故小便浑浊如米泔。中气不足，全身功能活动减退，所以少气乏力，肢体倦怠，声低懒言。清阳不升则头晕目眩。舌淡苔白，脉弱皆为脾气虚弱的表现。

4. 脾不统血证：是指脾气亏虚不能统摄血液所表现的证候。多由久病脾虚，或劳倦伤脾等引起。

[临床表现] 便血，尿血，肌衄，齿衄，或妇女月经过多，崩漏等。常伴见食少便溏，神疲乏力，少气懒言，面色无华，舌淡苔白，脉细弱等症。

[证候分析] 本证以脾气虚证和出血共见为辨证要点。脾有统摄血液的功能，脾气

亏虚，统血无权，则血溢脉外。溢于肠胃，则为便血；渗于膀胱，则见尿血；血渗毛孔而出，则为肌衄；由齿龈而出，则为齿衄。脾虚统血无权，冲任不固，则妇女月经过多，甚或崩漏。食少便溏，神疲乏力，少气懒言，面色无华，舌淡苔白，脉细弱等症，皆为脾气虚弱之症。

脾病虚证鉴别见表 4 – 13。

表 4 – 13 脾病虚证鉴别

证型	相同点	不同点		
		症状	舌苔	脉象
脾气虚	腹胀纳少，食后尤甚，便溏肢倦，少气懒言，面色萎黄。	形体或浮肿或消瘦。	舌淡苔白	缓弱
脾阳虚		腹痛喜温喜按，肢冷尿少，或肢体困重，或浮肿，或带下清稀。	舌淡胖，苔白滑	沉迟无力
中气下陷		脘腹坠胀，或便意频数，肛门坠重；或久痢脱肛，或子宫下垂，或小便浑浊如米泔。	舌淡苔白	弱
脾不统血		便血，尿血，肌衄，齿衄，或妇女月经过多，崩漏等。	舌淡苔白	细弱

5. 寒湿困脾证：是指寒湿内盛，中阳受困而表现的证候。多由饮食不节，过食生冷，淋雨涉水，居处潮湿，以及内湿素盛等因素引起。

[临床表现] 脘腹痞闷胀痛食少便溏，泛恶欲吐，口淡不渴，头身困重，面色晦黄，或肌肤面目发黄，黄色晦暗如烟熏，或肢体浮肿，小便短少。舌淡胖苔白腻，脉濡缓。

[证候分析] 本证以脾的运化功能发生障碍和寒湿中遏的表现为辨证要点。寒湿内侵，中阳受困，脾气被遏，运化失司，故脘腹痞闷胀痛，食欲减退。湿注肠中，则大便溏薄。胃失和降，故泛恶欲吐。寒湿属阴邪，阴不耗液，故口淡不渴。寒湿滞于经脉，故见头身困重。湿阻气滞，气血不能外荣，故见面色晦黄。脾为寒湿所困，阳气不宣，胆汁随之外泄，故肌肤面目发黄，黄色晦暗如烟熏。湿泛肌肤可见肢体浮肿。膀胱气化失司，则小便短少。舌淡胖苔白腻，脉濡缓，皆为寒湿内盛的表现。

6. 湿热蕴脾证：是指湿热内蕴中焦所表现的证候。常因感受湿热外邪，或过食肥甘酒酪，酿湿生热所致。

[临床表现] 脘腹痞闷，纳呆呕恶，便溏尿黄，肢体困重，或面目肌肤发黄，色泽鲜明如橘皮，皮肤发痒，或身热起伏，汗出热不解。舌红苔黄腻，脉濡数。

[证候分析] 本证以脾的运化功能障碍和湿热内阻的症状为辨证要点。湿热蕴结脾胃，受纳运化失职，升降失常，故脘腹痞闷，纳呆呕恶。脾为湿困，则肢体困重。湿热蕴脾，交阻下迫，则大便溏泄，小便短赤。湿热内蕴，熏蒸肝胆，致胆汁不循常道，外溢肌肤，故皮肤发痒，面目肌肤发黄，其色鲜明如橘皮。湿遏热伏，热处湿中，湿热郁蒸，故身热起伏，汗出而热不解。舌红苔黄腻，脉濡数，均为湿热内盛之象。

7. 胃阴虚证：是指胃阴不足所表现的证候。多由胃病久延不愈，或热病后期阴液未复，或平素嗜食辛辣，或情志不遂，气郁化火使胃阴耗伤而致。

[临床表现] 胃脘隐痛，饥不欲食，口燥咽干，大便干结，或脘痞不舒，或干呕呃逆，舌红少津，脉细数。

[证候分析] 本证以胃病的常见症状和阴虚证共见为辨证要点。胃阴不足，则胃阳偏亢，虚热内生，热郁胃中，胃气不和，致脘部隐痛，饥不欲食。胃阴亏虚，上不能滋润咽喉，则口燥咽干；下不能濡润大肠，则大便干结。胃失阴液滋润，胃气不和，可见脘痞不舒，阴虚热扰，胃气上逆，可见干呕呃逆。舌红少津，脉象细数，是阴虚内热的征象。

8. 食滞胃脘证：是指食物停滞胃脘不能腐熟所表现的证候。多由饮食不节，暴饮暴食，或脾胃素弱，运化失健等因素引起。

[临床表现] 胃脘胀闷疼痛，嗳气吞酸或呕吐酸腐食物，吐后胀痛得减，或矢气便溏，泻下物酸腐臭秽，舌苔厚腻，脉滑。

[证候分析] 本证以胃脘胀闷疼痛，嗳腐吞酸为辨证要点。胃气以降为顺，食停胃脘胃气郁滞，则脘部胀闷疼痛。胃失和降而上逆，故见嗳气吞酸或呕吐酸腐食物。吐后实邪得消，胃气通畅，故胀痛得减。食浊下移，积于肠道，可致矢气频频，臭如败卵，泻下物酸腐臭秽，舌苔厚腻，脉滑为食浊内积之征。

9. 胃寒证：是指阴寒凝滞胃腑所表现的证候。多由腹部受凉，过食生冷，过劳伤中，复感寒邪所致。

[临床表现] 胃脘冷痛，轻则绵绵不已，重则拘急剧痛，遇寒加剧，得温则减，口淡不渴，口泛清水，或恶心呕吐，或伴见胃中水声辘辘，舌苔白滑，脉弦或迟。

[证候分析] 本证以胃脘疼痛和寒象共见为辨证要点。寒邪在胃，胃阳被困，故胃脘冷痛。寒则邪更盛，温则寒气散，故遇寒痛增而得温则减。胃气虚寒，不能温化精微，致水液内停而为水饮，饮停于胃，振之可闻胃部辘辘水声，水饮不化随胃气上逆，可见口淡不渴，口泛清水，或恶心呕吐。舌苔白滑，脉弦或迟是内有寒饮的表现。

10. 胃热证：是指胃火内炽所表现的证候。多因平素嗜食辛辣肥腻，化热生火，或情志不遂，气郁化火，或热邪内犯等所致。

[临床表现] 胃脘灼痛，吞酸嘈杂，或食入即吐，或渴喜冷饮，消谷善饥，或牙龈肿痛，齿衄口臭，大便秘结，小便短赤，舌红苔黄，脉滑数。

[证候分析] 本证以胃病常见症状和热象共见为辨证要点。热炽胃中，胃气不畅，故胃脘灼痛。肝经郁火横逆犯胃，则吞酸嘈杂，呕吐，或食入即吐。胃热炽盛，耗津灼液，则渴喜冷饮；功能亢进，则消谷善饥。胃络于龈，胃火循经上熏，气血壅滞，故见牙龈肿痛，口臭。血络受伤，血热妄行，可见齿衄。热盛伤津耗液，故见大便秘结，小便短赤。舌红苔黄，脉滑数为胃热内盛之象。

胃病寒热虚实的鉴别见表 4 - 14。

表 4 –14　胃病寒热虚实的鉴别

证型	疼痛性质	呕吐	口味与口渴	大便	舌苔	脉象
胃寒	冷痛	清水	口淡不渴	便溏	舌淡苔白滑	沉迟
胃热	灼痛	清水	渴喜冷饮	秘结	舌红苔黄	滑数
胃阴虚	隐痛	干呕	口咽干燥	干结	舌红少苔	细数
食滞胃脘	胀痛	酸腐食物	口中腐酸	酸臭	舌厚腻	滑

（四）肺与大肠病辨证

肺居胸中，经脉下络大肠，与大肠相为表里。肺主气，司呼吸，主宣发肃降，通调水道，外合皮毛，开窍于鼻。大肠主传导，排泄糟粕。

肺的病证有虚实之分，虚证多见气虚和阴虚，实证多见风寒燥热等邪气侵袭或痰湿阻肺所致。大肠病证有湿热内侵，津液不足以及阳气亏虚等。

肺的病变，主要为气失宣降，肺气上逆，或腠理不固及水液代谢方面的障碍，临床上往往出现咳嗽、气喘、胸痛、咯血等症状。大肠的病变主要是传导功能失常，主要表现为便秘与泄泻。

1. 肺气虚证：是指肺气不足和卫表不固所表现的证候。多由久病咳喘，或气的生化不足所致。

［临床表现］咳喘无力，气少不足以息，动则益甚，体倦懒言，声音低怯，痰多清稀，面色㿠白，或自汗畏风，易于感冒，舌淡苔白，脉虚弱。

［证候分析］本证一般以咳喘无力，气少不足以息和全身功能活动减弱为辨证要点。肺主气，司呼吸，肺气不足则咳喘气短，气少不足以息，且动则耗气，所以喘息益甚。肺气虚则体倦懒言，声音低怯。肺气虚不能输布津液，聚而成痰，故痰多清稀。面色㿠白为气虚常见症状。肺气虚不能宣发卫气于肌表，腠理不固，故自汗畏风，易于感冒。舌淡苔白，脉虚弱为气虚之征。

2. 肺阴虚证：是指肺阴不足，虚热内生所表现的证候。多由久咳伤阴，痨虫袭肺，或热病后期阴津损伤所致。

［临床表现］干咳无痰，或痰少而粘，口燥咽干，形体消瘦，午后潮热，五心烦热，盗汗，颧红，甚则痰中带血，声音嘶哑，舌红少津，脉细数。

［证候分析］本证以肺病常见症状和阴虚内热证共见为辨证要点。肺阴不足，虚火内生，灼液成痰，胶固难出，故干咳无痰，或痰少而黏。阴液不足，上不能滋润咽喉则口燥咽干，外不能濡养肌肉则形体消瘦。虚热内炽则午后潮热，五心烦热。热扰营阴则盗汗，虚热上炎则颧红，肺络受灼，络伤血溢则痰中带血；喉失津润，则声音嘶哑。舌红少津，脉象细数，皆为阴虚内热之象。

3. 风寒犯肺证：是指风寒外袭，肺卫失宣所表现的证候。

［临床表现］咳嗽痰稀薄色白，鼻塞流清涕，微微恶寒，轻度发热，无汗，苔白，脉浮紧。

［证候分析］本证以咳嗽兼见风寒表证为辨证要点。感受风寒，肺气被束不得宣发，逆而为咳；寒属阴，故痰液稀薄色白。肺气失宣，鼻窍通气不畅致鼻塞流清涕。邪客肺卫，卫气郁遏则恶寒，正气抗邪则发热，毛窍郁闭则无汗。舌苔白，脉浮紧为感受风寒之征。

4. 风热犯肺证：是指风热侵犯肺系，肺卫受病所表现的证候。

［临床表现］咳嗽痰稠色黄，鼻塞流黄浊涕，身热，微恶风寒，口干咽痛，舌尖红苔薄黄，脉浮数。

［证候分析］本证以咳嗽与风热表证共见为辨证要点。风热袭肺，肺失清肃则咳嗽。热邪煎灼津液，故痰稠色黄。肺气失宣，鼻窍津液为风热所熏，故鼻塞不通，流黄浊涕。肺卫受邪，卫气抗邪则发热，卫气郁遏故恶风寒，风热上扰，津液被耗则口干咽痛。舌尖候上焦病变，肺为风热侵袭，所以舌尖发红；苔薄黄，脉浮数皆为风热之征。

5. 燥邪犯肺证：是指秋令燥邪犯肺耗伤津液，侵犯肺卫所表现的证候。

［临床表现］干咳无痰，或痰少而黏，不易咳出。唇、舌、咽、鼻干燥欠润，或身热恶寒，或胸痛咯血。舌红苔白或黄，脉数。

［证候分析］本证以肺系症状表现干燥少津为辨证要点。燥邪犯肺，津液被伤，肺不得滋润而失清肃，故干咳无痰，或痰少而黏，不易咳出。伤津化燥，气道失其濡润，所以唇、舌、咽、鼻都见干燥而欠润。肺为燥邪所袭，肺卫失宣，则见身热恶寒。若燥邪化火，灼伤肺络，可见胸痛咯血。燥邪伤津则舌红，邪偏肺卫，苔多白，燥邪袭肺，苔多黄。脉数为燥热之象。

风热犯肺、燥邪犯肺的鉴别表4-15。

表4-15 风热犯肺、燥邪犯肺的鉴别

证型	发病季节	主症	兼症	舌苔	脉象
风热犯肺	冬春多见	咳嗽痰稠色黄。	鼻塞流黄浊涕，身热恶风，口干咽痛。	舌尖红苔薄黄	脉浮数
燥邪犯肺	秋季多见	干咳痰少质黏，唇、舌、咽、鼻干燥。	恶寒发热。	舌红苔白或黄	数

6. 痰湿阻肺证：是指痰湿阻滞肺系所表现的证候。多由脾气亏虚，或久咳伤肺，或感受寒湿等病邪引起。

［临床表现］咳嗽痰多，质黏色白易咯，胸闷，甚则气喘痰鸣，舌淡苔白腻，脉滑。

［证候分析］本证以咳嗽痰多，质黏色白易咯为辨证要点。脾气亏虚，输布失常，水湿凝聚为痰，上渍于肺；或寒湿外袭肺脏使宣降失常，肺不布津，水液停聚而为痰湿，阻于肺间，肺气上逆，故咳嗽多痰，痰液黏腻色白易于咳出；痰湿阻滞气道，肺气不利，则为胸痛，甚则气喘痰鸣。舌淡苔白腻，脉滑，是为痰湿内阻之征。

风寒犯肺证、痰湿阻肺证的鉴别见表4-16。

表 4 – 16　风寒犯肺证、痰湿阻肺证的鉴别

证型	性质	主症	兼症	舌苔	脉象
风寒犯肺	实证	咳嗽痰液稀白。	鼻塞流清涕，恶寒发热无汗。	白苔	浮紧
痰湿阻肺	外感急性发作属实，慢性发作为本虚表实证。	咳嗽痰多，质黏，色白，易咳。	胸闷，甚则气喘痰鸣。	舌淡苔白腻	滑

7. 大肠湿热证：是指湿热侵袭大肠所表现的证候。多因感受湿热外邪，或饮食不节等因素引起。

［临床表现］腹痛，下痢脓血，里急后重，或暴注下泻，色黄而臭，伴见肛门灼热，小便短赤，身热口渴。舌红苔黄腻，脉滑数或濡数。

［证候分析］本证以腹痛，排便次数增多，或下痢脓血，或下黄色稀水为辨证要点。湿热在肠，阻滞气机，故腹痛、里急后重。湿热蕴结大肠，伤及气血腐化为脓血，故下痢脓血。湿热之气下迫，故见暴注下泻，肛门灼热。热邪内积，湿痢伤津，故身热口渴，小便短赤。舌红苔黄腻为湿热之象。湿热为病，有湿重、热重之分，湿重于热，脉象多见濡数，热重于湿，脉象多见滑数。

8. 大肠液亏证：是指津液不足，不能濡润大肠所表现的证候。多由素体阴亏，或久病伤阴，或热病后津伤未复，或妇女产后出血过多等因素所致。

［临床表现］大便秘结干燥，难以排出，常数日一行，口干咽燥，或伴见口臭，头晕等症，舌红少津，脉细涩。

［证候分析］本证以大便干燥难于排出为辨证要点。大肠液亏，肠道失其濡润而传导不利，故大便秘结干燥，难以排出，甚或数日一行。阴伤于内，口咽失润，故口干咽燥。大便日久不解，浊气不得下泄而上逆，致口臭头晕。阴伤则阳亢，故舌红少津；津亏脉道失充，故脉来细涩。

9. 肠虚滑泄证：是指大肠阳气虚衰不能固摄所表现的证候。多由泻、痢久延不愈所致。

［临床表现］下利无度，或大便失禁，甚则脱肛，腹痛隐隐，喜按喜温，舌淡苔白滑，脉弱。

［证候分析］本证以大便失禁为辨证要点。下利伤阳，久泻久痢，阳气虚衰，大肠失其固摄之用，因而下利无度，甚则大便失禁或脱肛。大肠阳气虚衰，阳虚则阴盛，寒从内生，寒凝气滞，故腹痛隐隐，喜按喜温。舌淡苔白滑，脉弱均为阳虚阴盛之象。

大肠病三证鉴别见表 4 – 17。

表 4 – 17　大肠病三证鉴别

证型	主症	兼症	舌苔	脉象
大肠湿热	下痢脓血或黄色稀水。	腹痛，里急后重，肛门灼热，身热口渴，小便短赤。	舌红苔黄腻	滑数或濡数

证型	主症	兼症	舌苔	脉象
大肠液亏	大便秘结难解，数日一行。	口干咽燥，或口臭，头晕。	舌红少津	细涩
肠虚滑泄	便泄无度或失禁脱肛。	腹痛隐隐，喜按喜温。	舌淡苔白滑	弱

（五）肾与膀胱病辨证

肾左右各一，位于腰部，其经脉与膀胱相互络属，故两者为表里。肾藏精，主生殖，为先天之本，主骨生髓充脑，在体为骨，开窍于耳，其华在发。又主水，并有纳气功能。膀胱具有贮尿排尿的作用。

肾藏元阴元阳，为人体生长发育之根，脏腑功能活动之本，一有耗伤，则诸脏皆病，故肾多虚证。膀胱多见湿热证。

肾的病变主要反映在生长发育，生殖功能，水液代谢的异常方面，临床常见症状有腰膝酸软而痛，耳鸣耳聋，发白早脱，齿牙动摇，阳痿遗精，精少不育，女子经少经闭，以及水肿，二便异常等。膀胱的病变主要反映为小便异常及尿液的改变，临床常见尿频、尿急、尿痛、尿闭以及遗尿、小便失禁等症。

1. 肾阳虚证：是指肾脏阳气虚衰表现的证候。多由素体阳虚，或年高肾亏，或久病伤肾，以及房劳过度等因素引起。

[临床表现] 腰膝酸软而痛，畏寒肢冷，尤以下肢为甚，精神萎靡，面色㿠白或黧黑，舌淡胖苔白，脉沉弱。或男子阳痿，女子宫寒不孕；或大便久泄不止，完谷不化，五更泄泻；或浮肿，腰以下为甚，按之没指，甚则腹部胀满，全身肿胀，心悸咳喘。

[证候分析] 本证一般以全身功能低下伴见寒象为辨证要点。腰为肾之府，肾主骨，肾阳虚衰，不能温养腰府及骨骼，则腰膝酸软疼痛；不能温煦肌肤，故畏寒肢冷，阳气不足，阴寒盛于下，故下肢尤甚。阳虚不能温煦体形，振奋精神，故精神萎靡，面色㿠白。肾阳极虚，浊阴弥漫肌肤，则见面色黧黑。舌淡胖苔白，脉沉弱，均为肾阳虚衰之象。肾主生殖，肾阳不足，命门火衰，生殖功能减退，男子则阳痿，女子则宫寒不孕。命门火衰，火不生土，脾失健运，故久泄不止，完谷不化或五更泄泻。肾阳不足，膀胱气化功能障碍，水液内停，溢于肌肤而为水肿；水湿下趋，肾处下焦，故腰以下肿甚，按之没指；水势泛滥，阻滞气机，则腹部胀满，水气上逆凌心射肺，故见心悸咳喘。

2. 肾阴虚证：是指肾脏阴液不足表现的证候。多由久病伤肾，或禀赋不足，或房劳过度，或过服温燥劫阴之品所致。

[临床表现] 腰膝酸痛，眩晕耳鸣，失眠多梦，男子遗精早泄，女子经少经闭，或见崩漏，形体消瘦，潮热盗汗，五心烦热，咽干颧红，溲黄便干，舌红少津，脉细数。

[证候分析] 本证以肾病主要症状和阴虚内热证共见为辨证要点。肾阴不足，髓海亏虚，骨骼失养，故腰膝酸痛，眩晕耳鸣。肾水亏虚，水火失济则心火偏亢，致心神不宁，而见失眠多梦。阴虚相火妄动，扰动精室，故遗精早泄。女子以血为用，阴亏则经

血来源不足，所以经量减少，甚至闭经。阴虚则阳亢，虚热迫血可致崩漏。肾阴亏虚，虚热内生，故见形体消瘦，潮热盗汗，五心烦热，咽干颧红，溲黄便干，舌红少津，脉细数等症。

3. 肾精不足证：是指肾精亏损表现的证候。多因禀赋不足，先天发育不良，或后天调养失宜，或房劳过度，或久病伤肾所致。

[临床表现] 男子精少不育，女子经闭不孕，性功能减退。小儿发育迟缓，身材矮小，智力和动作迟钝，囟门迟闭，骨骼痿软。成人早衰，发脱齿摇，耳鸣耳聋，健忘恍惚，动作迟缓，足痿无力，精神呆钝等。舌淡红苔白，脉沉细。

[证候分析] 本证以生长发育迟缓，生殖功能减退，以及成人早衰表现为辨证要点。肾主生殖，肾精亏，则性功能低下，男子见精少不育，女子见经闭不孕。肾为先天之本，精不足则无以化气生血，充肌长骨，故小儿发育迟缓，身材矮小；无以充髓实脑，致智力迟钝，动作缓慢，精亏髓少，骨骼失养，则囟门迟闭，骨骼痿软，成人早衰。肾之华在发，精不足，则发不长，易脱发；齿为骨之余，失精气之充养，故齿牙动摇；耳为肾窍，脑为髓海，精少髓亏，脑少空虚，故见耳鸣耳聋，健忘恍惚。精损则筋骨疲惫，故动作迟缓，足痿无力。肾衰精，脑失充，则灵机失运，可见精神呆钝。舌淡红苔白，脉沉细，为肾精不足之象。

4. 肾气不固证：是指肾气亏虚固摄无权所表现的证候。多因年高肾气亏虚，或年幼肾气未充，或房劳过度，或久病伤肾所致。

[临床表现] 神疲耳鸣，腰膝酸软，小便频数而清，或尿后余沥不尽，或遗尿失禁，或夜尿频多。男子滑精早泄，女子白带清稀，胎动易滑，舌淡苔白，脉沉弱。

[证候分析] 本证一般以肾气亏虚，膀胱不能固摄所表现的症状为辨证要点。肾气亏虚则功能活动减退，气血不能充耳，故神疲耳鸣。骨骼失之温养，故腰膝酸软。肾气虚膀胱失约，故小便频数而清长，或夜尿频多，甚则遗尿失禁；排尿功能无力，尿液不能全部排出，可致尿后余沥不尽。肾气不足，则精关不固，精易外泄，故滑精早泄。肾虚而冲任亏损，下元不固，则见带下清稀；胎元不固，每易造成滑胎。舌淡苔白，脉沉弱，为肾气虚衰之象。

5. 肾不纳气证：是指肾气虚衰，气不归原所表现的证候。多由久病咳喘，肺虚及肾，或劳伤肾气所致。

[临床表现] 久病咳喘，呼多吸少，气不得续，动则喘息益甚，自汗神疲，声音低怯，腰膝酸软，舌淡苔白，脉沉弱。或喘息加剧，冷汗淋漓，肢冷面青，脉浮大无根；或气短息促，面赤心烦，咽干口燥，舌红，脉细数。

[证候分析] 本证一般以久病咳喘，呼多吸少，气不得续，动则益甚和肺肾气虚表现为辨证要点。肾虚则摄纳无权，气不归原，故呼多吸少，气不得续，动则喘息益甚。骨骼失养，故腰膝酸软。肺气虚，卫外不固则自汗，功能活动减退，故神疲声音低怯。舌淡苔白，脉沉弱，为气虚之征。若阳气虚衰欲脱，则喘息加剧，冷汗淋漓，肢冷面青。虚阳外浮，脉见浮大无根。肾虚不能纳气，则气短息促。肾气不足，久延伤阴，阴虚生内热，虚火上炎，故面赤心烦，咽干口燥。舌红，脉细数为阴虚内热之象。

肾病五证的鉴别见表4–18。

表4–18 肾病五证的鉴别

证型	相同点	不同点			
		生殖	其他症状	二便	舌苔脉象
肾阳虚	均为虚证，均见腰膝酸软，神倦无力。	阳痿，女子宫寒不孕。	形寒肢冷，浮肿。	五更泄泻。	舌淡胖苔白，脉沉弱。
肾阴虚		遗精早泄，经少经闭。	失眠多梦，潮热盗汗，咽干颧红。	溲黄，便干。	舌红少津，脉细数。
肾精不足		精少不育，经闭不孕。	痿软，发脱齿摇，健忘耳聋，动作迟缓，足痿无力，精神呆钝。		舌淡红苔白，脉沉细。
肾气不固		滑精，早泄，带多，滑胎。	神疲耳鸣。	小便频数而清，余沥不尽，遗尿失禁，夜间尿频。	舌淡苔白，脉沉弱。
肾不纳气		遗精。	咳喘呼多吸少，气不得续，动则喘息益甚，自汗神疲，声音低怯。	遗尿、尿失禁、咳嗽则小便难控，大便泄泻或五更泻。	舌红苔白，脉细数。

6. 膀胱湿热证：是湿热蕴结膀胱所表现的证候。多由感受湿热，或饮食不节，湿热内生，下注膀胱所致。

[临床表现] 尿频尿急，排尿艰涩，尿道灼痛，尿黄赤浑浊或尿血，或有砂石，小腹痛胀迫急，或伴见发热，腰酸胀痛，舌红苔黄腻，脉滑数。

[证候分析] 本证以尿频尿急，尿痛，尿黄为辨证要点。湿热蕴结膀胱，热迫尿道，故尿频尿急，排尿艰涩，尿道灼痛。湿热内蕴，膀胱气化失司，故尿液黄赤混浊，小腹痛胀迫急。湿热伤及阴络则尿血。湿热久郁不解，煎熬尿中杂质而成砂石，则尿中可见砂石。湿蕴郁蒸，热淫肌表，可见发热，波及肾脏，则见腰痛。舌红苔黄腻，脉滑数为湿热内蕴之象。

（六）脏腑兼病辨证

人体每一个脏腑虽然有它独自特殊功能，但它们彼此之间却是密切联系的，因而在发病时往往不是孤立的，而是相互关联的。常见有脏病及脏、脏病及腑、腑病及脏、腑病及腑。

凡两个或两个以上脏器相继或同时发病者，即为脏腑兼病。

一般来说，脏腑兼病，在病理上有着一定的内在规律，只要具有表里、生克、乘侮关系的脏器，兼病较常见，反之则为较少见。因此在辨证时应注意辨析发病脏腑之间的因果关系，这样在治疗时才能分清主次，灵活运用。

脏腑兼病，证候极为复杂，但一般以脏与脏、脏与腑的兼病常见。具有表里关系的病变，已在五脏辨证中论述，现对临床最常见的兼证进行讨论。

1. 心肾不交证：是指心肾水火既济失调所表现的证候。多由五志化火，思虑过度，久病伤阴，房事不节等引起。

[临床表现] 心烦不寐，心悸健忘，头晕耳鸣，腰酸遗精，五心烦热，咽干口燥，舌红，脉细数。或伴见腰部下肢酸困发冷。

[证候分析] 本证以失眠，伴见心火亢、肾水虚的症状为辨证要点。心火下降于肾，以温肾水；肾水上济于心，以制心火，心肾相交，则水火既济。若肾水不足，心火失济，则心阳偏亢，或心火独炽，下及肾水，致肾阴亏于下，火炽于上，水火不济，心阳偏亢，心神不宁，故心烦不寐，心悸。水亏阴虚，骨髓不充，脑髓失养，则头晕耳鸣，健忘。腰为肾府，失阴液濡养，则腰酸；精室为虚火扰动，故遗精。五心烦热，咽干口燥，舌红，脉细数，为水亏火亢之征。心火亢于上，火不归原，肾水失于温煦而下凝，则腰足酸困发冷。

2. 心肾阳虚证：是指心肾两脏阳气虚衰，阴寒内盛所表现的证候。多由久病不愈，或劳倦内伤所致。

[临床表现] 畏寒肢冷，心悸怔忡，小便不利，肢体浮肿，或唇甲青紫，舌淡暗或青紫，苔白滑，脉沉微细。

[证候分析] 本证以心肾阳气虚衰，全身功能活动低下为辨证要点。肾阳为一身阳气之根本，心阳为气血运行、津液流注的动力，故心肾阳虚则常表现为阴寒内盛，全身功能极度降低，血行瘀滞，水气内停等病变。阳气衰微，心失濡养，则心悸怔忡，不能温煦肌肤，则畏寒肢冷。三焦决渎不利，膀胱气化失司，则见小便不利，水液停聚，泛溢肌肤，故肢体浮肿。阳虚运血无力，血行瘀滞，可见口唇爪甲青紫。舌淡暗或青紫，苔白滑，脉沉微细，皆为心肾阳气衰微，阴寒内盛，血行瘀滞，水气内盛之征。

3. 心肺气虚证：是指心肺两脏气虚所表现的证候。多由久病咳喘，耗伤心肺之气，或禀赋不足，年高体弱等因素引起。

[临床表现] 心悸咳喘，气短乏力，动则尤甚，胸闷，痰液清稀，面色㿠白，头晕神疲，自汗声怯，舌淡苔白，脉沉弱或结代。

[证候分析] 本证以心悸咳喘与气虚证共见为辨证要点。肺主呼吸，心主血脉，赖宗气的推动作用以协调两脏的功能。肺气虚，宗气生成不足，可使心气亦虚。反之，心气先虚，宗气耗散，亦能致肺气不足。心气不足，不能养心，则见心悸。肺气虚弱，肃降无权，气机上逆，为咳喘。气虚则气短乏力，动则耗气，故喘息亦甚。肺气虚，呼吸功能减弱，则胸闷不舒；不能输布精微，水液停聚为痰，故痰液清稀。气虚全身功能活动减弱，肌肤脑髓供养不足，则面色㿠白，头晕神疲；卫外不固则自汗；宗气不足故声怯。气虚则血弱，不能上荣舌体，见舌淡苔白；血脉气血运行无力或心脉之气不续，则脉见沉弱或结代。

4. 心脾两虚证：是指心血不足，脾气虚弱所表现的证候。多由病久失调，或劳倦思虑，或慢性出血而致。

[临床表现] 心悸怔忡，失眠多梦，眩晕健忘，面色萎黄，食欲不振，腹胀便溏，

神倦乏力，或皮下出血，妇女月经量少色淡，淋漓不尽等。舌质淡嫩，脉细弱。

[证候分析] 本证以心悸失眠，面色萎黄，神疲食少，腹胀便溏和慢性出血为辨证要点。脾为气血生化之源，又具统血功能。脾气虚弱，生血不足，或统摄无权，血溢脉外，均可导致心血亏虚。心主血，血充则气足，血虚则气弱。心血不足，无以化气，则脾气亦虚。故两者在病理上常可相互影响，成为心脾两虚证。心血不足，心失所养，则心悸怔忡；心神不宁，故失眠多梦，头目失养，则眩晕健忘；肌肤失荣，故面色萎黄无华。脾气不足，运化失健，故食欲不振，腹胀便溏；气虚功能活动减退，故神倦乏力，脾虚不能摄血，可见皮下出血，妇女经量减少，色淡质稀，淋漓不尽。舌质淡嫩，脉细弱，皆为气血不足之征。

5. 心肝血虚证：是指心肝两脏血液亏虚所表现的证候。多由久病体虚，或思虑过度暗耗阴血所致。

[临床表现] 心悸健忘，失眠多梦，眩晕耳鸣，面白无华，两目干涩，视物模糊，爪甲不荣，肢体麻木，震颤拘挛，妇女月经量少，色淡，甚则经闭。舌淡苔白，脉细弱。

[证候分析] 本证一般以心肝病变的常见症状和血虚证共见为辨证要点。心主血，肝藏血，若心血不足，则肝无所藏，肝血不足，则心血不能充盈，因而形成心肝血虚证。心血虚，心失所养，则心悸健忘；心神不安，故失眠多梦；血不上荣，则眩晕耳鸣，面白无华；肝血不足，目失滋养，可致两目干涩，视物模糊；筋脉爪甲失血濡养，可见爪甲不荣，肢体麻木，震颤拘挛；妇女以血为本，肝血不足，月经来源匮乏，则经量减少，色淡质稀，甚至经闭。舌淡苔白，脉细弱为血虚之征。

6. 肝火犯肺证：是指肝经气火上逆犯肺所表现的证候。多由郁怒伤肝，或肝经热邪上逆犯肺所致。

[临床表现] 胸胁灼痛，急躁易怒，头晕目赤，烦热口苦，咳嗽阵作，痰黏量少色黄，甚则咳血，舌红苔薄黄，脉弦数。

[证候分析] 本证以胸胁灼痛，急躁易怒，目赤口苦咳嗽为辨证要点。肝性升发，肺主肃降，升降相配，则气机调节平衡。若肝气升发太过，气火上逆，循经犯肺，即成肝火犯肺证。肝经气火内郁，热壅气滞，则胸胁灼痛。肝性失柔，故急躁易怒。肝火上炎，可见头晕目赤。气火内郁，则胸中烦热。热蒸胆气上溢，故觉口苦。气火循经犯肺，肺受火灼，清肃时之令不行，气机上逆，则为咳嗽。津为火灼，炼液为痰，故痰黄黏量少。火灼肺络，络伤血溢，则为咳血，舌红苔薄黄，脉弦数，为肝经实火内炽之征。

7. 肝脾不调证：是指肝失疏泄，脾失健运所表现的证候。多由情志不遂，郁怒伤肝，或饮食不节，劳倦伤脾而引起。

[临床表现] 胸胁胀满窜痛，喜太息，情志抑郁或急躁易怒，纳呆腹胀，便溏不爽，肠鸣矢气，或腹痛欲泻，泻后痛减。舌苔白或腻，脉弦。

[证候分析] 本证以胸胁胀满窜痛，易怒，纳呆腹胀，便溏为辨证要点。肝主疏泄，有助于脾的运化功能，脾主健运，气机通畅，有助肝气的疏泄，故在发生病变时，

可相互影响，形成肝脾不调证。肝失疏泄，经气郁滞，故胸胁胀满窜痛，太息则气郁得达，胀闷得舒，故喜太息，气机郁结不畅，则精神抑郁；条达的失职，则急躁易怒。脾运失健，气机郁滞，故纳呆腹胀；气滞湿阻，则便溏不爽，肠鸣矢气；腹中气滞则腹痛，排便后气滞得畅，故泻后疼痛得以缓解。本证寒热现象不显，故仍见白苔，若湿邪内盛，可见腻苔，弦脉为肝失柔和之证。

8. 肝胃不和证：是指肝失疏泄，胃失和降表现的证候。多由情志不遂，气郁化火，或寒邪内犯肝胃而发病。

[临床表现] 脘胁胀闷疼痛，嗳气呃逆，嘈杂吞酸，烦躁易怒，舌红苔薄黄，脉弦或带数。或颠顶头痛，遇寒则甚，得温痛减，呕吐涎沫，形寒肢冷，吞淡苔白滑，脉沉弦紧。

[证候分析] 本证临床常见有两种表现，一为肝郁化火，横逆犯胃型，以脘胁胀痛，吞酸嘈杂，舌红苔黄为辨证要点；一为寒邪内犯肝胃型，以颠顶头痛，吐涎沫，舌淡苔白滑为辨证要点。肝主升发，胃主下降，两者密切配合，以协调气机升降的平衡。当肝气或胃气失调，常可演变为脾胃不和证。

肝郁化火，横逆犯胃，肝胃气滞，则脘胁胀闷疼痛；胃失和降，气机上逆，故嗳气呃逆；肝胃气火内郁，可见嘈杂吞酸；肝失条达，故急躁易怒。舌红苔黄，脉弦，均为气郁化火之象。若寒邪内犯肝胃，阴寒之气循肝经上达颠顶，经气被遏，故颠顶头痛；寒性阴凝，得阳始运，得寒则凝，故头痛遇寒加剧，得温痛减。胃府受病，中阳受伤，水津不化，气机上逆，则呕吐清稀涎沫；阳气受伤，不能外温肌肤，则形寒肢冷。舌淡苔白滑，脉沉弦紧为寒邪内盛之象。

9. 肝肾阴虚证：是指肝肾两脏阴液亏虚所表现的证候。多由久病失调，房事不节，情志内伤等引起。

[临床表现] 头晕目眩，耳鸣健忘，失眠多梦，咽干口燥，腰膝酸软，胁痛，五心烦热，颧红盗汗，男子遗精，女子经少。舌红少苔，脉细数。

[证候分析] 本证一般以胁痛，腰膝酸软，耳鸣遗精与阴虚内热证共见为辨证要点。肝肾阴液相互资生，肝阴充足，则下藏于肾，肾阴旺盛，则上滋肝木，故有"肝肾同源"之说。在病理上，两者往往相互影响，表现为盛则同盛，衰则同衰，形成肝肾阴虚证。肾阴亏虚，水不涵木，肝阳上亢，则头晕目眩，耳鸣健忘；虚热内扰，心神不安，故失眠多梦；津不上润，则口燥咽干；筋脉失养，故腰膝酸软无力。肝阴不足，肝脉失养，致胁部隐隐作痛。阴虚生内热，热蒸于里，故五心烦热；火炎于上，则两颧发红；内迫营阴，使夜间盗汗；扰动精室，故多见梦遗。冲任隶属肝肾，肝肾阴伤，则冲任空虚，而经量减少。舌红少苔，脉细数，为阴虚内热之征。

10. 脾肾阳虚证：是指脾肾两脏阳气亏虚所表现的证候。多由久病、久泻或水邪久停，导致脾肾两脏阳虚而成。

[临床表现] 面色㿠白，畏寒肢冷，腰膝或下腹冷痛，久泻久痢，或五更泄泻，或下利清谷，或小便不利，面浮肢肿，甚则腹胀如鼓。舌淡胖，苔白滑，脉沉细。

[证候分析] 本证一般以腰膝、下腹冷痛，久泻不止，浮肿等与寒证并见为辨证要

点。肾为先天之本，脾为后天之本，在生理上脾肾阳气相互资生，相互促进，脾主运化、布精微，化水湿，有赖命火之温煦；肾主藏精，温养脏腑，须靠脾精的供养，若肾阳不足，不能温养脾阳，则脾阳亦不足或脾阳久虚，日渐损及肾阳，则肾阳亦不足，无论脾阳虚衰或肾阳不足，在一定条件下，均能发展为脾肾阳虚证。脾阳虚不能运化水谷，气血化生不足，故面色㿠白。阳虚无以温煦形体，故畏寒肢冷。阳虚内寒，经脉凝滞，故少腹腰膝冷痛。脾肾阳虚，水谷不得腐熟运化，故泻下不止，下利清谷，五更泄泻。阳虚无以运化水湿，溢于肌肤，则面浮肢肿；停于腹内则腹胀如鼓；水湿内聚，气化不行，则小便不利。舌淡胖，苔白滑，脉沉细属阳虚水寒内蓄之象。

11. 脾肺气虚证：是指脾肺两脏气虚所表现的虚弱证候。多由久病咳喘，肺虚及脾；若饮食劳倦伤脾，脾虚及肺所致。

[临床表现] 久咳不止，气短而喘，痰多稀白，食欲不振，腹胀便溏，声低懒言，疲倦乏力，面色㿠白，甚则面浮足肿。舌淡苔白，脉细弱。

[证候分析] 本证主要以咳喘，纳少、腹胀便溏与气虚证共见为辨证要点。脾为生气之源，肺为主气之枢。久咳肺虚，肺失宣降，气不布津，水聚湿生，脾气受困，故脾因之失健。或饮食不节，损伤脾气，湿浊内生，脾不散精，肺亦因之虚损。久咳不止，肺气受损，故咳嗽气短而喘；气虚水津不布，聚湿生痰，则痰多稀白。脾运失健，则食欲不振，腹胀不舒；湿浊下注，故便溏。声低懒言，疲倦乏力，舌淡苔白，脉细弱，均为气虚之征。

12. 肺肾阴虚证：是指肺、肾两脏阴液不足所表现的证候。多由久咳肺阴受损，肺虚及肾或肾阴亏虚，肾虚及肺所致。

[临床表现] 咳嗽痰少，或痰中带血甚至咳血，口燥咽干，声音嘶哑，形体消瘦，腰膝酸软，颧红盗汗，骨蒸潮热，男子遗精，女子月经不调，舌红少苔，脉细数。

[证候分析] 本证一般以久咳痰血，腰膝酸软，遗精等症与阴虚证共见为辨证要点。肺肾阴液互相滋养，肺津敷布以滋肾，肾精上滋以养肺，称为"金水相生"，在病理变化上，无论病起何脏，其发展均可形成肺肾阴虚证。阴虚肺燥，清肃失职，故咳嗽痰少；热灼肺络，络损血溢，故痰中带血甚或咳血；津不上承，则口干咽燥。喉为肺系，肾脉循喉，肺肾阴亏喉失滋养兼虚火熏灼会厌，则声音嘶哑；肌肉失养，则形体日渐消瘦。虚火上浮则颧红，虚热迫津外泄则盗汗，阴虚生内热，故骨蒸潮热。腰为肾府，肾阴亏虚，失其濡养，则腰膝酸软。热扰精室，肾失封藏，则遗精。肾水不足，阴血亏虚则致经少；火灼阴络受伤则见崩中，皆为月经不调。舌红少苔，脉细数，为阴虚发热之征。

【实训】

1. 复习思考题

（1）试述风寒犯肺证与风热犯肺证临床表现的异同。

（2）试述脾不统血证的概念及其临床表现。

（3）试述心脾气血虚证的概念及其临床表现。

2. 案例分析

（1）杨某，女，51岁。2005年6月18日初诊。

主诉：近两年常感眼睛干燥发涩，视物模糊，需常点眼药水；自感口干，进干食需饮水送下；头晕目眩，夜寐不安，伴胁肋隐痛；并诉阴道干涩不适。已诊断为原发性干燥综合征，给予小剂量泼尼松等治疗，效果不显。就诊时五心烦热，舌红少苔，脉细数略弦。

问题：①请概括本病案的主诉。②该病例辨证结论是什么？③本证应与哪些证候相鉴别？

（2）王某，男，44岁。素嗜辛辣香燥之品，半年来时有胃脘疼痛，曾服温胃散寒止痛药无效，近日来胃痛加重而来就诊。症见形体消瘦，胃脘隐痛，脘痞不舒，时有干呕，饥不欲食，口燥咽干，大便干结，舌红少津，脉细弱。

问题：①请概括本病案的主诉。②该病例辨证结论是什么？③关于本证平时应如何调护？

（3）姚某，女，52岁。2003年10月28日初诊：昨因冒雨赶路，回家后当晚出现腹痛，腹泻3次。今来就诊，自诉平素时有腹部隐痛，食欲不振，大便日2次常见先干后稀。现症见：时有腹痛腹泻，恶心呕吐，纳差，口不渴，手足不温，舌淡胖，苔白腻，脉沉缓。

问题：①请概括本病案的主诉。②如何对本案病情进行病因、病位、病性分析？③本证应与哪些证候相鉴别？

第五章　中医常用技术基本操作 ▷▷▷▷

第一节　针刺基本技术

针刺疗法是以中医理论为指导，运用针刺防治疾病的一种方法。针刺疗法特点是适应证广、疗效明显、操作方便、经济安全等优点，深受患者欢迎。

一、毫针的选择

毫针在使用前必须认真检查。针尖必须尖而不锐、圆而不钝、形如松针；针身必须光滑挺直、弹性适中、韧性良好；针柄要固而不松，针根要滑而无锈、便于捏持施术。还要根据患者的体质强弱、体形胖瘦、病情虚实及针刺部位的不同，选择长短、粗细适宜的针具。

二、针刺体位选择的原则

选择体位的原则以患者自然舒适、医师操作方便、便于正确取穴、持久留针为度。尽可能采用卧位以防止晕针。临床常用的体位，一般以仰卧位、侧卧位、俯卧位、仰靠坐位、俯伏坐位为主。

三、临床常用的进针方法

扫一扫，看视频

扫一扫，看视频

1. 插入法：用右手拇、食指持针，中指端紧靠穴位，指腹抵住针体中部，当拇、食指向下用力时，中指也随之屈曲，将针刺入腧穴。

2. 捻入法：即指针尖抵于腧穴皮肤时，运用指力稍加捻动将针尖刺入腧穴。

3. 爪切进针法：以左手拇指或食指之指甲掐切于穴位上，右手持针将针紧靠左手指甲缘刺入皮下。此法适用于短毫针针刺肌肉丰厚处的穴位。

4. 夹持进针法：以左手拇、食指用消毒干棉球捏住针身下段，露出针尖，右手拇、食指夹持针柄，将针尖对准穴位，双手配合用插入法或捻入法将针刺入皮下。此法适用于3寸以上的长毫针针刺入肌肉丰厚处的穴位。

5. 舒张进针法：以左手五指平伸，左手拇、食二指或食、中二指置于穴位上，分开两指将皮肤撑开绷紧，右手持针从两指之间刺入皮下。此法适用于皮肤松弛或有皱纹的部位。

6. 提捏进针法：用左手拇、食两指将腧穴部位的皮肤捏起，右手持针从捏起部的上端刺入皮下。此法适用于皮肉浅薄的部位，特别是面部穴位的进针。

7. 管针进针法：用金属管或特制的进针器代替押手，选用平柄或管柄的毫针，从管中拍入或弹入穴位内，进针后将套管抽出。

四、行针基本手法及操作

行针技术是指进针后再施以一定的手法，是针刺的基本手法。主要有两种。

1. 提插法：针尖进入皮肤一定深度后，施行上下、进退的行针动作，即将针从浅层插入深层，再由深层提到浅层，如此反复地上提下插的纵向行针手法。

2. 捻转法：针尖进入皮肤一定深度后，施行前后、左右的行针动作，即将针向前向后来回旋转捻动，反复多次行针手法。捻转的幅度一般掌握在180°~360°。必须注意捻转时不能单向转动，容易造成肌纤维缠绕，导致出针困难。

扫一扫，看视频

五、辅助行针手法及操作

辅助行针手法是为促进针后得气或加强针感的一些方法。常用的辅助行针手法有以下几种。

1. 循法：是用手指顺着经脉的循行径路，在腧穴的上、下部轻柔地循按。

2. 弹法：是用手指轻弹针尾，使针体微微震动，以加强针感。

3. 刮法：是用拇指抵住针尾，以食指或中指轻刮针柄，促使针感扩散。

扫一扫，看视频

4. 摇法：是轻轻摇动针体，直针而摇，可加强针感；卧针而摇，可促使针感向一定方向传导。

5. 震法：持针作小幅度的快速颤动，以增强针感。

6. 飞法：用右手拇、食指执持针柄，细细捻搓数次，然后张开两指，一搓一放，反复数次，状如飞鸟展翅。

六、针刺单式补泻手法及操作

"补虚泻实"是针灸治疗的总则，补泻手法贯穿于从进针到出针的整个针刺过程。常用的补泻手法有如下7种。

1. 迎随补泻法：进针时针尖随着经脉循行的方向刺入为补法；针尖迎着经脉循行的方向刺入为泻法。

2. 徐疾补泻法：进针时徐徐刺入，少捻转，疾速出针者为补法；进针时疾速刺入，多捻转，徐徐出针者为泻法。

3. 提插补泻法：针下得气后，先浅后深，重插轻提，提插幅度小，频率慢，操作时间短者为补法；先深后浅，轻插重提，提插幅度大，频率快，操作时间长者为泻法。

4. 捻转补泻法：针下得气后，捻转角度小，用力轻，频率慢，操作时间短者为补法；捻转角度大，用力重，频率快，操作时间长者为泻法。

5. 呼吸补泻法：当患者呼气时进针、转针，吸气时退针，为补法；当患者吸气时进针、转针，呼气时退针，为泻法。

6. 开阖补泻法：出针时速按针孔为补法；出针时摇大针孔，不加按压为泻法。

7. 平补平泻法：进针后均匀地提插捻转。

七、针刺的角度、方向和深度

正确掌握针刺的角度、方向和深度是获得针感、提高疗效、防止意外事故发生的重要环节。

扫一扫，看视频

1. 针刺的角度：分为直刺（针身与皮肤表面成90°垂直刺入，适用于肌肉丰厚处的穴位）、斜刺（针身与皮肤表面成45°斜刺入，适用于不能或不宜深刺的穴位）、平刺（针身与皮肤表面成15°～25°刺入，适用于皮肉浅薄处的穴位）。

2. 针刺的深度：一般以既有针感而又不伤及重要脏器为原则。临床应用时，还要根据患者的病情、年龄、体质、经脉循行的深浅，以及不同的时令而灵活掌握。对于延髓部、眼区、胸腹部腧穴，尤其要注意掌握好针刺的角度、方向和深度。

3. 针刺的方向：针刺方向一般根据经脉循行方向、腧穴分布部位和所要求达到的组织结构等而定。如头面部、胸部正中腧穴多用平刺；颈项、侧胸、背部多用斜刺；腹部及四肢多用直刺。

八、针刺得气或针刺感应

针刺部位产生的经气感应，称为"得气"。当针刺入到腧穴的一定深度后，患者即有酸、麻、胀、重等感应，部分患者尚有不同程度的感应扩散和传导现象。医者针下有沉重紧涩、如鱼吞钩之浮沉的感觉。如未得气，则针下虚滑，患者也没什么感觉。针刺得气与否，是疗效的关键。故当准确取穴，同时运用留针候气、循弹催气、补益经气等方法使其得气。

九、针刺常见异常情况的处理

1. 晕针

（1）现象：患者在针刺过程中，突然出现面色苍白、头晕目眩、心慌气短、出冷汗、恶心欲呕、精神萎倦、脉象沉细，甚者四肢厥冷、神志昏迷、二便失禁。

（2）原因：患者体质虚弱，精神过度紧张；或过劳、过饥、大汗、大泻后；或体位不适、医者手法过重。

（3）处理：立即停针，并将针全部取出；使患者平卧头位稍低，松开衣带，注意保温；轻者静卧片刻，饮温水可复；重者可针刺人中、内关、涌泉、足三里，并温灸百会、气海、关元，必要时配合其他急救措施。

（4）预防：初次受针者，当尽量消除其紧张情绪；尽量取卧位及选择舒适持久体位；取穴不宜过多，手法不宜过重；过饥、过劳患者暂不宜针刺；医者边治疗边注意观察患者的表情变化，一旦出现晕针先兆，应及早处理。

2. 滞针

（1）现象：在穴位内行针或出针时感到涩滞困难。

（2）原因：行针用力过猛、角度过大，或一个方向连续捻转致肌纤维缠绕针身；或患者精神紧张及因疼痛致肌肉痉挛引起滞针。

（3）处理：让患者放松以缓解紧张状态，用手指在邻近部位按揉；或在附近加刺一针以宣散气血；因单向捻转所致者，须反向推转左右轻捻松懈之。

（4）预防：尽量消除患者的紧张和顾虑，进针避开肌腱，捻转角度不宜过大，不能单向连续捻转。

3. 弯针

（1）现象：针身弯曲，在肌肉内改变了进针时刺入的方向和角度，行针及出针困难，患者感疼痛。

（2）原因：医者进针手法不熟练，用力不匀；或患者留针时体位移动；或滞针未及时处理。

（3）处理：针身轻微弯曲者，将针缓慢退出；弯曲角度大者，须轻微摇动针体，顺势将针退出；因体位改变所致者，当恢复原体位，放松局部，再行退针。

（4）预防：施术手法要熟练，指力要轻柔，患者体位要舒适，不要变动体位，针刺部位不受压或碰撞，及时处理滞针。

4. 断针

（1）现象：针身折断，部分针身露于皮肤之外，或针身全部没入皮肤之下。

（2）原因：针具质量差，针身或针根损坏失于检查；医者用力过猛，致肌肉剧烈挛缩；或患者体位改变，外物压迫碰撞；或电针刺激强度过大。

（3）处理：发现断针后，医者必须镇定，嘱患者保持原体位，以防断针向深层陷入。残留断端者，可用镊子取出。残端完全陷入肌层者，应在X线下定位，立即施行外科手术取出。

（4）预防：针前仔细检查针具，针刺时要将针身留一部分在体外，及时处理滞针和弯针，不可强拉强拔，使用电针不可突然加大刺激强度。

5. 血肿

（1）现象：出针后局部青紫或肿胀疼痛。

（2）原因：针刺时损伤小血管。

（3）处理：针孔局部小块青紫，一般不必处理，待其自行消退。如局部青紫肿痛甚者，可先行冷敷止血，再行热敷揉按。

（4）预防：剔除带钩针具；熟悉解剖部位，尽量避开血管；针刺手法轻巧，注意眼区穴位的操作技巧。

第二节　灸法基本技术

灸法是用艾绒或其他药物放置在体表的穴位上烧灼、温熨，借灸火的温和热力以及药物的作用，通过经络的传导，起到温通气血、扶正祛邪、治疗疾病的一种外治方法。

一、灸法的作用

灸法具有疏风解表、温散寒邪、温通经络、活血通痹、回阳固脱、消瘀散结、防病保健的作用。

二、灸法的分类（表 5 - 1）

表 5 - 1　灸法分类

灸法	艾灸	艾炷灸	直接灸	化脓灸、非化脓灸
			间接灸	隔姜、隔蒜、隔盐、隔附子饼灸
		艾条灸		温和灸、回旋灸、雀啄灸
		温针灸		
	其他灸法	灯火灸、天灸		

三、临床常用灸法及操作

扫一扫，看视频

1. 直接灸：是把艾炷直接放在皮肤上施灸。用黄豆或枣核大小艾炷直接放在穴位上施灸，局部经烫伤产生无菌性化脓现象称为化脓灸；用中小艾炷直接灸之，烫时即取走，灸后不起疱或不成灸疮者称为非化脓灸，又被称为"无瘢痕灸"。

2. 隔物灸：是在艾炷与皮肤之间隔垫某种药物如生姜、大蒜、食盐、附子、胡椒而施灸的一种方法。所隔药物可因证因病不同，治疗时可发挥艾灸和药物的双重作用。

扫一扫，看视频

（1）隔姜灸：将新鲜生姜切成约 2 毫米厚，中心用针穿刺数孔，上置艾炷施灸，患者觉灼热时缓慢移动姜片，可灸多壮，以局部皮肤潮红为度。本法适应于一切虚寒病症。

（2）隔蒜灸：取独头大蒜切成约 2 毫米厚，用针穿刺数孔，艾炷灸之，每灸 4~5 壮，因大蒜液有刺激性，故灸后易起疱。该法可治痈疽肿毒、未溃疮疖。

（3）隔盐灸：取食盐适量炒热，纳入脐中，上置艾炷施灸，患者稍感灼痛，即更换艾炷，以防灼伤。此法有回阳、救逆、固脱之功效。

（4）隔附子饼灸：将附子研末，以黄酒调和做饼，3～4毫米厚，上置艾炷施灸。用治各种阳虚病证。

3. 艾条灸：点燃艾卷一端，在穴位和患处熏灸。

（1）温针灸：针刺得气后，在针柄上穿置一段长2～3厘米的艾条施灸，至艾绒烧完为止。

（2）温和灸：点燃艾卷一端，在穴位和患处上方0.5～1寸熏灸。

（3）雀啄灸：点燃艾卷一端，在穴位和患处上方如鸟啄食上下移动熏灸。

扫一扫，看视频

（4）回旋灸：点燃艾卷一端，在穴位和患处上方反复旋转熏灸。

四、施灸壮数的选择

艾炷分为大、中、小三种，小者如麦粒，中者如半个枣核，大者如蒜头。施灸壮数的大小、数量可根据病性、病势、体质、年龄及治疗部位而定。在肌肉浅薄处宜小壮少灸，在肌肉深厚处宜大壮多灸；久病体虚者宜小艾炷，新病体壮者宜大艾炷。

五、一般施灸程序

临床上一般是先灸上部，后灸下部，先灸阳部，后灸阴部，即先背部、后胸腹、先头身、后四肢。

六、灸法的补泻及操作

艾灸的补法操作：点燃艾炷后，不吹其火，火力宜微而温和，时间较长，待其慢慢自灭，灸治完毕再按其施灸部位，使真气聚而不散。

艾灸的泻法操作：点燃艾炷后，以口速吹旺其火，火力较猛，快燃速灭，当患者感觉局部灼痛时可更换艾炷再灸，时间较短，灸毕不按其穴，此谓开其穴促使邪气消散。

七、施灸禁忌

面部穴位不宜直接灸；关节活动处不宜化脓灸；重要脏器、大血管处、肌腱所在部位不宜直接灸；妊娠期小腹、腰骶部不宜施灸。对神昏、感觉迟钝的患者，不可灸过量，要避免烫伤。

八、施灸时的注意事项

1. 灸治的适应范围，一般以虚证、寒证、阴证为主。凡属实证、热证及阴虚发热者，一般不宜用灸法。

2. 施灸或温针时应防止艾绒脱落烧损皮肤和衣物。

3. 颜面五官、阴部和有大血管的部位不宜施用直接灸。

4. 孕妇的腹部和腰骶部不宜施灸。

5. 对神昏、感觉迟钝的患者，不可灸过量，要避免烫伤。

第三节 拔罐基本技术

拔罐疗法古称"角法"，是一种以罐为工具，以热力排除罐内空气，造成负压，使之吸附于腧穴或应拔部位的体表，造成皮肤充血、瘀血现象的方法。

一、拔罐疗法的分类（表 5-2）

表 5-2 拔罐疗法分类

按排气方法分类	火罐	利用火力排去空气。
	水罐	利用煮水热力排去空气。
	抽气罐	抽去空气。
按拔罐形式分类	水罐	利用煮水热力排去空气。
	抽气罐	抽去空气。
按拔罐形式分类	单罐	单罐使用。用于较小的病变范围或压痛点。
	多罐	多罐并用。用于病变范围比较广泛的疾病。
	闪罐	吸拔后迅速起罐，反复多次。
	坐罐	吸拔后留置一段时间。
	走罐	吸拔后在皮肤表面来回推拉。
按综合运用分类	药罐	用药水煎煮竹罐后吸拔，或在罐内盛药液。
	针罐	扎针后加拔火罐。
	刺络拔罐	用三棱针或皮肤针刺出血后加拔罐。

二、拔罐疗法的适应范围

拔罐法具有通经活络，吸拔经络中的风寒湿气外出，引出排脓等作用，适用于各种急慢性软组织损伤、风湿痛、感冒、咳嗽、腰背痛、月经痛、胃痛、疮疡初期未溃时，以及局部皮肤麻木或功能减退的等病症。

三、拔罐疗法常见的吸拔方法

扫一扫，看视频

1. 闪火法：用止血钳夹住 95% 乙醇棉球，在罐内闪火排去空气，迅速将罐罩在应拔部位。
2. 投火法：用小纸条点燃后，投入罐内并迅即将罐罩在应拔部位。
3. 架火法：用一直径 2~3 厘米不易燃烧及传热的块状物上置乙醇棉球，点燃后将火罐扣上。

四、常用的拔罐法及操作

1. 坐罐：用止血钳夹住一个经 95% 乙醇浸泡过的棉球，点燃后伸入罐内绕一圈迅速退出，并立即将罐口扣在施术部位，使罐吸附在皮肤上。注意棉球沾乙醇不可过多，亦勿在罐口停留，以免罐口烧烫灼伤皮肤。

2. 闪罐：用闪火法将罐拔上后，立即取下，如此反复多次地拔住取下，取下拔上，直至皮肤潮红充血为度。

3. 走罐：选用口径较大、罐口平滑的玻璃罐，先在罐口和施术部位涂一层凡士林等润滑油，再用闪火法将罐吸拔住，然后以手握住罐子，向上、下或向左、右施术部位往返推动，至较大面积的皮肤出现潮红为度。

扫一扫，看视频

4. 针罐：先将针刺入穴位，待得气后将留置穴位，然后用闪火法，以针刺部位为中心，将罐拔住，10～15 分钟，至皮肤潮红充血起罐。

5. 刺络拔罐：在施术部位消毒后，用三棱针点刺出血或用皮肤针叩刺出血，再拔上火罐，留置 10～15 分钟，起罐后擦净血迹。

五、拔罐疗法的注意事项

1. 根据所拔部位的面积大小选择合适的火罐。

2. 拔罐时应选肌肉丰厚的部位，而在肌肉浅薄、骨骼突出、皮肉松弛、毛发较多的部位不易吸拔，罐易脱落。

3. 体位要适当，拔罐过程中不要移动体位，以免火罐脱落。

4. 皮肤过敏、溃疡、水肿及大血管处不宜拔罐。孕妇腹部、腰骶部须慎用。

5. 拔罐时注意棉球沾乙醇不可过多，亦勿在罐口停留，以免罐口烧烫灼伤皮肤。

6. 拔罐一般可出现局部红晕或紫绀色，一般不须处理，会自行消退。若留罐时间过长，皮肤会出现水疱，小者当敷以消毒纱布，防止擦破；大的须用消毒针将水放出并包敷，防止感染。

7. 起罐手法要轻缓，以一手抵住罐边皮肤，按压一下，使气漏入，罐即脱下，不可硬拉或旋动。

8. 应用针罐时，应防止肌肉收缩，发生弯针，并避免撞压针入深处，损伤脏器及血管。故胸背部腧穴均宜慎用针罐。

9. 使用多罐时，火罐的排列顺序不宜太近，以免皮肤被牵拉产生疼痛。

10. 应用刺络拔罐时，出血量须适当，一般 5～7 毫升。

第四节　刮痧基本技术

"刮痧"是用刮痧板蘸刮痧油反复刮动，摩擦患者某处皮肤，以治疗疾病的一种方法。

一、工具选择

"刮痧板"是临床首选的刮痧工具,"刮痧板"选用天然水牛角为材料制成,形状多为长方形,边缘钝圆,对人体肌表无毒性刺激和化学不良反应。而且水牛角本身是一种中药,具有发散行气、活血和润养作用。

除专用"刮痧"板外,民间常将一些边缘圆滑的生活用具用来刮痧,如光滑的铜钱、铜勺柄、瓷汤匙等。

另外,刮痧之前,为了防止划破皮肤,务必在皮肤表面涂一层润滑剂,首选的是由天然中药经科学配方和方法提炼加工而成的刮痧专用油剂;也可就地取材用香油、色拉油等作为皮肤润滑剂。

二、操作方法

1. 刮痧方法:先将准备刮痧的部位擦净,用刮痧板的边缘蘸上刮痧油或按摩油,用手掌握着刮痧板,治疗时刮板厚的一面对手掌,保健时刮板薄的一面对手掌,再确定部位进行刮痧。刮痧要顺一个方向刮,不要来回刮,力量要均匀合适,不要忽轻忽重。

2. 刮拭方向:颈、背、腹、上肢、下肢部从上向下刮拭,胸部从内向外刮拭。

3. 刮痧时间:用较重刺激手法进行刮痧,每个部位一般要刮 3~5 分钟。用轻刺激手法,每个部位刮拭时间为 5~10 分钟。对于保健刮痧无严格的时间限制,以自我感觉满意、舒服为原则。

三、注意事项

1. 注意室内保暖,尤其是在冬季应避寒冷与风口。夏季刮痧时,应回避风扇直接吹刮拭部位。

2. 刮痧出痧后 1 小时以内忌洗澡。

3. 前一次刮痧部位的痧斑未退之前,不宜在原处进行再次刮拭出痧。再次刮痧时间需间隔 3~6 天,以皮肤上痧退为标准。

4. 刮痧出痧后最好饮一杯温开水(最好为淡糖盐水),并休息 15~20 分钟。

四、适应证

感冒、发热、头痛、中暑、哮喘、心绞痛、颈椎病、高血压、神经性头痛、肩周炎、坐骨神经痛、乳腺增生、小儿消化不良等疾病。

五、禁忌证

1. 有严重心脑血管疾病、肝肾功能不全、全身浮肿者禁用刮痧疗法。

2. 孕妇的腹部、腰骶部禁用刮痧疗法。

3. 凡体表有疖肿、破溃、疮痈、斑疹和不明原因包块处禁止刮痧。

4. 急性扭伤、创伤的疼痛部位或骨折部位禁止刮痧。

5. 接触性皮肤病传染者忌用刮痧。

6. 有出血倾向者，如糖尿病晚期、严重贫血、白血病、再生障碍性贫血和血小板减少患者不可行刮痧疗法。

7. 过度饥饱、过度疲劳、醉酒者不可接受重力、大面积刮痧。

8. 眼睛、口唇、舌体、耳孔、鼻孔、乳头、肚脐等部位禁止刮痧。

9. 精神病患者禁用刮痧法，因为刮痧会刺激这类患者发病。

第五节　推拿基本技术

推拿法，属正骨八法之一，包括推法和拿法两种。《医宗金鉴》卷八十七载："推者，谓以手推之，使还归处也。拿者，或两手或一手捏定患处，酌其宜轻宜重，缓缓焉以复其位也。"

一、推拿介质的种类和作用

1. 种类：常用的推拿介质有药膏、油剂、药水、药酒、粉剂等。

2. 作用：①便于手法操作，增强手法作用；②利用药物的作用，提高治疗效果；③有润滑作用，保护皮肤。

二、推拿的适应证和禁忌证

1. 适应证：非常广泛，可适于骨伤科、内科、妇科、外科、儿科等的多种疾病。

2. 禁忌证

（1）诊断不明确的急性脊柱损伤或伴有脊髓症状者。

（2）各种骨折、骨结核、骨髓炎、骨肿瘤、严重的老年性骨质疏松症。

（3）严重心、脑、肺部疾病或体质过于虚弱者。

（4）各种传染病。

（5）有出血倾向或血液病者。

（6）治疗部位有严重皮损或皮肤病者。

（7）孕妇腰骶及腹部。

（8）精神病者，不能配合者。

三、常用成人推拿手法（表5-3）

表5-3　常用成人推拿手法

| 滚法 | 以小鱼际掌背侧至第三掌指关节部着力，用前臂旋转摆动，带动腕部屈伸、外旋的连续不断的动作。要求压力均匀柔和，滚动时贴紧体面，动作协调、连续，120~160次/分钟。 |
扫一扫，看视频 |

续表

揉法	以鱼际、手掌、手指螺纹面和肘、小臂尺侧等部位着力，吸定于一定部位和穴位上，做轻柔缓和的顺时针或逆时针旋转推动，并带动皮下组织。要求压力均匀适度，揉动和缓协调，不断滑动和摩擦，120～160次/分钟。	扫一扫，看视频
摩法	以手掌面或食、中、无名指指面着力，用前臂发力，连同腕部做盘旋活动，带动掌、指等着力部位做环形抚摸动作，可顺时针或逆时针方向摩动，50～160次/分钟。要求用力平稳，不可按压，不带动皮下组织。	扫一扫，看视频
擦法	以手掌面或大、小鱼际处着力，进行直线往返摩擦。要求着力部分紧贴皮肤，但不可重压；不论是上下擦还是左右擦，均须沿直线往返进行，不能歪斜；用力要均匀、连续，先慢后快，以局部深层发热为度。注意不要擦破皮肤，可使用润滑介质。	扫一扫，看视频
推法	以手指、掌、肘部着力，紧贴皮肤，做缓慢的直线推动。要求用力均匀，始终如一，重而不滞，轻而不浮。	扫一扫，看视频
按法	以手指或掌着力，逐渐用力，按压一定的部位或穴位。要求按压的方向垂直向下，用力由轻渐重，平稳而持续不断，使压力渗透。	扫一扫，看视频

第六节　针灸急救技术

一、晕厥

1. 治则：苏厥开窍，实证只针不灸，泻法；虚证针灸并用，重灸，补法。
2. 主穴：以督脉腧穴为主。水沟、百会、内关、合谷。

加减：气厥实证配太冲、行间；气厥虚证配足三里、气海；血厥实证配行间或涌泉；血厥虚证配关元、膈俞、足三里；痰厥配中脘、丰隆；热厥配大椎、中冲；寒厥灸神阙、关元；牙关紧闭加颊车、下关。

3. 操作

（1）实证、热证：诸穴强刺激泻法，百会可点刺出血，再开"四关"（合谷向后溪透刺，太冲向涌泉透刺），或同时针刺"五心穴"（即百会、双劳宫、双涌泉）。

（2）虚证、寒证：针灸并用，重灸，补法，神阙、关元可用隔盐灸，或重灸"五心穴"。

4. 其他疗法

（1）指针：紧急情况下用拇指重力掐按水沟、合谷、内关穴，以患者出现疼痛反应并苏醒为度。

（2）三棱针：适用于实证晕厥，取穴大椎、百会、太阳、委中、十宣。点刺出血。

（3）耳针：取心、脑、神门、下屏尖、下脚端。每次选 2~3 穴，实证用强刺激，虚证用弱刺激，留针 30 分钟，每 5 分钟捻转 1 次。

5. 注意事项

（1）晕厥是临床上常见的危重病症，应紧急救治。针灸急救能收立竿见影之效。但患者苏醒后要特别注意查找病因，明确诊断，积极治疗原发病，以免贻误病情。

（2）急救时患者应去枕平卧、注意保暖、保持气道通畅，有条件的地方立即给予氧气；医生应动作迅速、沉着冷静、不慌不乱；应嘱咐患者家属加强护理，防止发生意外。

二、抽搐

1. 治则：息风止痉，只针不灸，实证用泻法，虚证平补平泻。

2. 主穴：以督脉腧穴为主。水沟、大椎、筋缩、合谷、太冲、阳陵泉。

加减：热毒壅盛加劳宫、曲池、中冲；风邪甚者加风府、风门；气血虚弱加膈俞、足三里、气海；肝肾阴虚加肾俞、肝俞、三阴交、太溪；神昏加百会、涌泉。

3. 操作：热极生风者用强刺激、泻法，中冲可点刺出血；风府、风门不可深刺，以免刺伤脊髓和肺尖；虚风内动者中等刺激，平补平泻。抽搐频繁者每日治疗 2~3 次。

4. 其他疗法：取耳穴肝、肾、皮质下、神门、脑干，毫针强刺激，留针 30~60 分钟；或埋针数小时。

5. 注意事项

（1）抽搐属危急病症，经针灸急救处理抽搐停止后，应及时查找病因，明确诊断，积极治疗。

（2）患者抽搐发作时，不可过度用力对抗抽搐肢体，以防伤及患者，并且小心将软毛巾等塞入患者口中，以防咬舌。应保持呼吸道通畅，防止堵塞窒息。

（3）患者在抽搐时针刺或针刺中出现抽搐，特别要注意防止断针、滞针、弯针等现象发生。

三、胃痛

1. 治则：消食化滞、通调腑气、温中散寒、理气镇痛，以针刺为主，泻法。

2. 主穴：以足阳明胃经腧穴及相应募穴、郄穴为主。中脘、天枢、梁丘、足三里、内关、公孙。

加减：饮食积滞加建里；寒客胃肠加灸神阙、关元；胃痉挛加梁门；肠痉挛加上巨虚、下巨虚；恶心呕吐加膈俞；腹皮挛急加筋缩、阳陵泉。

3. 操作：寒邪犯胃和脾胃虚寒者，中脘、气海、神阙、足三里、脾俞、胃俞、阿是穴等施行一般灸法或隔姜灸（中脘、气海还可施行温针灸），并可加拔火罐；期门、膈俞等穴不可直刺、深刺，以免伤及内脏；其他腧穴常规针刺，强刺激泻法，动留针20～30分钟；针后加灸或用温针灸。急性胃痛每日治疗1～2次。

4. 其他疗法

（1）指针：取中脘、至阳、内关、足三里等穴，以双手拇指或中指点压、按揉，力度以患者能耐受并感觉舒适为度。同时令患者行缓慢腹式呼吸。连续按揉3～5分钟即可止痛。间歇5分钟，再重复操作1次。

（2）热熨法：将食盐和吴茱萸混合炒热，装入布袋中，热熨脘腹部，至脘腹疼痛消失为止。

（3）艾灸：中脘、足三里、神阙；隔姜灸适用于寒性胃痛。

（4）刮痧：背部脾俞、胃俞；腹部中脘、天枢；上肢部内关、手三里；下肢部足三里。

5. 注意事项

（1）针灸具有良好的镇痛作用。若经治疗疼痛不能缓解者，应查明原因，给予相应的处理。急性胃痛往往针灸1次或数次即有明显止痛效果，但慢性胃痛需坚持治疗才能取得较好的远期疗效。

（2）饮食调理、生活规律和精神调节对胃痛的康复具有重要意义。养成良好的饮食习惯，进食要有规律，避免暴饮暴食，尽量少食多餐；多吃含纤维丰富的食物，少食易产气的食物；忌食生冷、刺激性食物；饱食后不宜立即剧烈运动；力戒烟酒；保持心情舒畅。

（3）胃痛证候有时可与肝胆疾患、胰腺炎、心肌梗死等相似，须注意鉴别，以免延误病情。

（4）对溃疡出血、胃穿孔等重症胃痛，应及时采取综合治疗措施或转外科治疗。

四、腹痛

1. 治则：饮食停滞、肝郁气滞者调气化滞，只针不灸，泻法；寒邪内阻者温中散寒，针灸并用，泻法；脾阳不振者温补脾阳，针灸并用，补法。

2. 主穴：以任脉和足阳明胃经腧穴为主。中脘、天枢、关元、足三里。

加减：饮食停滞加里内庭；肝郁气滞加太冲；寒邪内阻加气海；脾阳不振加脾俞。

3. 操作：诸穴均常规针刺；寒邪内阻和脾阳不振者可用灸法或温针灸；神阙隔盐灸。

4. 其他疗法：取艾叶、食盐混匀放铁锅内炒热，布包，趁热熨疼痛处。药凉后再炒热再熨。适用于虚寒腹痛。

5. 注意事项

（1）针灸治疗腹痛有较好的疗效，但针刺止痛后应明确诊断，积极治疗原发病。

（2）急腹症（如胰腺炎、腹膜炎、肠梗阻、肠穿孔等）引起的腹痛，在针灸治疗的同时应严密观察，及时采取其他治疗措施或转手术治疗。

五、胆绞痛

1. 治则：疏肝利胆、行气止痛，以针刺为主，泻法。

2. 主穴：以足少阳胆经腧穴和相应募穴、背俞穴为主。中脘、日月、胆俞、阳陵泉、胆囊穴。

加减：肝胆气滞加太冲、侠溪；肝胆湿热加三阴交、阴陵泉；蛔虫妄动加百虫窝、迎香透四白；发热寒战加曲池、支沟、外关；恶心呕吐加内关、足三里；湿热发黄加至阳、肝俞、阴陵泉。

3. 操作：日月沿肋间隙由内向外斜刺；胆俞向下或朝脊柱方向斜刺，勿深刺，以免刺伤内脏；肝俞、胆俞可用大艾炷灸至皮肤灼热；余穴常规针刺，宜强刺激，久留针（可根据病情留针 1 ~ 2 小时），间歇行针以保持较强的针感。每日 2 次。

4. 其他疗法

（1）指针：取胆俞或其附近的阳性反应点，以拇指重力点压 10 ~ 20 分钟。

（2）耳针：耳穴肝、胆、腹、神门、交感、胃、脾，每次选 3 ~ 4 穴，毫针强刺激，动留针 30 分钟。每日 1 次。

5. 注意事项

（1）针灸对胆绞痛止痛效果较好，对急性发作、病程短、无严重并发症者疗效更佳。但在治疗中应查明原因，结合病因治疗才能进一步提高疗效。

（2）患者应注意饮食清淡，忌食肥甘厚味。注意保暖。

六、头痛

1. 治则：疏调经脉、通行气血，"通则不痛"。以针为主，虚补实泻。

2. 主穴：以局部取穴为主，配合循经远端取穴。

（1）阳明头痛：印堂、上星、阳白、攒竹透鱼腰及丝竹空、合谷、内庭。

（2）少阳头痛：太阳、丝竹空、角孙、率谷、风池、外关、足临泣。

（3）太阳头痛：天柱、风池、列缺、后溪、申脉、昆仑。

（4）厥阴头痛：百会、通天、太冲、行间、太溪、涌泉。

（5）偏正头痛：印堂、太阳、头维、阳白、合谷、内庭、外关、足临泣。

（6）全头痛：百会、印堂、太阳、头维、阳白、合谷、风池、外关。

加减：外感风邪加风池、风门，风寒加灸大椎，风热针泻曲池，风湿针泻三阴交；痰浊上扰加丰隆、足三里；气滞血瘀加合谷、太冲、膈俞；气血不足加气海、血海、足三里；各部头痛均可加阿是穴。

3. 操作：头部腧穴大多应平刺，少数腧穴如太阳、天柱、风池可直刺，但风池穴应严格注意针刺的方向和深浅，防止伤及延髓。外感风邪、痰浊上扰、气滞血瘀、肝阳上亢针刺用泻法；气滞血瘀、肝阳上亢可在阿是穴点刺出血；气血不足针用补法，加灸。急性头痛每日治疗 1~2 次，每次留针 30 分钟至 1 小时；慢性头痛每日或隔日 1 次。

4. 其他疗法

（1）皮肤针：重叩印堂、太阳、阿是穴，每次 5~10 分钟，直至少量出血。适用于风寒湿邪侵袭或肝阳上亢型。

（2）按摩：太阳、风池及疼痛部位。

（3）刮痧：前额、太阳穴、背部脊柱两侧，可刮肘窝、腘窝。

5. 注意事项

（1）针灸治疗头痛疗效显著，对某些功能性头痛能够达到治愈的目的。对器质性病变引起的头痛，针灸也能改善症状，但应同时注意原发病的治疗，以免贻误病情。

（2）部分患者由于头痛反复发作，迁延不愈，故易产生消极、悲观、焦虑、恐惧情绪。在针灸治疗的同时，应给予患者精神上的安慰和鼓励。

附 1：常用腧穴定位及操作

1. **列缺**

【定位】腕掌侧远端横纹上 1.5 寸，拇短伸肌腱与拇长展肌腱之间，拇长展肌腱沟的凹陷中。

【操作】向上或向下斜刺 0.3~0.8 寸。

2. **少商**

【定位】在拇指末节桡侧，指甲角侧上方 0.1 寸（指寸）。

【操作】浅刺 0.1 寸，或点刺出血。

3. **商阳**

【定位】食指末节桡侧，指甲根角侧上方 0.1 寸。

【操作】浅刺 0.1 寸，或点刺出血。

4. **合谷**

【定位】第 2 掌骨桡侧的中点处。

【操作】直刺 0.5~0.8 寸，孕妇不宜针。

5. **手三里**

【定位】肘横纹下 2 寸，阳溪与曲池连线上。

【操作】直刺 0.8~1.2 寸。

6. **曲池**

【定位】在肘横纹外侧端，屈肘时当尺泽与肱骨外上髁连线中点。

【操作】直刺 1~1.5 寸。

7. **肩髃**

【定位】肩峰外侧缘前端与肱骨大结节两骨间凹陷中。

【操作】直刺或向下斜刺 0.8~1.5 寸。

8. **迎香**

【定位】在鼻翼外缘中点旁，当鼻唇沟中。

【操作】直刺或向上斜刺 0.2 ~ 0.5 寸，不宜灸。

9. 颊车

【定位】下颌角前上方约一横指（中指），当咀嚼时咬肌隆起，按之凹陷处。

【操作】直刺 0.3 ~ 0.5 寸，或向地仓斜刺 1 ~ 1.5 寸。

10. 下关

【定位】颧弓下缘中央与下颌切迹之间凹陷中。

【操作】直刺 0.5 ~ 1.5 寸。

11. 头维

【定位】当额角发际直上 0.5 寸，头正中线旁开 4.5 寸。

【操作】平刺 0.5 ~ 1 寸。

12. 天枢

【定位】横平脐中，前正中线旁开 2 寸。

【操作】直刺 0.8 ~ 1.2 寸。

13. 梁丘

【定位】屈膝，在大腿前面，当髂前上棘与髌底外侧端的连线上，髌底上 2 寸。

【操作】直刺 1 ~ 1.5 寸。

14. 足三里

【定位】在小腿前外侧，当犊鼻下 3 寸，距胫骨前缘一横指（中指）。

【操作】直刺 1 ~ 1.5 寸。

15. 上巨虚

【定位】在犊鼻穴下 6 寸，距胫骨前缘一横指（中指）。

【操作】直刺 1 ~ 2 寸。

16. 下巨虚

【定位】犊鼻下 9 寸，距胫骨前缘一横指（中指）。

【操作】直刺 1 ~ 1.5 寸。

17. 内庭

【定位】在足背，当第 2、3 趾间，趾蹼缘后方赤白肉际处。

【操作】直刺 0.3 ~ 0.5 寸。

18. 三阴交

【定位】在小腿内侧，当足内踝尖上 3 寸，胫骨内侧缘后际。

【操作】直刺 1 ~ 1.5 寸，孕妇不宜针。

19. 地机

【定位】阴陵泉下 3 寸，胫骨内侧缘后际。

【操作】直刺 1 ~ 1.5 寸。

20. 阴陵泉

【定位】胫骨内侧髁下缘与胫骨内侧缘之间的凹陷中。

【操作】直刺 1 ~ 2 寸。

21. **血海**

【定位】大腿内侧，髌底内侧端上2寸，股内侧肌隆起处。

【操作】直刺1~2寸。

22. **后溪**

【定位】第5掌指关节尺侧近端赤白肉际凹陷中。

【操作】直刺0.5~1寸。

23. **天柱**

【定位】横平第2颈椎棘突上际，斜方肌外缘凹陷中（后发际正中直上0.5寸，斜方肌外缘凹陷中）。

【操作】直刺或斜刺0.5~0.8寸，不可以向内上方深刺。

24. **风门**

【定位】第2胸椎棘突下，后正中线旁开1.5寸。

【操作】斜刺0.5~0.8寸。

25. **肺俞**

【定位】第3胸椎棘突下，后正中线旁开1.5寸。

【操作】斜刺0.5~0.8寸。

26. **脾俞**

【定位】第11胸椎棘突下，后正中线旁开1.5寸。

【操作】直刺0.5~1寸。

27. **胃俞**

【定位】第12胸椎棘突下，后正中线旁开1.5寸。

【操作】直刺0.5~1寸。

28. **肾俞**

【定位】第2腰椎棘突下，后正中线旁开1.5寸。

【操作】直刺0.5~1寸，可灸。

29. **大肠俞**

【定位】第4腰椎棘突下，后正中线旁开1.5寸。

【操作】直刺0.5~1.2寸，可灸。

30. **关元俞**

【定位】第5腰椎棘突下，后正中线旁开1.5寸。

【操作】直刺0.5~1.2寸，可灸。

31. **秩边**

【定位】横平第4骶后孔，后正中线旁开3寸（骶管裂孔旁开3寸）。

【操作】直刺1.5~3寸。

32. **委中**

【定位】腘横纹中点。

【操作】直刺1~1.5寸，或用三棱针点刺腘静脉出血。

33. 承山

【定位】腓肠肌两肌腹与肌腱交角处。当伸直小腿或足跟上提时，腓肠肌肌腹下出现尖角凹陷中。

【操作】直刺 1~2 寸。

34. 昆仑

【定位】在足部外踝后方，当外踝尖与跟腱之间凹陷处。

【操作】直刺 0.5~0.8 寸。

35. 至阴

【定位】在足小趾末节外侧，距趾甲角侧后方 0.1 寸。

【操作】浅刺 0.1 寸，胎位不正用灸法。

36. 太溪

【定位】在足内侧内踝后方，当内踝尖与跟腱之间的凹陷中。

【操作】直刺 0.3~0.5 寸。

37. 水泉

【定位】太溪穴直下 1 寸，当跟骨结节内侧凹陷中。

【操作】直刺 0.3~0.5 寸。

38. 内关

【定位】腕掌侧远端横纹上 2 寸，掌长肌腱与桡侧腕屈肌腱之间。

【操作】直刺 0.5~1 寸。

39. 肩髎

【定位】肩髃后方，当臂外展时，于肩峰后下方呈现凹陷处。

【操作】向肩关节直刺 1~1.5 寸。

40. 外关

【定位】腕背侧远端横纹上 2 寸，尺骨与桡骨间隙中点。

【操作】直刺 0.5~1 寸。

41. 关冲

【定位】第 4 指末节尺侧，指甲根角侧上方 0.1 寸（指寸）

【操作】浅刺 0.1 寸，或点刺出血。

42. 瞳子髎

【定位】目外眦外侧 0.5 寸凹陷中。

【操作】平刺 0.3~0.5 寸，或用三棱针点刺出血。

43. 率谷

【定位】耳尖直上入发际 1.5 寸。

【操作】平刺 0.5 寸~0.8 寸。

44. 风池

【定位】在项部，当枕骨之下，与风府相平，胸锁乳突肌与斜方肌上端之间的凹陷处。

【操作】针尖微下,向鼻尖斜刺 0.8～1.2 寸,或平刺透风府穴,深部为延髓,必须严格掌握针刺角度与深度。

45. 环跳

【定位】侧卧屈股,当股骨大转子最凸点与骶管裂孔连线的外 1/3 与内 2/3 交点处。

【操作】直刺 2～3 寸。

46. 阳陵泉

【定位】在小腿外侧,当腓骨头前下方凹陷处。

【操作】直刺 1～1.5 寸。

47. 太冲

【定位】第 1、2 跖骨间,跖骨底结合部前方凹陷中,或触及动脉搏动。

【操作】直刺 0.5～0.8 寸。

48. 关元

【定位】脐中下 3 寸,前正中线上。

【操作】直刺 0.5～1 寸,需要排尿后进行针刺。

49. 神阙

【定位】在脐区,脐中央。

【操作】禁刺,宜灸。

50. 中脘

【定位】在上腹部,前正中线上,当脐中上 4 寸。

【操作】直刺 0.8～1.2 寸。

51. 大椎

【定位】在后正中线上,第 7 颈椎棘突下凹陷中。

【操作】斜刺 0.5～1 寸。

52. 百会

【定位】在头部,当前发际正中直上 5 寸,或两耳尖连线的中点处。

【操作】平刺 0.5～0.8 寸,可灸。

53. 印堂

【定位】两眉毛内侧端中间的凹陷中。

【操作】提捏局部皮肤,向下平刺 0.3～0.5 寸,或用三棱针点刺出血。

54. 水沟

【定位】在面部,当人中沟的上 1/3 与中 1/3 交点处。

【操作】向上斜刺 0.3～0.5 寸,或用指甲按掐。

55. 承浆

【定位】在面部,当颏唇沟的正中凹陷处。

【操作】斜刺 0.3～0.5 寸。

56. 太阳

【定位】在颞部,当眉梢与目外眦之间,向后约一横指的凹陷处。

【操作】 直刺或斜刺 0.3~0.5 寸，或用三棱针点刺出血。

57. 鱼腰（眉弓）

【定位】 瞳孔直上，眉毛中。

【操作】 平刺 0.3~0.5 寸。

58. 耳尖

【定位】 在外耳轮的最高点。

【操作】 直刺 0.1~0.2 寸，或用三棱针点刺出血；可灸。

59. 夹脊

【定位】 当第 1 胸椎至第 5 腰椎棘突下两侧，后正中线旁开 0.5 寸，一侧 17 穴，左右共 34 穴。

【操作】 直刺 0.3~0.5 寸，或用梅花针叩刺；可灸。

60. 膝眼

【定位】 在髌韧带两侧凹陷处。在内侧的称内膝眼，在外侧的称外膝眼。

【操作】 向膝中斜刺 0.5~1 寸，或透刺对侧膝眼。

附 2：针灸特定穴位歌诀

1. 头面颈项部病症

面口针合谷，眩晕配太冲；风池清头目，颞痛太阳攻。

鼻塞迎香穴，印堂眉额中；目疾睛明取，承泣球后同。

牙关面颊症，下关与翳风；口眼歪斜疾，颊车地仓从。

阳白与四白，面痛治亦同；牙痛咽喉痛，合谷透劳宫。

落枕成斜颈，外关或悬钟；急性项背强，均可取人中。

耳聋取耳穴，耳门透听宫；中渚外关配，哑门与翳风。

廉泉主喉舌，治哑先治聋；新穴供选用，听会及聋中。

2. 胸腹部病症

心胸内关取，肚腹三里求；胃痛刺中脘，天枢治脐周。

下腹三阴交，关元气海由；中极阴陵伍，能导尿潴留。

泌尿生殖症，上穴一般优；胁痛刺夹脊，阳陵与支沟。

腹痛背俞穴，夹脊相应投；若遇阑尾炎，阑尾穴针留。

3. 腰背四肢部病症

急性腰脊痛，下可取殷门；夹脊按部取，腰穴适当深。

下腰大肠俞，上腰肾俞存；胸背须谨慎，胁肋不可深。

上肢取曲池，肩髃合谷分；下肢阳陵泉，环跳绝骨扪。

痛取局部穴，阿是亦可针。

4. 其他病症

昏迷人中主，足心取涌泉；有热刺出血，十宣十指端。

曲池降血压，退热亦可兼；疟疾取大椎，至阳间使连。

三里调肠胃，内关利胸间；宁心止呕吐，并可治失眠。

神门三阴交，安神疗效传；哑门治癔病，人中内关捻。

癫痫长强穴，百会大椎延；风池及太冲，头昏眩晕旋。

喘发定喘穴，胸闷配膻中；天突能止咳，痰多加丰隆。

肝炎肝胆俞，至阳及太冲；阳陵足三里，大椎作用洪。

天枢足三里，止泻有奇功；脱肛承山穴，长强百会中。

下篇 常见病知识与适宜调理技术

第六章 外感呼吸病证 ▷▷▷

第一节 感冒

【教学要求】

1. 熟悉感冒的定义;

2. 掌握普通感冒与流行性感冒的主要区别;

3. 重点掌握感冒的病机、诊断要点、中医辨证及常用养疗方法。

【概念】

感冒又称伤风、冒风、伤寒、冒寒、重伤风等,是感受触冒风邪或时行病毒,引起肺卫功能失调,出现鼻塞,流涕,喷嚏,头痛,恶寒,发热,全身不适等主要临床表现的一种外感疾病。

【病因病机】

1. 外因:①六淫病邪均可为感冒的常见病因;②时行病毒,或疫疠之气,具有较强传染性的邪气。

2. 内因:六淫病邪或时行病毒能够侵袭人体引起感冒,除因邪气特别强盛外,与人体的正气失调有关。

【临床表现】

感冒起病较急,发病骤然,无潜伏期(或潜伏期极短);病程短,少者3~5天,多者7~8天。以肺卫症状为主症,如鼻塞、流涕、喷嚏、咳嗽、恶寒、发热、全身不适等。

一般感冒早期症状以鼻咽部痒、干燥、不适为特点,继则喷嚏、鼻塞、流涕或疲乏、全身不适等;轻则上犯肺窍,症状不重,易于痊愈;重则高热、咳嗽、胸痛,呈现肺卫证候。

时行感冒起病急,全身症状较重,高热,体温可达39~40℃,全身酸痛,待热退之后,鼻塞流涕、咽痛、干咳等肺系症状始为明显。重者高热不退,喘促气急,唇甲青紫，甚则咯血，部分患者出现神昏谵妄，小儿可发生惊厥，出现传变。

【诊断要点】

1. 根据气候突然变化，有伤风受凉，淋雨冒风的经过，或时行感冒正流行之际。

2. 起病较急，病程较短，病程 3 ~ 7 天，普通感冒一般不传变。

3. 典型的肺卫症状，初起鼻咽部痒而不适，鼻塞、流涕、喷嚏，语声重浊或声嘶，恶风，恶寒，头痛等；继而发热，咳嗽，咽痛，肢节酸重不适等；部分患者病及脾胃，兼有胸闷、恶心、呕吐、食欲减退、大便稀溏等症。

时行感冒呈流行性发病，多人同时发病，迅速蔓延。起病急，全身症状显著，如高热、头痛、周身酸痛、疲乏无力等，而肺系症状较轻。

4. 四季皆有见，以冬春季多见。

【辨证要点】

1. 辨风寒感冒与风热感冒：感冒常以风夹寒、夹热而发病，因此临床上应首先分清风寒、风热两证。二者均有恶寒、发热、鼻塞、流涕、头身疼痛等症，但风寒证恶寒重发热轻，无汗，鼻流清涕，口不渴，舌苔薄白，脉浮或浮紧；风热证发热重恶寒轻，有汗，鼻流浊涕，口渴，舌苔薄黄，脉浮数。

2. 辨普通感冒与时行感冒：普通感冒呈散发性发病，肺卫症状明显，但病情较轻，全身症状不重，少有传变；时行感冒呈流行性发病，传染性强，肺系症状较轻而全身症状显著，症状较重，且可以发生传变，入里化热，合并他病。

3. 辨常人感冒与虚人感冒：普通人感冒后，症状较明显，但易康复。平素体虚之人感冒之后，缠绵不已，经久不愈或反复感冒。在临床上还应区分是气虚还是阴虚。气虚感冒者，兼有倦怠乏力，气短懒言，有汗，或恶寒甚，咳嗽无力，脉浮弱等症。阴虚感冒者，兼有身微热，手足心发热，心烦口干，少汗，干咳少痰，舌红，脉细数。

【治疗原则】

1. 解表达邪：感冒由外邪客于肌表引起，应遵循《素问·阴阳应象大论》"其在皮者，汗而发之"之意，采用辛散解表的法则，祛除外邪，邪去则正安，感冒亦愈。解表之法应根据所感外邪寒热暑湿的不同，而分别选用辛温、辛凉、清暑解表法。时行感冒的病邪以时行病毒为主，解表达邪又很重视清热解毒。

2. 宣通肺气：感冒的病机之一是肺失宣肃，因此宣通肺气有助于使肺的宣肃功能恢复正常，肺主皮毛，宣肺又能协助解表，宣肺与解表相互联系，又协同发挥作用。

3. 扶正祛邪，照顾兼证：虚人感冒，不可专事发散，以免过汗伤正。病邪累及胃肠者，又应辅以化湿、和胃、理气等法治疗，顾及其兼证。

【适宜养疗技术】

（一）中药辨证论治

1. 风寒感冒

[症状] 恶寒重，发热轻，无汗，头痛，肢节酸疼，鼻塞声重，时流清涕，喉痒，咳嗽，痰吐稀薄色白，舌苔薄白，脉浮或浮紧。

　　［治法］辛温解表，宣肺散寒。

　　［方药］荆防败毒散加减；中成药通宣理肺丸。

　　2. 风热感冒

　　［症状］发热，微恶风寒，或有汗，鼻塞喷嚏，流稠涕，头痛，咽喉疼痛，咳嗽痰稠，舌苔薄黄，脉浮数。时行感冒，呈流行性发生，寒战高热，全身酸痛，酸软无力，或有化热传变之势。

　　［治法］辛凉解表，宣肺清热。时行感冒重在清热解毒。

　　［方药］银翘散。时行感冒方中加大青叶、板蓝根、蚤休、贯众、石膏等。

　　风热感冒可用中成药银翘解毒片（丸）、羚翘解毒片、桑菊感冒冲剂等。时行感冒用板蓝根冲剂等。

　　3. 暑湿感冒

　　［症状］发生于夏季，面垢身热汗出，但汗出不畅，身热不扬，身重倦怠，头昏重痛，或有鼻塞流涕，咳嗽痰黄，胸闷欲呕，小便短赤，舌苔黄腻，脉濡数。

　　［治法］清暑祛湿解表。

　　［方药］新加香薷饮。暑湿感冒或感冒而兼见中焦诸症者，可用成药藿香正气丸（片、水、软胶囊）等。

　　4. 体虚感冒：年老或体质素虚，或病后，产后体弱，气虚阴亏，卫外不固，容易反复感冒，或感冒后缠绵不愈，其证治与常人感冒不同。

　　（1）气虚感冒

　　［症状］素体气虚者易反复感冒，感冒则恶寒较重，或发热，热势不高，鼻塞流涕，头痛，汗出，倦怠乏力，气短，咳嗽咳痰无力，舌质淡苔薄白，脉浮无力。

　　［治法］益气解表。

　　［方药］参苏饮加减。

　　气虚甚而表证轻者，可用补中益气汤益气解表。凡气虚易于感冒者，可常服玉屏风散，增强固表卫外功能，预防感冒。

　　（2）阴虚感冒

　　［症状］阴虚津亏，感受外邪，津液不能作汗外出，微恶风寒，少汗，身热，手足心热，头昏心烦，口干，干咳少痰，鼻塞流涕，舌红少苔，脉细数。

　　［治法］滋阴解表。

　　［方药］加减葳蕤汤加减。

（二）推拿疗法

　　［选穴及部位］印堂、攒竹、太阳、迎香、风池、大椎、尺泽、曲池、外关、合谷、鱼际，头面部、颈背部、上肢部。

　　［主要手法］一指禅推法、按法、揉法、拿法、擦法、抹法、推法、摩法。

　　［操作方法］

　　（1）患者取仰卧位，术者立于其头侧。以一指禅推法按"小∞字""大∞字"推 3～

5 遍。拇指按揉印堂、攒竹、迎香、太阳，每穴约 1 分钟。抹前额 5 ~ 10 遍。分推前额、上下目眶及两侧鼻翼 5 ~ 8 遍。指尖叩击前额部至头顶 1 ~ 2 分钟。指按揉尺泽、曲池、外关、合谷、鱼际穴，每穴 0.5 ~ 1 分钟。

（2）患者俯卧位，医者立于其体侧。拿肩井穴约 2 分钟，以酸胀为度。用一指禅推或指按揉肺俞、大椎、定喘穴，每穴约 1 分钟。擦大椎，擦背部膀胱经，重点擦大杼穴至膈俞，以透热为度。

（3）患者坐位，医者立于其体侧。拿五经 10 ~ 15 遍。掌推上肢背侧手三阳经约 2 分钟。

（三）刮痧疗法

1. 风寒感冒

[选穴] 风池、大椎、风门、肺俞及肩胛部、中府及前胸、足三里。放痧穴：少商、大椎。

[刮拭顺序] 先刮后头部风池，再刮颈部大椎及背部肺俞、肩胛部，然后刮中府及前胸，放痧少商，最后刮拭足三里。

[刮拭方法] 在需刮痧部位先涂抹适量刮痧油。由于肩部肌肉丰厚，用力宜重，从风池穴一直到肩髃穴，应一次到位，中间不要停顿。颈后高骨大椎穴，用力要轻柔，不可用力过重，可用刮板棱角刮拭，以出痧为度。刮拭胸部正中线，从天突穴经膻中穴向下刮至鸠尾穴。用刮板角部自上而下刮拭。中府穴处宜用刮板角部从上向下刮拭。

少商、大椎放痧：针刺前先推按被刺部位，使血液积聚于针刺部位，经常规消毒后，左手拇、食、中三指夹紧被刺部位或穴位，右手持针，对准穴位迅速刺入 1 ~ 2 分深，随即将针退出，轻轻挤压针孔周围，使少量出血，然后用消毒棉球按压针孔。

2. 风热感冒

[选穴] 大椎、合谷、曲池、尺泽、外关、风池。

[刮拭顺序] 先刮后头部风池，再刮颈部大椎，然后刮拭上肢内侧曲池、尺泽，最后刮外关、合谷。

[刮拭方法] 在需刮痧部位先涂抹适量刮痧油。从风池穴直向下刮 3 寸，中间不要停顿，用力不宜过重。颈后高骨大椎穴，用力要轻柔，不可用力过重，可用刮板棱角刮拭，以出痧为度。刮拭上肢内侧部 2 穴，由上向下刮，尺泽穴可重刮。刮拭上肢外侧部 2 穴，由上向下刮。

3. 暑湿感冒

[选穴] 孔最、合谷、中脘、足三里、支沟、膻中。

[刮拭顺序] 先刮胸部的膻中，再刮腹部的中脘，然后是上肢内侧的孔最，刮拭上肢外侧支沟和合谷，最后刮拭足三里。

[刮拭方法] 在需刮痧部位先涂抹适量刮痧油。由膻中至中脘，用刮板角部自上而下刮拭，中间不要停顿，用力不可过重。然后刮上肢内侧孔最，上肢外侧支沟和合谷，最后刮拭足三里，顺序都为由上至下。

（四）拔罐疗法

1. 留罐法

［选穴］大椎、风池、合谷。

加减：风寒感冒加风门，肺俞；风热感冒加曲池、尺泽；暑湿感冒加三阴交、阴陵泉；气虚配足三里；血虚加血海。

［操作方法］患者取坐位或俯卧位，选择合适口径的玻璃火罐，以闪火法在上述穴位拔罐，留罐 15 分钟，每日 1 次，4 次为 1 个疗程。

2. 针罐法

［选穴］大椎、外关。

［操作方法］患者取坐位，局部皮肤常规消毒，以三棱针点刺出血后，选择合适口径的玻璃火罐，以闪火法拔罐，留罐 15 分钟，隔日 1 次。

3. 走罐法

［选穴］大椎至腰阳关。

［操作方法］患者取俯卧位，充分暴露背部，在背部涂适量的润滑油，选择合适口径的玻璃火罐，用闪火法将罐吸拔于背部（负压不宜过大），沿着大椎至腰阳关来回推动火罐，至皮肤出现红色瘀血现象为度，起罐后擦净皮肤上的油迹。每星期治疗 1～2 次，6 次为 1 个疗程。

（五）针刺疗法

［主穴］列缺、合谷、风池、大椎、外关。

［配穴］风寒证配风门、肺俞；风热证配曲池、尺泽；暑湿证配足三里、中脘。素体气虚配足三里、气海；头痛配印堂、太阳；鼻塞流涕配迎香；咳嗽配肺俞、天突；咽喉肿痛配少商、商阳；全身酸痛配身柱。

［方义］本病的病位在肺位，太阴、阳明互为表里，故取手太阴、手阳明经列缺、合谷原络配穴以祛风解表；风池为治风要穴，取之既可以疏散风邪，又可与列缺、合谷相配清利头目，宣肺利咽止咳。督脉主一身之阳气，温灸大椎可通阳散寒，刺络拔罐可清泻热邪；外关为手少阳三焦经的络穴，又为八脉交会穴，通于阳维脉，"阳维为病苦寒热"，取之可通利三焦，疏风清热。

（六）灸疗法

1. 风寒型感冒

［选穴］主穴：风池、列缺、合谷；配穴：头痛加百会、太阳；咳嗽加尺泽、太渊。

［施灸方法］

（1）温和灸：每穴每日 1～2 次，每次 20～30 分钟，5～7 天为 1 个疗程。

（2）隔姜灸：把艾绒做成花生米大小，每穴 5～7 壮，每日 1 次，7 天 1 个疗程。

2. 风热型感冒

[选穴] 主穴：风池、大椎、曲池、鱼际；配穴：咽痛加少商。

[施灸方法]

（1）艾条灸：点燃艾条后，悬于穴位之上，艾火距离皮肤 2 ~ 3 厘米进行熏烤。火力要壮而短促，以达消散风热之效。每穴灸 5 分钟，各穴依次施灸。7 ~ 10 天为 1 个疗程。

（2）艾炷灸：选用标准艾炷，吹火使之较快燃烧，穴下产生强烈刺激感时清除艾炷，一般连续灸 3 ~ 5 壮，各穴依次施灸。7 ~ 10 天为 1 个疗程。

3. 暑湿型感冒

[选穴] 主穴：风池、大椎、合谷；配穴：咽痛加少商。

[施灸方法] 同风热感冒。

[注意事项]

（1）感冒时灸合谷对鼻塞流清涕特别有效。如果左鼻塞则灸右合谷，右鼻塞则灸左合谷。

（2）风池、风府两穴都有头发覆盖，采用灸疗，应将艾条稍稍抬高，并以另一手拨开头发；艾灸治疗风寒感冒应越早越好，若出现高热、咽疼、流黄涕等症状，应及时到医院就诊。

（七）食疗法

1. 风寒感冒食疗方

（1）姜枣饮：生姜 5 片，红枣 5 枚，葱白少许，以水煎服。

（2）葱白粥：糯米 30 克，生姜 2 片，捣烂，入连须葱 1 节，加米醋 1 毫升，趁热饮。

（3）紫苏粥：白米 25 克，常法煮粥，粥熟放苏叶 5 克热服。

2. 风热感冒食疗方

（1）菊花茶：菊花 5 克，开水冲泡，代茶饮。

（2）桑菊豆豉饮：菊花 5 克，桑叶 5 克，豆豉 3 克，煎水饮。

（3）白菜绿豆饮：白菜头 1 个，洗净切片，绿豆芽 15 克，煎水饮。

3. 胃肠感冒食疗方

（1）薏米橘皮粥：取新鲜橘皮 30 克，薏苡仁 100 克，先将橘皮洗净切成细丝，然后加水煮沸后将橘丝捞出，加入大米煮粥食用，可起到止吐、消食的作用。

（2）三汁饮：取荸荠、白萝卜、鲜藕适量，洗净后榨汁随时服用。

（3）三根姜糖饮：香菜根 10 克，葱根 10 克，鲜芦根 50 克，生姜 2 片，红糖 100 克，加水 200 毫升煮沸 10 分钟，少量频频服用。

【实训】

1. 复习思考题

感冒的临床症状和辨证要点有哪些？中医治疗感冒的有效方法有哪些？

2. 案例分析

（1）李某，男，20岁，学生。

初诊：昨天下午因受凉于今晨7点左右突发高热，伴头痛，微恶寒（感冒急性上呼吸道感染），鼻塞，流浊涕，咽痛。T 39.1℃，P 96次/分，R 20次/分，BP 120/70mmHg，神清，精神差，面红，咽部充血，双侧扁桃体Ⅰ度肿大，双肺呼吸音稍粗，心率96次/分，律齐，无杂音。舌红，苔薄黄，脉浮数。请根据以上现病史做出诊断分型，并列出适宜的治疗方案。

（2）王某，43岁。1日前晨起后喷嚏不止，发热恶寒，鼻塞流涕，咳嗽咽痛，至午后头痛加重并出现浑身酸痛，疲乏纳差。请根据以上现病史做出诊断分型，并列出适宜的治疗方案。

第二节 支气管哮喘

【教学要求】

1. 了解支气管哮喘的概念；

2. 熟悉支气管哮喘的病因病机及临床表现；

3. 掌握支气管哮喘的诊断要点、治疗原则及养疗方法。

【概念】

支气管哮喘是一种起病急，易于复发且经久不愈的呼吸道过敏性常见疾病。机体由于外在或内在的过敏原或非过敏原等因素，通过神经体液而导致气道可逆性的痉挛。临床上表现为屡次反复的阵发性胸闷，伴哮鸣音并以呼气为主的呼吸困难或兼有咳嗽者。

【病因病机】

1. 外邪侵袭：风寒之邪，侵袭肌表，内阻于肺，寒邪郁闭皮毛，肺气失肃降；或因风热中，肺热壅盛，清肃失职或肺有蕴热，又为寒邪所束，热不得泄，皆能导致肺气上逆而发生哮喘。

2. 痰浊阻肺：饮食失节，伤及肺气，导致上焦津液不布，凝聚寒饮，内伏于肺，或恣食肥甘太过，嗜酒伤中，脾失健运，痰浊内生，上干于肺；或病后阴伤，素体阳盛，寒痰内郁化热，热蒸痰聚，致痰热胶固，内郁于肺，遇劳欲、情志的触动，即可发病。

3. 肺肾亏虚：因肺为气之主，司呼吸，外合皮毛，内为五脏华盖，久病咳伤，或他脏病气上犯，皆可使肺失宣降，肺气胀满，呼吸不利而致短气喘促。肾为气之根，与肺同司气体之出纳，故肾元不固，摄纳失常，则气不归原，阴阳不相接续，亦可气逆于肺而发为哮喘。

【临床表现】

典型的表现是发作性伴有哮鸣音的呼气性呼吸困难。严重者可被迫采取坐位或呈端坐呼吸，干咳或咳大量白色泡沫痰，甚至出现紫绀等。哮喘症状可在数分钟内发作，经数小时至数天，用支气管扩张药或自行缓解。早期或轻症的患者多数以发作性咳嗽和胸闷为主要表现。

【诊断要点】

1. 发病特征：①发作性。当遇到诱发因素时呈发作性加重。②时间节律性。常在夜间及凌晨发作或加重。③季节性。常在秋冬季节发作或加重。④可逆性。用平喘药通常能够缓解症状，可有明显的缓解期。

2. 体检：发作期胸廓膨隆，叩诊呈过清音，多数有广泛的呼气相为主的哮鸣音，呼气延长。严重哮喘发作时常有呼吸费力、大汗淋漓、紫绀、胸腹反常运动、心率增快等体征。缓解期可无异常体征。

【辨证要点】

1. 发作期

（1）寒哮：喘憋气逆，呼吸急促，喉中有哮鸣声，胸膈满闷如塞，咳不甚，痰稀薄色白而有泡沫，面色晦滞带青，口不渴或渴喜热饮。初起多兼恶寒发热、无汗头痛等表证，舌苔白滑，脉弦紧或浮紧。

（2）热哮：咳呛阵作，气粗息涌，喉中如痰鸣吼，咳痰黄黏，咳吐不利，胸膈烦闷，汗出口渴，面赤口苦，不恶寒而口渴喜饮，舌苔黄腻舌质红，脉滑数或弦滑。

2. 缓解期

（1）肺虚：喘促短气，语声低微，自汗畏风，痰清稀色白，面色㿠白，舌苔薄白，质淡，脉细弱或虚大。

（2）脾虚：喘咳痰多而黏稠，咳吐不爽，痰鸣，胸脘满闷，恶心纳呆，大便不实，舌苔白滑或腻，脉滑。

（3）肾虚：喘促日久，呼多吸少，动则喘息更甚，形瘦神疲，心悸腰酸，或畏寒、自汗、面青、舌质淡，脉沉细；或颧红、烦热，汗出黏手，舌红少苔，脉细数。

【治疗原则】

支气管哮喘临床多见正虚邪实相互错杂，根据已发、未发，分虚实施治。发时以邪实为主，当攻邪治标，分别寒热，予以温化宣肺或清化肃肺。久病虚实夹杂者，又当兼顾。平时以正虚为主，当扶正治本，审察阴阳，分辨脏腑，采用补肺、健脾、益肾等法。

【适宜养疗技术】

（一）中药辨证论治

1. 发作期

（1）热哮证

［症状］呼吸急促，喉中哮鸣，胸高气粗，张口抬肩，痰黄稠胶黏，胸闷烦躁，或发热面赤，口干便秘。

［治法］清热化痰，降气平喘。

［方药］定喘汤加减。

（2）冷哮证

[症状] 呼吸急促，喉中哮鸣，胸膈满闷如窒，痰白稀或黏，或伴恶寒发热。苔白，脉浮紧。

[治法] 温肺散寒，化痰平喘。

[方药] 射干麻黄汤或冷哮丸加减。

2. 缓解期

（1）肺气亏虚证

[症状] 气短声低，咳痰清稀色白，面色淡白，平素自汗，怕风，易感冒。舌淡，苔白，脉细弱或虚大。

[治法] 补肺固卫。

[方药] 玉屏风散加减。

（2）脾气亏虚证

[症状] 倦怠乏力，食少便溏，面色萎黄，平素痰多。舌淡胖，苔白，脉弱。

[治法] 健脾化痰。

[方药] 六君子汤加减。

（3）肾虚证

[症状] 平素短气息促，动则为甚，吸气不利，腰膝酸软。肾阳虚者则恶寒肢冷，面色苍白，舌淡苔白，脉沉细。肾阴虚者则颧红，烦热，汗出黏手，舌红苔少，脉细数。

[治法] 阳虚者温肾纳气，阴虚者滋肾纳气。

[方药] 阳虚者金匮肾气丸；阴虚者七味都气丸加减。

（二）推拿疗法

[选穴及部位] 颈项部、前胸部、胁肋部、肩背部、腰骶部、上肢部，桥弓、风池、定喘、天突、膻中、章门、中脘、肩井、肺俞、心俞、膈俞、脾俞、肾俞、命门、内关、合谷、足三里。

[主要手法] 一指禅推法、按揉法、拿法、点法、搓法、抖法、擦法、推法。

[操作方法]

（1）患者取仰卧位，术者立于其头侧，指按揉天突、膻中、章门、中脘、气海，每穴1分钟。横擦前胸部，以透热为度。点按足三里、丰隆各1分钟，以酸胀为度。

（2）患者俯卧位，医者立于其体侧。一指禅推大椎、定喘、肺俞、心俞、膈俞、脾俞、肾俞各1分钟，以酸胀为度。直推背部督脉1~2分钟。横擦肩背部至腰骶部，以透热为度。

（3）患者坐位，医者一手扶住患者头部，另一手用拇指推桥弓20~30次。以一手扶住前额，另一手以拿法施治于颈项部约3分钟。拿风池、肩井各约1分钟。搓胁肋部约半分钟，搓上肢约1分钟。用大鱼际直擦上肢内外侧，以透热为度。抖上肢约1分钟。

（三）刮痧疗法

1. 发作期

[选穴] 大椎、定喘、肺俞、天突、膻中、中府及前胸、尺泽、曲池及上肢内侧、列缺。

[刮拭顺序] 先刮颈部大椎，背部定喘、肺俞，然后刮天突、中府、膻中及前胸，再刮上肢内侧，重刮尺泽、列缺、曲池。

[刮拭方法] 泻法。在需刮痧部位先涂抹适量刮痧油。颈后高骨大椎穴，用力要轻柔，不可用力过重，可用刮板棱角刮拭，以出痧为度。刮拭背部肺俞穴至定喘穴，用刮板角部由上至下刮拭。刮拭胸部正中线，天突穴以角点刮 30 次。从中府穴向下刮至膻中穴，用刮板角部自上而下刮拭。然后由内向外横式刮法，每一个肋间隙刮 30 次左右，中府、膻中穴加强。双上肢内侧肺经、心包经、心经，由上而下刮 30 次左右，不一定出痧。重刮尺泽至列缺，由上而下刮 30 次左右，以出痧为度，最后重刮曲池。

2. 缓解期

[选穴] 定喘、风门、肺俞、脾俞、肾俞、志室及腰部、太渊及前臂内侧、足三里。

[刮拭顺序] 先刮背部定喘、风门、肺俞、脾俞、肾俞、志室及腰部，再刮前胸，然后刮前臂内侧，最后刮下肢足三里。

[刮拭方法] 补法。在需刮痧部位先涂抹适量刮痧油。刮背部时先刮颈椎，顺督脉向下由大椎刮至腰骶部，再刮督脉旁侧的膀胱经，其中定喘、肺俞、志室穴重刮，以出痧为止。前胸天突穴以角点刮 30 次，任脉由上而下刮，膻中穴加强。然后由内向外行横式刮法，每个肋间隙刮 30 次左右，中府、俞府穴加强。双上肢内侧肺经、心包经、心经，由上而下刮 30 次左右，不一定出痧。双上肢外侧大肠经、三焦经、小肠经，由上而下刮 30 次，不一定出痧。双侧足三里重刮 30 次，不出痧。

（四）拔罐疗法

1. 留罐法

[选穴] 实证：尺泽、大椎、丰隆、肺俞、鱼际。虚证：定喘、膏肓、肺俞、足三里、肾俞。

[操作方法] 患者取俯卧位，选择口径适度的玻璃火罐，以闪火法在上述穴位拔罐，留罐 15 分钟，每日 1 次，4 次为 1 个疗程。

2. 闪罐法

[选穴] 风门、定喘。

[操作方法] 患者取坐位，取中号罐，以闪罐法操作，至皮肤潮红为度。

3. 针罐法

[选穴] 第 2 胸椎至第 9 胸椎华佗夹脊穴、肺俞、心俞、膈俞。

[操作方法] 患者取俯卧位，先在背部施华佗夹脊刺，然后交替点刺肺俞、心俞、

膈俞3穴，再拔罐10分钟，每穴出血1~3毫升为度，6次为1疗程。

（五）针刺疗法

［主穴］肺俞、中府、太渊、定喘、膻中。

［配穴］实证配尺泽、鱼际；虚证配膏肓、肾俞。喘甚配天突、孔最；痰多配中脘、丰隆。

［方义］本病病位在肺，肺俞、中府乃肺之俞、募穴，俞募相配，调理脏腑、止哮平喘，虚实之证皆可用之；太渊为肺之原穴，与肺俞、中府相伍，可加强肃肺止哮平喘之功；定喘是止哮平喘的经验效穴；膻中为气之会穴，可宽胸理气止哮平喘。

（六）灸疗法

1. 发作期：冷哮（热哮不适宜灸治）

［选穴］主穴：肺俞、风门、列缺、尺泽、丰隆、膻中；配穴：喘甚加定喘。

［施灸方法］

（1）温和灸：每次选3~4个穴位，每穴每日1~2次，每次10分钟，5~7天为1个疗程。

（2）隔姜灸：每次选3~4个穴位，每穴5~7壮，每日1次，必要时一日灸两次，7天1个疗程。

2. 缓解期

（1）脾肺气虚

［选穴］主穴：太渊、脾俞、足三里、肺俞、定喘、膏肓俞；配穴：痰多加丰隆。

［施灸方法］

①温和灸：每穴每日1~2次，每次10分钟，7天为1个疗程。

②艾炷瘢痕灸：每次选用1~2穴，每穴灸3~7壮，10日1次，3次为1个疗程。

（2）肺肾两虚

［选穴］主穴：肺俞、肾俞、命门、太溪、定喘；配穴：咳嗽频繁加天突。

［施灸方法］

①温和灸：每穴每日1~2次，每次10分钟，7天为1个疗程。

②艾炷无瘢痕灸：每次选2~4穴，各灸10分钟，每日1次，5天为1个疗程。

③艾炷瘢痕灸：艾炷如麦粒大，每穴5~7壮，10日1次，3~6次为1个疗程。

［注意事项］

缓解期应增强体质，参加必要的体育锻炼，提高预防本病的卫生知识，稳定情绪，避免受凉等，预防复发。

（七）食疗法

1. 五味子腌蛋：五味子25克，鸡蛋7个。将五味子，加1000克水煎浓取汁，待凉，将生鸡蛋浸没在药汁中，7日后，每天1个，入锅蒸熟服食，连服7天有止喘疗效，连续服用 1 个月，对肾虚哮喘疗效显著。

2. 甘蔗山药粥：鲜生山药 100 克，甘蔗汁半小杯。将生山药去皮、切片，料理机打烂；加入甘蔗汁，用文火炖熟，温热服食，分 3 天服完，1 日 1 次。连服 3 日，可以止哮喘。

3. 蜂蜜白萝卜汁：白皮大萝卜 1 个，蜂蜜 100 克。把白皮大萝卜洗干净后，挖空中心，加入蜂蜜，放入大碗内，加清水蒸煮 20 分钟，熟透即可食用。每天食用 2 次，早晚各 1 次，适量服用。适用于急性哮喘之痰多、黏稠以及咳痰不爽者。

【实训】

1. 复习思考题

哮喘的临床分型和辨证要点有哪些？

2. 案例分析

（1）郑某，女，60 岁。3 天前因受凉出现发作性喘息，喉中痰鸣，在家自服舒弗美，症状未见明显减轻，胸闷，咳嗽，咳黄色黏痰，咯吐不利，面赤，汗出，口渴喜饮。神清，精神差，表情痛苦，端坐呼吸，喉间可闻及哮鸣音，舌质红，苔黄腻，脉滑数。既往有哮喘病史 30 余年。请根据以上现病史做出诊断分型，并列出适宜的治疗方案。

（2）陈某，63 岁。2 年前出现反复发作的喘息、呼吸困难，伴有黏痰，咳出不爽。严重时喉中有痰鸣声，胸中满闷，呕恶纳呆，口淡无味。舌淡苔白，脉滑。请根据以上现病史做出诊断分型，并列出适宜的治疗方案。

第七章 胃肠病证 ▷▷▷▷

第一节 胃痛

【教学要求】

1. 掌握胃痛的治疗原则、养疗技术；

2. 熟悉胃痛的病因病机、诊断和辨证要点；

3. 了解胃痛的概念。

【概念】

胃痛，又称胃脘痛，是胃脘近心窝处发生疼痛为主症的一种疾患。本病在脾胃肠病证中最多见，人群中发病率较高，中医药治疗效果颇佳。

本病证见于西医学中的急性胃炎、慢性胃炎、消化性溃疡、胃痉挛、胃下垂、胃黏膜脱垂症、胃神经官能症等疾病，可参照本节辨证论治。

【病因病机】

胃痛的病因主要为外感寒邪，饮食所伤，情志不遂，脾胃虚弱等。基本病机为胃气阻滞，胃络瘀阻，胃失所养，不通则痛。

1. 寒邪客胃：寒属阴邪，其性凝滞收引。气候寒冷，寒邪由口吸入；或脘腹受凉，寒邪直中；或服苦寒药太过；或寒湿伤中，致使寒凝气滞，胃气失和，胃气阻滞，不通则痛。

2. 饮食伤胃：饮食不节，暴饮暴食，损伤脾胃，饮食停滞，致使胃气失和，胃中气机阻滞，不通则痛；或五味过极，辛辣无度，或恣食肥甘厚味，或饮酒如浆，则伤脾碍胃，蕴湿生热，阻滞气机，以致胃气阻滞，不通则痛，皆可导致胃痛。

3. 肝气犯胃：忧思恼怒，情志不遂，肝失疏泄，肝郁气滞，横逆犯胃，以致胃气失和，胃气阻滞，即可发为胃痛。若胆病失于疏泄，胆腑通降失常，胆气不降，逆行犯胃，致胃气失和，肝胆胃气机阻滞，也可发生胃痛。若肝失疏泄，气机不畅，血行瘀滞，又可形成血瘀，兼见瘀血胃痛。

4. 脾胃虚弱：素体不足，或劳倦过度，或饮食所伤，或过服寒凉药物，或久病脾胃受损，均可引起脾胃虚弱，中焦虚寒，致使胃失温养，发生胃痛。若热病伤阴，或胃热火郁，灼伤胃阴，或久服香燥理气之品，耗伤胃阴，胃失濡养，也可引起胃痛。若肾阳不足，火不暖土，可致脾阳虚，而成脾肾阳虚，胃失温养之胃痛；若肾阴亏虚，肾水不能上济胃阴，可致胃阴虚，而成胃肾阴虚之胃痛。若脾阳不足，失于健运，湿邪内生，聚湿成痰成饮，蓄留胃脘，又可致痰饮胃痛。

【临床表现】

胃痛的部位在上腹部胃脘处，俗称心窝部。其疼痛的性质表现为胀痛、隐痛、刺痛、灼痛、闷痛、绞痛等，常因病因病机的不同而异，其中尤以胀痛、隐痛、刺痛常见。本病证常伴有食欲不振，恶心呕吐，吞酸嘈杂等症状。

【诊断要点】

1. 上腹胃脘部疼痛。

2. 常伴有食欲不振，胃脘痞闷胀满，恶心呕吐，吞酸嘈杂等胃气失和的症状。

3. 发病常由饮食不节，情志不遂，劳累，受寒等诱因引起。

4. 上消化道 X 线钡餐透视、纤维胃镜及病理组织学等检查，查见胃、十二指肠黏膜炎症、溃疡等病变，有助于诊断。

【辨证要点】

1. 辨寒热：寒证胃痛多见胃脘冷痛，因饮冷受寒而发作或加重，得热则痛减，遇寒则痛增，伴有面色苍白，口淡不渴，舌淡，苔白等症；热证胃痛多见胃脘灼热疼痛，进食辛辣燥热食物易于诱发或加重，喜冷恶热，胃脘得凉则舒，伴有口干口渴，大便干结，舌红，苔黄少津，脉数等症。

2. 辨虚实：虚证胃痛多见于久病体虚者，其胃痛隐隐，痛势徐缓而无定处，或摸之莫得其所，时作时止，痛而不胀或胀而时减，饥饿或过劳时易诱发疼痛或致疼痛加重，揉按或得食则疼痛减轻，伴有食少乏力，脉虚等症；实证胃痛多见于新病体壮者，其胃痛兼胀，表现胀痛、刺痛，痛势急剧而拒按，痛有定处，食后痛甚，伴有大便秘结，脉实等症。

3. 辨气血：初痛在气，久痛在血。胃痛且胀，以胀为主，痛无定处，时痛时止，常由情志不舒引起，伴胸脘痞满，喜叹息，得嗳气或矢气则痛减者，多属气分；胃痛久延不愈，其痛如刺如锥，持续不解，痛有定处，痛而拒按，伴食后痛增，舌质紫暗，舌下脉络紫暗迂曲者，多属血分。

【治疗原则】

胃痛的治疗，以理气和胃止痛为基本原则。旨在疏通气机，恢复胃腑和顺通降之性，通则不痛，从而达到止痛的目的。胃痛属实者，治以祛邪为主，根据寒凝、食停、气滞、郁热、血瘀、湿热之不同，分别用温胃散寒、消食导滞、疏肝理气、泄热和胃、活血化瘀、清热化湿诸法；属虚者，治以扶正为主，根据虚寒、阴虚之异，分别用温中益气、养阴益胃之法。虚实并见者，则扶正祛邪之法兼而用之。

【适宜养疗技术】

（一）中药辨证论治

1. 寒邪客胃

[症状] 胃痛暴作，甚则拘急作痛，得热痛减，遇寒痛增，口淡不渴，或喜热饮，苔薄白，脉弦紧。

[治法] 温胃散寒，理气止痛。

［方药］良附丸。

2. 饮食停滞

［症状］暴饮暴食后，胃脘疼痛，胀满不消，疼痛拒按，得食更甚，嗳腐吞酸，或呕吐不消化食物，其味腐臭，吐后痛减，不思饮食或厌食，大便不爽，得矢气及便后稍舒，舌苔厚腻，脉滑有力。

［治法］消食导滞，和胃止痛。

［方药］保和丸。

3. 肝气犯胃

［症状］胃脘胀满，攻撑作痛，脘痛连胁，胸闷嗳气，喜长叹息，大便不畅，得嗳气、矢气则舒，遇烦恼郁怒则痛作或痛甚，苔薄白，脉弦。

［治法］疏肝理气，和胃止痛。

［方药］柴胡疏肝散。

4. 肝胃郁热

［症状］胃脘灼痛，痛势急迫，喜冷恶热，得凉则舒，心烦易怒，泛酸嘈杂，口干口苦，舌红少苔，脉弦数。

［治法］疏肝理气，泄热和中。

［方药］丹栀逍遥散合左金丸。

5. 瘀血停滞

［症状］胃脘疼痛，痛如针刺刀割，痛有定处，按之痛甚，食后加剧，入夜尤甚，或见吐血、黑便，舌质紫暗或有瘀斑，脉涩。

［治法］活血化瘀，理气止痛。

［方药］失笑散合丹参饮。

6. 脾胃湿热

［症状］胃脘灼热疼痛，嘈杂泛酸，口干口苦，渴不欲饮，口甜黏浊，食甜食则冒酸水，纳呆恶心，身重肢倦，小便色黄，大便不畅，舌苔黄腻，脉滑数。

［治法］清热化湿，理气和中。

［方药］清中汤。

7. 胃阴亏虚

［症状］胃脘隐隐灼痛，似饥而不欲食，口燥咽干，口渴思饮，消瘦乏力，大便干结，舌红少津或光剥无苔，脉细数。

［治法］养阴益胃，和中止痛。

［方药］益胃汤合芍药甘草汤。

8. 脾胃虚寒

［症状］胃痛隐隐，绵绵不休，冷痛不适，喜温喜按，空腹痛甚，得食则缓，劳累或食冷或受凉后疼痛发作或加重，泛吐清水，食少，神疲乏力，手足不温，大便溏薄，舌淡苔白，脉虚弱。

［治法］温中健脾，和胃止痛。

［方药］黄芪建中汤。

（二）推拿疗法

［选穴及部位］胃脘部、背部、胁肋部、章门、期门、天突、中脘、天枢、气海、关元、肺俞、心俞、膈俞、脾俞、胃俞、大肠俞、三焦俞、八髎、手三里、内关、合谷、足三里、阿是穴。

［主要手法］一指禅推法、摩法、按揉法、点法、搓法、抖法、擦法、推法。

［操作方法］

（1）患者取仰卧位，术者立于其体侧，摩胃脘部约 3 分钟。继以轻快的一指禅推法在阿是穴处操作 2 分钟。重点按揉中脘、气海穴，每穴 1 分钟。指按揉足三里、手三里、内关、合谷穴，每穴 1~2 分钟，以酸胀为度。搓两胁肋部 1~2 分钟。

（2）患者俯卧位，医者立于其头侧。用双手掌根在背部脊柱两侧沿膀胱经推至三焦俞 1~2 分钟。指按揉肺俞、心俞、膈俞、脾俞、胃俞、大肠俞、三焦俞，每穴 1~2 分钟，以酸胀为度。用擦法沿背部膀胱经操作数遍，以透热为度。

（三）刮痧疗法

1. 寒邪客胃

［选穴］中脘至脐中、内关、梁丘、足三里、公孙。

［刮拭顺序］先刮腹部中脘至脐中重刮中脘，再刮前臂内关，然后刮下肢内侧公孙，最后从梁丘刮至足三里。

［刮拭方法］在需刮痧部位涂抹适量刮痧油，使用泻法。用刮板角自中脘穴向下刮至脐中 30 次左右，中脘穴加强，不一定出痧。双侧前臂前区内关穴以角点刮 30 次左右，皮肤变红为宜。再以角点刮双侧趾区公孙穴 30 次左右。最后双侧梁丘至足三里从上到下刮拭皮肤变红为宜，梁丘和足三里加强。

2. 饮食停滞

［选穴］天枢、足三里、内关、里内庭、下脘至脐中、阴陵泉。

［刮拭顺序］先刮腹部下脘至脐中、天枢，再刮前臂内关，然后刮下肢阴陵泉，足三里最后刮里内庭。

［刮拭方法］在需刮痧部位涂抹适量刮痧油。使用泻法。用刮板角自下脘穴向下刮至脐中 30 次左右，再由下脘旁开 2 寸刮至天枢穴，天枢穴加强。双侧前臂内关穴用刮角板以角点刮 30 次左右。双下肢内侧阴陵泉以角点刮 30 次左右。然后用刮角板从双下肢外侧自足三里向下刮至解溪穴，足三里加强。最后以角点刮内庭穴 30 次左右。

3. 肝气犯胃

［选穴］足三里、中脘、太冲、期门、内关、膻中。

［刮拭顺序］先刮胸腹部膻中至中脘，再刮胁部期门，然后刮前臂内关，再刮下肢足三里，最后刮足背的太冲穴。

［刮拭方法］在需刮痧部位涂抹适量刮痧油。使用泻法。用刮板角胸由腹部膻中穴

至中脘刮拭 30 次左右。胁部期门部位用刮板角在第 6 肋间隙横向局部刮拭以皮肤发红为宜。然后双侧以内关穴、足三里的顺序用刮角板点刮 30 次左右。双侧下肢内侧肝经自上而下刮拭 30 次。最后用刮角板在双侧足背沿肝经自行间穴刮至太冲穴，太冲穴加强。

4. 胃热炽盛

［选穴］上脘、梁丘、行间、内庭、合谷、三阴交。

［刮拭顺序］先刮腹部上脘，再刮手背合谷，然后刮下肢内侧三阴交，再刮膝部梁丘，最后刮足背部行间、内庭。

［刮拭方法］在需刮痧部位涂抹适量刮痧油。使用泻法。由腹部上脘自上而下刮至脐中 30 次左右。双侧手背合谷穴以角点刮皮肤泛红为宜。再刮双侧下肢内侧从阴陵泉刮至三阴交不一定出痧，三阴交加强。然后从双下肢梁丘穴刮至足三里，重刮梁丘。最后双侧足背从行间到内庭横向刮拭 30 次左右。

5. 瘀阻胃络

［选穴］中脘、足三里、内关、膈俞、期门、公孙、三阴交。

［刮拭顺序］先刮背部膈俞，再刮腹部中脘，胁部期门，然后刮前臂内关，接着刮下肢内侧三阴交，公孙，最后刮下肢外侧足三里。

［刮拭方法］在需刮痧部位涂抹适量刮痧油。使用泻法。先刮背部后正中线旁开 1.5 寸双侧从膈俞穴自上而下刮至肝俞，膈俞重刮。腹部任脉从上脘向下刮至脐中，中脘加强。双侧胁部期门穴横向刮拭 30 次左右。双侧前臂内关穴以角点刮 30 次。然后从双下肢阴陵泉向下刮至三阴交 30 次，不一定出痧，三阴交加强。再以角点刮双侧公孙穴 30 次。最后从双侧下肢外侧的足三里向下刮至解溪穴，足三里加强。

6. 胃阴亏虚

［选穴］脾俞至胃俞、中脘、章门、内关、足三里、血海、三阴交。

［刮拭顺序］先刮背部脾俞至胃俞，再刮腹部中脘、胁部章门，然后刮前臂内关，刮下肢血海至三阴交，最后刮足三里。

［刮拭方法］在需刮痧部位涂抹适量刮痧油。使用补法。从背部后正中线旁开 1.5 寸双侧自脾俞刮至胃俞，出痧为止。再刮腹部自中脘刮至脐中，中脘穴重刮。双侧章门穴处横向刮拭 30 次。前臂内关穴以角点刮 30 次。再从双下肢内侧血海向下刮至三阴交 30 次左右，三阴交加强，不一定出痧。最后刮双侧下肢从足三里到解溪穴 30 次，足三里加强。

7. 脾胃虚寒

［选穴］脾俞至胃俞，中脘、章门、内关、公孙、关元至气海。

［刮拭顺序］先刮背部脾俞至胃俞，再刮腹部中脘、章门、关元至气海，然后刮前臂内关，最后刮足部公孙。

［刮拭方法］在需刮痧部位涂抹适量刮痧油。使用补法。先刮双侧背部督脉旁开 1.5 寸膀胱经从上到下刮拭 30 次，重刮脾俞至胃俞。再刮腹部从上脘至脐中，中脘加强 30 次左右。双侧章门穴横向刮拭 30 次左右，再从脐中刮至关元穴，重刮关元到气

海。双侧前臂内关以角点刮 30 次左右。最后刮双侧趾区内自太白穴至公孙，重刮公孙穴。

（四）拔罐疗法

1. 留罐法

［选穴］中脘、天枢、足三里、背俞穴。

［操作方法］患者取仰卧或俯卧位，选择合适口径的玻璃火罐，以闪火法在上述穴位拔罐，留罐 10 ~ 15 分钟，一天 1 ~ 2 次，皮肤会出现紫红色瘀血。

2. 走罐法

［选穴］背部督脉及足太阳膀胱经的内侧循行线。

［操作方法］患者取俯卧位，充分暴露背部，在背部涂适量的润滑油，选择合适口径的玻璃火罐，用闪火法将罐吸拔于背部（负压不宜过大），沿着背部督脉及足太阳膀胱经的内侧循行线来回推动火罐，至皮肤出现红色瘀血现象为度，起罐后擦净皮肤上的油迹。

（五）针刺疗法

［主穴］中脘、足三里、内关、公孙。

［配穴］寒邪犯胃配梁丘、胃俞；饮食伤胃配下脘、梁门；肝气犯胃配太冲、期门；瘀血停胃配三阴交、膈俞；脾胃虚寒配脾俞、关元；胃阴不足配胃俞、内庭。

［方义］本病病位在胃，中脘为胃之募、腑之会，穴居胃脘部，故可健运中州，调理胃气；足三里为胃的下合穴，可通调胃气，两穴远近相配，可通调腑气，和胃止痛，凡胃脘疼痛，不论寒热虚实，均可使用；内关为手厥阴心包经的络穴，又为八脉交会穴，通于阴维脉，"阴维为病苦心痛"，可畅达三焦气机，理气降逆，和胃止痛；公孙为足太阴脾经的络穴，可调脾胃，平逆止痛，与内关相配，专治心、胸、胃的病证。

（六）灸疗法

1. 寒邪客胃

［选穴］主穴：中脘、足三里、内关、梁门、公孙；配穴：胃酸过多加阳陵泉。

［施灸方法］

（1）温和灸：点燃艾条后，悬于穴位之上，艾火距离皮肤 2 ~ 3 厘米进行熏烤。火力温和缓慢透入皮下。每穴灸 15 分钟，至皮肤稍起红晕即可，各穴依次施灸，每日 1 ~ 2 次。

（2）艾炷无瘢痕灸：施灸穴位上涂敷少许凡士林油，选用中小艾炷，穴下产生刺激感时清除艾炷，一般连续灸 5 壮，穴下皮肤充血红晕为度，各穴依次施灸。

（3）隔姜灸：用 2 ~ 3 毫米的姜片，中穿数孔，上置艾绒做成花生米大小的艾炷，每穴 5 ~ 7 壮，每日 1 次或隔日 1 次，7 ~ 10 天 1 个疗程。

（4）温针灸：每次选取 2～4 个穴位，每穴灸 10～15 分钟，每日 1 次，5 天 1 个疗程，每疗程间隔 3 天。

（5）吴茱萸敷灸：取吴茱萸末 1.5 克，醋调敷脐中，每日 1 换。

2. 饮食停滞

[选穴]　主穴：内关、中脘、足三里、梁门。

[施灸方法]

（1）温和灸：点燃艾条后，悬于穴位之上，艾火距离皮肤 2～3 厘米进行熏烤。火力温和缓慢透入皮下。每穴灸 15 分钟，至皮肤稍起红晕即可，各穴依次施灸，每日 1～2 次。

（2）雀啄灸：将点燃的艾条对准施灸穴位，一上一下的摆动，每穴每次灸 3～5 分钟，每日 1 次。

（3）复方大黄膏敷灸：取大黄、黄芩、黄柏、栀子、香附、厚朴、延胡索、郁金各 15 克。用姜汁调成糊状，敷于上脘、中脘、下脘，每日 1 次。

3. 脾胃虚寒

[选穴]　主穴：脾俞、胃俞、中脘、足三里、气海、关元；配穴：大便稀溏加神阙、天枢；恶心呕吐加内关。

[施灸方法]

（1）温和灸：点燃艾条后，悬于穴位之上，艾火距离皮肤 2～3 厘米进行熏烤。火力温和缓慢透入皮下。每穴灸 15 分钟，至皮肤稍起红晕即可，各穴依次施灸，每日 1～2 次。

（2）雀啄灸：将点燃的艾条对准施灸穴位，一上一下的摆动，每穴每次灸 3～5 分钟，每日 1 次。

（3）隔盐灸神阙：神阙隔盐灸 3～5 壮，以脐部有明显温热感向腹中扩散为宜，每日 1 次，5～7 次为 1 个疗程，每疗程间隔 5 天。

（4）温针灸：每次选取 2～4 个穴位，每穴灸 10～15 分钟，每日 1 次，5 天 1 个疗程，每疗程间隔 3 天。

（5）艾炷隔附片灸：每次选 3～5 穴，每穴 5～7 壮，每日 1 次或隔日 1 次，7～10 天 1 个疗程。

（七）食疗法

1. 寒邪客胃食疗方

（1）牛奶姜汁：牛奶 150～200 毫升，姜汁 1 汤匙，白糖适量。将上 2 味加白糖，放瓦盅内，隔水炖服，每日 2 次。

（2）胡椒葱汤：胡椒粉 1 克，葱白 3 克，姜 6 克。先烧开水，下姜、葱白，煮沸即成。用热姜葱汤，送服胡椒粉，或将胡椒粉放入姜葱汤中即成。胃痛时将汤热饮即可缓解。

2. 饮食伤胃食疗方

桂皮山楂汤：桂皮 6 克，山楂肉 10 克，红糖 30 克。先用水煎山楂肉 15 分钟，后入桂皮，待山楂肉将熟熄火，滤汁入红糖，调匀即可。趁热饮服。

3. 肝气犯胃食疗方

胡萝卜佛手芹菜汤：取猪瘦肉、胡萝卜、芹菜适量，佛手10克，洗净后加水煮汤，少量频频服用。

4. 脾胃虚寒食疗方

健脾养胃粥：党参15克，茯苓15克，白术15克，干姜6克，粳米100克。先将药材洗净，加水适量煎煮30分钟后去渣留汁，加入粳米煮粥食用。

【实训】

1. 复习思考题

胃痛的临床分型和辨证要点有哪些？

2. 案例分析

（1）金某，13岁。一日前暴饮暴食后数小时出现胃脘胀闷，疼痛拒按，嗳腐吞酸，继而呕吐，吐后痛减，不思饮食，大便不爽，舌苔厚腻，脉滑有力。请根据以上现病史做出诊断分型，并列出适宜的治疗方案。

（2）某男，64岁，2010年2月11日初诊。因胃痛反复10年而就诊。每于心情不佳时出现胃脘胀痛，甚则后背疼痛，餐后加重，无反酸烧心，大便溏泄每日2次，乏力，咽中异物感，舌淡暗，苔白，脉左沉细弦，右沉细无力。血压150/90mmHg。心肺正常，全腹平软，肝脾未触及肿大，胃脘部轻压痛，无反跳痛。胃镜提示：慢性浅表性胃炎。请根据以上现病史做出诊断分型，并列出适宜的治疗方案。

第二节　便秘

【教学要求】

1. 掌握便秘常见证候的特点及养疗技术；
2. 熟悉便秘的病因病机、辨证要点、治疗原则；
3. 了解便秘的定义。

【概念】

便秘是指由于大肠传导功能失常导致的以大便排出困难，排便时间或排便间隔时间延长为临床特征的一种大肠病证。

便秘既是一种独立的病证，也是一个在多种急慢性疾病过程中经常出现的症状，本节仅讨论前者。中医药对本病证有着丰富的治疗经验和良好的疗效。

西医学中的功能性便秘，即属本病范畴，肠易激综合征、肠炎恢复期、直肠及肛门疾病所致之便秘，药物性便秘，内分泌及代谢性疾病所致的便秘，以及肌力减退所致的便秘等，可参照本节辨证论治。

【病因病机】

便秘的病因是多方面的，其中主要有外感寒热之邪，内伤饮食情志，病后体虚，阴阳气血不足等。病位在大肠，并与脾胃肺肝肾密切相关。基本病机是邪滞大肠，腑气闭塞不通或肠失温润，推动无力，导致大肠传导功能失常。归纳起来，大致可分如下几个方面：

1. 肠胃积热：素体阳盛，或热病之后，余热留恋，或肺热肺燥，下移大肠，或过食醇酒厚味，或过食辛辣，或过服热药，均可致肠胃积热，耗伤津液，肠道干涩失润，粪质干燥，难于排出，形成所谓"热秘"。

2. 气机郁滞：忧愁思虑，脾伤气结；或抑郁恼怒，肝郁气滞；或久坐少动，气机不利，均可导致腑气郁滞，通降失常，传导失职，糟粕内停，不得下行，或欲便不出，或出而不畅，或大便干结而成气秘。

3. 气虚阳衰：饮食劳倦，脾胃受损；或素体虚弱，阳气不足；或年老体弱，气虚阳衰；或久病产后，正气未复；或过食生冷，损伤阳气；或苦寒攻伐，伤阳耗气，均可导致气虚阳衰，气虚则大肠传导无力，阳虚则肠道失于温煦，阴寒内结，便下无力，使排便时间延长，形成便秘。

4. 阴亏血少：病后产后，阴血虚少；或失血夺汗，伤津亡血；或年高体弱，阴血亏虚；或过食辛香燥热，损耗阴血，均可导致阴亏血少，血虚则大肠不荣，阴亏则大肠干涩，肠道失润，大便干结，便下困难，而成便秘。

上述各种病因病机之间常常相兼为病，或互相转化。

【临床表现】

本病主要临床特征为大便排出困难，排便时间或排便间隔时间延长。其表现或粪质干硬，排出困难，排便时间、排便间隔时间延长，大便次数减少，常三五日或七八日，甚至更长时间解一次大便，每次解大便常需半小时或更长时间，常伴腹胀腹痛，头晕头胀，嗳气食少，心烦失眠等症；或粪质干燥坚硬，排出困难，排便努挣导致肛裂、出血，日久还可引起痔疮；或粪质并不干硬，也有便意，但排便无力，排出不畅，常需努挣，排便时间延长，多伴有汗出、气短乏力、心悸头晕等症状。由于燥屎内结，可在左下腹扪及质地较硬的条索状包块，排便后消失。本病起病缓慢，多属慢性病，多发于中老年和女性。

【诊断要点】

1. 大便排出困难，排便时间或排便间隔时间延长，粪质多干硬。起病缓慢，多属慢性病变过程。

2. 常伴有腹胀腹痛，头晕头胀，嗳气食少，心烦失眠，肛裂、出血、痔疮，以及汗出，气短乏力，心悸头晕等症状。

3. 发病常与外感寒热，内伤饮食情志，脏腑失调，坐卧少动，年老体弱等因素有关。

4. 纤维结肠镜等有关检查，常有助于便秘的诊断和鉴别诊断。

【辨证要点】

辨寒热虚实：粪质干结，排出艰难，舌淡苔白滑，多属寒；粪质干燥坚硬，便下困难，肛门灼热，舌苔黄燥或垢腻，则属热；年高体弱，久病新产，粪质不干，欲便不出，便下无力，心悸气短，腰膝酸软，四肢不温，舌淡苔白，或大便干结，潮热盗汗，舌红无苔，脉细数，多属虚；年轻气盛，腹胀腹痛，嗳气频作，面赤口臭，舌苔厚，多属实。

【治疗原则】

根据便秘实证邪滞大肠，腑气闭塞不通；虚证肠失温润，推动无力，导致大肠传导功能失常的基本病机，其治疗当分虚实而治，原则是实证以祛邪为主，据热、冷、气秘之不同，分别施以泻热、温散、理气之法，辅以导滞之品，标本兼治，邪去便通；虚证以养正为先，依阴阳气血亏虚的不同，主用滋阴养血、益气温阳之法，酌用甘温润肠之药，标本兼治，正盛便通。六腑以通为用，大便干结，解便困难，可用下法，但应在辨证论治基础上以润下为基础，个别证型虽可暂用攻下之药，也以缓下为宜，以大便软为度，不得一见便秘，便用大黄、芒硝、巴豆、牵牛之属。

【适宜养疗技术】

（一）中药辨证论治

1. 实秘

（1）肠胃积热（热秘）

［症状］大便干燥结硬，便下困难，肛门灼热，腹胀腹痛，面红身热，口干口臭，心烦不安，小便短赤，舌红苔黄燥或垢腻，脉滑数。

［治法］泻热导滞，润肠通便。

［方药］麻子仁丸。或用番泻叶 3~9 克开水泡服，代茶随意饮用。

（2）气机郁滞（气秘）

［症状］大便干结，或不甚干结，欲便不得出，或便而不畅，肠鸣矢气，腹中胀痛，胸胁满闷，嗳气频作，饮食减少，舌苔薄腻，脉弦。

［治法］顺气导滞。

［方药］六磨汤。

（3）阴寒积滞（冷秘）

［症状］大便艰涩，腹痛拘急，胀满拒按，胁下偏痛，手足不温，呃逆呕吐，舌苔白腻，脉弦紧。

［治法］温里散寒，通便导滞。

［方药］大黄附子汤。

2. 虚秘

（1）气虚

［症状］粪质并不干硬，也有便意，但临厕排便困难，需努挣方出，挣得汗出短气，便后乏力，体质虚弱，面白神疲，肢倦懒言，舌淡苔白，脉弱。

［治法］补气润肠，健脾升阳。

［方药］黄芪汤。若气虚下陷脱肛者，则用补中益气汤；若肺气不足者，可加用生脉散；若日久肾气不足，可用大补元煎。

（2）血虚

［症状］大便干结，排出困难，面色无华，心悸气短，健忘，口唇色淡，脉细。

[治法] 养血润肠。

[方药] 润肠丸。若血虚已复，大便仍干燥者，可用五仁丸润滑肠道。

（3）阴虚

[症状] 大便干结，如羊屎状，形体消瘦，头晕耳鸣，心烦失眠，潮热盗汗，腰酸膝软，舌红少苔，脉细数。

[治法] 滋阴润肠通便。

[方药] 增液汤。若胃阴不足，口干口渴者，可用益胃汤；若肾阴不足，腰酸膝软者，可用六味地黄丸。

（4）阳虚

[症状] 大便或干或不干，皆排出困难，小便清长，面色㿠白，四肢不温，腹中冷痛，得热痛减，腰膝冷痛，舌淡苔白，脉沉迟。

[治法] 温阳润肠。

[方药] 济川煎。若老人虚冷便秘，可用半硫丸；若脾阳不足，中焦虚寒，可用理中汤加当归、芍药；若肾阳不足，尚可选用金匮肾气丸或右归丸。

（二）推拿疗法

[选穴及部位] 中脘、天枢、大横、下腹部；肝俞、脾俞、胃俞、肾俞、大肠俞、八髎、长强。

[主要手法] 一指禅推法、摩法、推法、按法、揉法等。

[操作方法]

（1）患者取仰卧位，术者立于其体侧，一指禅推中脘、天枢、大横，刺激量宜轻，每穴1分钟；顺时针摩腹，时间约8分钟。

（2）患者俯卧位，医者立于其体侧。一指禅推或以推法沿脊柱两侧从肝俞、脾俞到八髎往返施术，手法宜轻，时间约5分钟；按揉肾俞、大肠俞、八髎、长强，刺激量宜轻，每穴1分钟。

（三）刮痧疗法

[选穴] 中脘、天枢、大横，下腹部；肝俞、脾俞、胃俞、肾俞、大肠俞、八髎。

[刮拭顺序] 先刮背部俞穴，再刮中脘、天枢、大横，最后刮拭足三里。

[刮拭方法] 在需刮痧部位涂抹适量刮痧油。患者取俯卧位，医者一手持刮痧板，一手扶患者，用刮板棱角刮拭。以刮肝俞、脾俞、肾俞、八髎及椎旁两侧肌群为主。以局部皮肤发红发热或出痧为度。

（四）拔罐疗法

1. 留罐法

[选穴] 实证：天枢、支沟、上巨虚、期门；虚证：大肠俞、天枢、上巨虚、气海、神阙。

［操作方法］患者取坐位，选用口径合适的玻璃火罐，以闪火法在上述穴位拔罐，留罐 15 分钟，每日 1 次，3 次为 1 疗程。

2. 针罐法

［选穴］大椎、天枢、曲池、水道。

［操作方法］患者取坐位，先以针点刺大椎穴，后再选用中口径玻璃罐以闪火法吸拔诸穴 20 分钟，每日 1 次。

（五）针刺疗法

1. 实证

［主穴］天枢、曲池、内庭、支沟。

［配穴］胃肠燥热加合谷、尺泽；气滞加太冲、阳陵泉。

［方义］天枢为大肠募穴，可疏调肠腑、使肠道传导功能恢复正常；曲池清泄大肠热邪；内庭为胃经荥穴，可散肠胃积热；支沟可疏利三焦、通腑降逆。

2. 虚证

［主穴］大肠俞、天枢、支沟、上巨虚。

［配穴］血虚加脾俞、足三里、膈俞；阳虚加肾俞、命门、大横、（灸）神阙；气虚加肺俞、脾俞、足三里；阴虚加大溪、照海。

［方义］大肠俞乃大肠腑气转输之处，可理气降逆，调和肠胃；天枢为大肠募穴，俞募相配，疏通腑气；上巨虚是大肠下合穴，募合相配，调理肠腑；支沟通调腑气。

（六）灸疗法

1. 冷秘

［选穴］主穴：气海、神阙、肾俞、关元俞、大肠俞。

［施灸方法］

（1）温和灸：点燃艾条后，悬于穴位之上，艾火距离皮肤 2 ~ 3 厘米进行熏烤。火力温和缓慢透入皮下。每穴灸 10 ~ 15 分钟，至皮肤稍起红晕即可，各穴依次施灸。

（2）艾炷无瘢痕灸：施灸穴位上涂敷少许凡士林油，选用中小艾炷，穴下产生强烈刺激感时清除艾炷，一般连续灸 3 ~ 5 壮，穴下皮肤充血红晕为度，各穴依次施灸。

（3）隔姜灸：用 2 ~ 3 毫米厚的姜片，中穿数孔，上置艾绒做成花生米大小的艾炷，每穴 5 ~ 7 壮，每日 1 次或隔日 1 次，7 ~ 10 天 1 个疗程。

（4）温针灸：每次选 2 ~ 4 穴，各灸 15 分钟，隔日 1 次，5 次 1 个疗程。

（5）隔盐灸神阙：选神阙穴，用食盐填满，上置艾炷，每次每穴 5 ~ 7 壮，隔日灸 1 次，5 ~ 7 次为 1 个疗程。

2. 虚秘

［选穴］主穴：脾俞、足三里、三阴交、气海、太白。

［施灸方法］

（1）温和灸：将艾条距皮肤 3 厘米左右进行熏烤，使火力温和缓慢透入皮下，每穴灸 10 ~ 15 分钟，至皮肤稍起红晕，每日 1 次，5 ~ 7 天为 1 疗程。

（2）隔姜灸（或蒜灸）：用 2 ~ 3 毫米厚的姜片（或蒜片），中穿数孔，上置艾绒做成花生米大小的艾炷，每穴 5 ~ 7 壮，每日 1 次或隔日 1 次，7 ~ 10 天 1 个疗程。

（3）艾炷无瘢痕灸：用凡士林油敷施灸穴位，上置中等大小艾炷，当皮肤感觉灼痛时即更换新的艾炷，连灸 3 ~ 5 壮，以穴下皮肤充血红晕为度。

（4）葱豉膏敷灸：取连须葱白 50 克，淡豆豉 30 粒，生姜 30 克，食盐 10 克，共捣烂，制成药饼，置火上烘热，敷灸神阙穴，冷后再换。

（七）食疗法

1. 热秘

（1）冰糖香蕉泥：用香蕉一两根去皮，加冰糖适量，隔水炖服，每日 2 次，连服数日有效。

（2）蜂蜜甘蔗汁：蜂蜜、甘蔗汁各 1 杯，拌匀，每日早晚空腹服。

2. 血虚便秘

（1）芝麻桑桃泥：黑芝麻、桑椹、胡桃仁各 100 克，捣烂后用蜂蜜 150 克适量调匀，每次服二三汤匙，空腹时开水送服，每天 3 次，连服数天。

（2）首乌红枣粥：何首乌 30 克，红枣 10 枚，冰糖适量，粳米 60 克。先将何首乌水煎取药汁，再与红枣、粳米共煮煮粥，粥成入冰糖，溶化后服食。

3. 气秘

（1）黄芪玉竹煲兔肉：黄芪、玉竹各 30 克，兔肉适量，加水煮熟，盐调味服食。用于气虚便秘。

（2）槟榔粥：槟榔片 15 片，煎水取渣取汁，与粳米 100 克煮粥，熟后调入蜂蜜 20 克，每日分 2 次食用。用于气滞便秘。

4. 阳秘

（1）红薯泥：红薯 500 克削皮切块后，加清水适量煮，待熟变软后，加入红糖 50 克，生姜 5 片，再煮片刻即可食用。

（2）芝麻核桃粉：黑芝麻、核桃仁各等份，炒熟，研成细末，装于瓶内，每日 1 次，每次 30 克，加蜂蜜适量，温水调服。

【实训】

1. 复习思考题

便秘的临床分型和辨证要点有哪些？

2. 案例分析

蔡某，52 岁。近 3 个月来反复出现排便困难，大便干结，状如羊粪，口干少津，神疲纳差，舌红苔少，脉细数。请根据以上现病史做出诊断分型，并列出适宜的治疗方案。

第八章 心脑病证 ▷▷▷

第一节 胸痹

【教学要求】

1. 熟悉胸痹的定义；

2. 掌握胸痹治法、方药；

3. 重点掌握胸痹的病机、诊断要点、中医辨证及常用养疗方法。

【概念】

胸痹是由于正气亏虚，饮食、情志、寒邪等所引起的以痰浊、瘀血、气滞、寒凝痹阻心脉，以膻中或左胸部发作性憋闷、疼痛为主要临床表现的一种病证。

【病因病机】

1. 外因：寒邪内侵，素体阳虚，胸阳不振，阴寒之邪乘虚而入，寒凝气滞，胸阳不展，血行不畅，而发本病。

2. 内因：①年老体虚，本病多发于中老年人；②饮食不当，恣食肥甘厚味或经常饱餐过度；③情志失调，忧思伤脾，或郁怒伤肝，肝郁气滞，郁久化火，灼津成痰，气滞痰浊痹阻心脉，而成胸痹心痛。由于肝气通于心气，肝气滞则心气涩，所以七情太过，是引发本病的常见原因。

【临床表现】

胸痹以胸闷、心痛、短气为主要证候特征。多发于 40 岁以上的中老年人，表现为胸骨后或左胸发作性闷痛、不适，甚至剧痛向左肩背沿手少阴心经循行部位放射，持续时间短暂，常由情志刺激、饮食过饱、感受寒冷、劳倦过度而诱发，亦可在安静时或夜间无明显诱因而发病。多伴有短气乏力，自汗心悸，甚至喘促，脉结代。多数患者休息或除去诱因后症状可以缓解。亦可表现为灼痛、绞痛、刺痛或隐痛、含糊不清的不适感等，持续时间多为数秒钟至 15 分钟之内。若疼痛剧烈，持续时间长达 30 分钟以上，休息或服药后仍不能缓解，伴有面色苍白，汗出，肢冷，脉结代，甚至旦发夕死，夕发旦死，为真心痛的证候特征。

本病舌象、脉象表现多种多样，但因临床以气虚、阳虚、血瘀、痰浊的病机为多，故以相应的舌象、脉象多见。

【诊断要点】

1. 左侧胸膺或膻中处突发憋闷而痛，疼痛性质为灼痛、绞痛、刺痛或隐痛、含糊不清的不适感等，疼痛常可窜及肩背、前臂、咽喉、胃脘部等，甚者可由手少阴、手厥阴经循行部位窜至中指或小指，常兼心悸。

2. 突然发病，时作时止，反复发作；持续时间短暂，一般几秒至数十分钟，经休息或服药后可迅速缓解。

3. 多见于中年以上，常因情志波动，气候变化，多饮暴食，劳累过度等而诱发。亦有无明显诱因或安静时发病者。

【辨证要点】

1. 辨疼痛部位：局限于胸膺部位，多为气滞或血瘀；放射至肩背、咽喉、脘腹，甚至臂属、手指者，为痹阻较著；胸痛彻背、背痛彻心者，多为寒凝心脉或阳气暴脱。

2. 辨疼痛性质：属寒者，疼痛如绞，遇寒则发，或得冷加剧；属热者，胸闷、灼痛，得热痛甚；属虚者，痛势较缓，其痛绵绵或隐隐作痛，喜揉喜按；属实者，痛势较剧，其痛如刺、如绞；属气滞者，闷重而痛轻；属血瘀者，痛如针刺，痛有定处。

3. 辨疼痛程度：疼痛持续时间短暂，瞬间即逝者多轻，持续不止者多重，若持续数小时甚至数日不休者常为重病或危候。一般疼痛发作次数与病情轻重程度呈正比，即偶发者轻，频发者重。但亦有发作次数不多而病情较重的情况，必须结合临床表现，具体分析判断。

4. 辨预后顺逆：若疼痛遇劳发作，休息或服药后能缓解者为顺证，若服药后难以缓解者常为危候。

【治疗原则】

1. 针对本病本虚标实，虚实夹杂，发作期以标实为主，缓解期以本虚为主的病机特点，其治疗应补其不足，泻其有余。本虚宜补，权衡心之气血阴阳之不足，有无兼见肝、脾、肾脏之亏虚，调阴阳补气血，调整脏腑之偏衰，尤应重视补心气、温心阳；标实当泻，针对气滞、血瘀、寒凝、痰浊而理气、活血、温通、化痰，尤重活血通络、理气化痰。做到补虚勿忘祛实，祛实勿忘补虚，权衡标本虚实之多少，确定补泻法度之适宜。

2. 在胸痹的治疗中，尤其在真心痛的治疗时，在发病的前三四天内，警惕并预防脱证的发生，对减少死亡率，提高治愈率更为重要。必须辨清证候之顺逆，一旦发现脱证之先兆，如疼痛剧烈，持续不解，四肢厥冷，自汗淋漓，神萎或烦躁，气短喘促，脉或速或迟或结或代或脉微欲绝等必须尽早使用益气固脱之品，中西医结合救治。

【适宜养疗技术】

（一）中药辨证论治

1. 寒凝心脉

[症状] 卒然心痛如绞，或心痛彻背，背痛彻心，或感寒痛甚，心悸气短，形寒肢冷，冷汗自出，苔薄白，脉沉紧或促。多因气候骤冷或感寒而发病或加重。

[治法] 温经散寒，活血通痹。

[方药] 当归四逆汤。若疼痛剧烈，心痛彻背，背痛彻心，痛无休止，伴有身寒肢冷，气短喘息，脉沉紧或沉微者，为阴寒极盛的胸痹重证，治以温阳逐寒止痛，方用乌

头赤石脂丸。苏合香丸或冠心苏合香丸,芳香化浊,理气温通开窍,发作时含化可即速止痛。

2. 气滞心胸

[症状] 心胸满闷不适,隐痛阵发,痛无定处,时欲太息,遇情志不遂时容易诱发或加重,或兼有脘腹胀闷,得嗳气或矢气则舒,苔薄或薄腻,脉细弦。

[治法] 疏调气机,和血舒脉。

[方药] 柴胡疏肝散。若兼有脘胀、嗳气、纳少等脾虚气滞的表现,可用逍遥散疏肝行气,理脾和血。若气郁日久化热,心烦易怒,口干,便秘,舌红苔黄,脉数者,用丹栀逍遥散疏肝清热。如胸闷心痛明显,为气滞血瘀之象,可合用失笑散,以增强活血行瘀、散结止痛之作用。

3. 痰浊闭阻

[症状] 胸闷重而心痛轻,形体肥胖,痰多气短,遇阴雨天而易发作或加重,伴有倦怠乏力,纳呆便溏,口黏,恶心,咳吐痰涎,苔白腻或白滑,脉滑。

[治法] 通阳泄浊,豁痰开结。

[方药] 瓜蒌薤白半夏汤加味。

4. 瘀血痹阻

[症状] 心胸疼痛剧烈,如刺如绞,痛有定处,甚则心痛彻背,背痛彻心,或痛引肩背,伴有胸闷,日久不愈,可因暴怒而加重,舌质暗红,或紫暗,有瘀斑,舌下瘀筋,苔薄,脉涩或结、代、促。

[治法] 活血化瘀,通脉止痛。

[方药] 血府逐瘀汤。

5. 心气不足

[症状] 心胸阵阵隐痛,胸闷气短,动则益甚,心中动悸,倦怠乏力,神疲懒言,面色㿠白,或易出汗,舌质淡红,舌体胖且边有齿痕,苔薄白,脉细缓或结代。

[治法] 补养心气,鼓动心脉。

[方药] 保元汤。

6. 心阴亏损

[症状] 心胸疼痛时作,或灼痛,或隐痛,心悸怔忡,五心烦热,口燥咽干,潮热盗汗,舌红少泽,苔薄或剥,脉细数或结代。

[治法] 滋阴清热,养心安神。

[方药] 天王补心丹。

7. 心阳不振

[症状] 胸闷或心痛较著,气短,心悸怔忡,自汗,动则更甚,神倦怯寒,面色㿠白,四肢欠温或肿胀,舌质淡胖,苔白腻,脉沉细迟。

[治法] 补益阳气,温振心阳。

[方药] 参附汤合桂枝甘草汤。

（二）推拿疗法

［选穴及部位］胸背部、胁肋部、四肢部，膻中、大包、关元、厥阴俞、心俞、膈俞、内关、神门、合谷、血海、三阴交、太冲。

［主要手法］一指禅推法、点法、擦法、按法、揉法、搓法等。

［操作方法］

（1）患者取仰卧位，术者立于其体侧。治疗以左侧为主，右侧为辅。以一指禅推、竖擦胸骨部，从天突至鸠尾，操作 3~5 分钟。点按、按揉膻中、大包穴各约 1 分钟。用点法、按法、揉法作用于内关、神门、合谷、血海、三阴交、太冲，每穴约 1 分钟。拿四肢 2~3 分钟。横擦上胸部，以透热为度。

（2）患者俯卧位，医者立于其体侧。点按、按揉心俞、厥阴俞、膈俞，每穴 1 分钟。擦背部膀胱经，以透热为度。

（3）患者取坐位，术者立于其后侧，搓两胁部，约 1 分钟；搓上肢约 1 分钟。

（三）刮痧疗法

1. 瘀血痹阻

［选穴］上肢心经、心包经，心俞、膈俞、血海、膻中。

［刮拭顺序］先刮双侧上肢心、心包经，神门、阴郄、内关，再刮背部膀胱经，心俞、膈俞、膈关、魂门，然后刮天突到膻中。

［刮拭方法］在需刮痧部位涂抹适量刮痧油。泻法。先刮上肢内侧心、心包经从上至下 30 次左右，以角点刮神门、阴郄、内关。患者取俯卧位，医者一手持刮痧板，一手扶患者，用刮板棱角刮拭。以刮背部膀胱经及椎旁两侧肌群为主。以局部皮肤发红发热或出痧为度。重刮心俞、膈俞、膈关、魂门。胸部从天突到膻中，膻中穴加强。下肢双侧血海以角点刮 30 次左右。

2. 气滞心胸

［选穴］心经、心包经、心俞、膈俞、肝俞、期门、三阴交、太冲。

［刮拭顺序］先刮背部心俞、膈俞、肝俞，再刮前胸期门，然后心经、心包经，最后刮三阴交。

［刮拭方法］在刮痧部位涂抹适量刮痧油。泻法。背部心俞、膈俞、肝俞以角点刮，以皮肤泛红出痧为度，用刮板棱角刮拭前胸期门横向刮拭肋间隙 30 次左右。上肢心经、心包经用刮板棱角从上到下刮拭以出痧为度，重刮神门、阴郄、内关。刮拭下肢内侧肝经 30 次左右，重刮三阴交。以角点刮太冲 30 次左右。

3. 痰浊闭阻

［选穴］心经、心包经，心俞、脾俞、胃俞，膻中、中脘至脐中、天枢，足三里、丰隆、阴陵泉。

［刮拭顺序］先刮心俞、脾俞、胃俞，再刮前胸膻中、中脘到脐中、天枢，然后刮心经、心包经，最后刮拭足三里、丰隆、阴陵泉。

[刮拭方法] 在刮痧部位涂抹适量刮痧油。泻法。用刮板棱角刮拭后背膀胱经 30 次左右，以角点刮心俞、脾俞、胃俞，使皮肤泛红出痧为度。前胸膻中以角点刮 30 次左右。用刮板棱角从中脘刮至脐中 30 次左右。从天枢横向刮至大横 30 次左右，重刮天枢。用刮板棱角刮拭双上肢心经、心包经从上到下以出痧为度。双侧下肢胃经从足三里刮至解溪 30 次左右，重刮足三里、丰隆。以角点刮阴陵泉 30 次左右。

4. 寒凝心脉

[选穴] 心经、心包经、曲池、风池、膀胱经、膻中、气海、关元、腰阳关、足三里。

[刮拭顺序] 先刮背部膀胱经、腰阳关，再刮胸腹膻中、气海、关元，然后刮心经、心包经，最后刮足三里。

[刮拭方法] 在刮痧部位涂抹适量刮痧油。泻法。以角点刮风池 30 次左右。用刮板棱角刮拭膀胱经，重刮心俞、膈俞，以皮肤泛红出痧为度。以角点刮腰阳关以皮肤泛红出痧为度。用刮板棱角刮拭前胸从膻中到中庭，用力要轻，不可过度用力，刮拭 30 次左右。从脐中刮至关元，重刮气海、关元 30 次左右。用刮板棱角刮拭双侧上肢心经、心包经以出痧为度。以角点刮曲池 30 次左右。以角点刮双侧足三里 30 次左右。

（四）拔罐疗法

1. 留罐法

[选穴] 肺俞、厥阴俞、心俞、膈俞、脾俞、肾俞。

[操作方法] 患者取坐位，选用口径合适的玻璃火罐，以闪火法在上述穴位拔罐，15 分钟，每日 1 次，3 次为 1 疗程。

2. 走罐法

[选穴] 足太阳膀胱经大杼至膈俞，任脉的天突至巨阙，手厥阴心包经的曲泽至内关，督脉的大椎至筋缩。

[操作方法] 患者取俯卧位，充分暴露背部，以上四条经脉，每次选择 1 条。在背部涂适量的润滑油，选择合适口径的玻璃火罐，用闪火法将罐吸拔于背部（负压不宜过大），沿着所选经脉来回推动火罐，至皮肤出现红色瘀血现象为度，起罐后擦净皮肤上的油迹。每星期治疗 1~2 次，8 次为 1 个疗程。

（五）针刺疗法

[主穴] 心俞、膈俞、巨阙、膻中、郄门、阴郄、内关。

[配穴]

（1）心痛发作期：寒凝血脉证加气海、关元，散寒止痛；气滞血瘀证加合谷、太冲，行气活血。

（2）心痛缓解期：气虚血瘀证加百会、气海，益气活血、通脉止痛；气阴两虚证加三阴交、气海，益气养阴、活血通脉；心阴亏虚证加三阴交、太溪，养心安神；痰阻血瘀证加丰隆、血海，健脾化痰、活血通脉；心阳不振证加命门、厥阴俞，温振心阳。

（3）兼心悸：加攒竹、间使，安神定悸。

（4）兼喘证：心肺气虚，瘀血内阻证加尺泽、列缺，益气活血、宣肺平喘；脾肾阳虚，水湿不化证加阴陵泉、足三里，温补脾肾、利水消肿。

（5）兼真心痛：加水沟、涌泉，回阳救逆。

［方义］本方采用以"俞募配穴"为主的配穴原则，取心的俞穴心俞与其募穴巨阙相配以宁心通络、安神定悸；取气会膻中与血会膈俞以行气活血开瘀；取手少阴心经及手厥阴心包经郄穴以活血止痛；内关为心包经络穴，通于奇经八脉之阴维脉，可宽胸理气，活血通痹。

（六）灸疗法

1. 寒凝心脉

［选穴］主穴：膻中、心俞、厥阴俞、关元；配穴：恶寒加风门；气短加气海。

［施灸方法］

（1）温和灸：每穴每日1～2次，每次20～30分钟，5～7天为1个疗程。

（2）隔姜灸：把艾绒做成花生米大小，每穴5～7壮，每日1次，7天1个疗程。

2. 气滞心胸

［选穴］主穴：内关、膻中、气海、太冲；配穴：脘胀加天枢；痰多加丰隆。

［施灸方法］

（1）艾条灸：点燃艾条后，悬于穴位之上，艾火距离皮肤2～3厘米进行熏烤，每穴灸15～20分钟，各穴依次施灸。7～10天为1个疗程。

（2）艾炷灸：选用标准艾炷，吹火使之较快燃烧，穴下产生强烈刺激感时清除艾炷，一般连续灸3～5壮，各穴依次施灸。7～10天为1个疗程。

3. 痰浊闭阻

［选穴］主穴：内关、膻中、丰隆、足三里；配穴：胸闷重加三阴交；倦怠加阴陵泉。

［施灸方法］

（1）艾条灸：点燃艾条后，悬于穴位之上，艾火距离皮肤2～3厘米进行熏烤，每穴灸15～20分钟，各穴依次施灸。

（2）灯心草灸：选用3～4厘米长灯心草蘸麻油，于穴位处进行猝烫，动作要快，一般连续灸3壮，各穴依次施灸。

4. 瘀血痹阻

［选穴］主穴：内关、膻中、关元、血海；配穴：易怒加太冲。

［施灸方法］

（1）艾条灸：点燃艾条后，悬于穴位之上，艾火距离皮肤2～3厘米进行熏烤，每穴灸15～20分钟，各穴依次施灸。

（2）温针灸：将点燃的艾条置于针灸针上施灸，每穴20～30分钟，每日1次，7

天 1 个疗程。

5. 心气不足

[选穴] 主穴：通里、膻中、心俞、气海；配穴：气悸加神门；神疲加足三里。

[施灸方法]

（1）艾条灸：点燃艾条后，悬于穴位之上，艾火距离皮肤 2～3 厘米进行熏烤，每穴灸 15～20 分钟，各穴依次施灸。

（2）艾炷灸：选用标准艾炷，吹火使之较快燃烧，穴下产生强烈刺激感时清除艾炷，一般连续灸 3～5 壮，各穴依次施灸。

[注意事项] 胸痹属内科急症、重症，要及时诊断处理，辨证论治，若症状加重需配合西医抢救手段进行救治，警惕发生猝死。

（七）食疗法

1. 痰浊闭阻食疗方

双菇冬瓜汤：取鲜香菇、鲜蘑菇各 5 只，洗净，入生油中稍煸，加食盐少许，水适量。旺火煮汤沸，入寸许冬瓜小块，煮令熟。

2. 瘀血痹阻食疗方

三仁粥：取桃仁、麻仁、柏子仁各 10 克，洗净，加水适量，文火煮约 15 分钟，入粳米 50 克，煮成粥。

3. 心肾阳虚食疗方

羊肉胡桃粥：取羯羊肉 30 克，洗净，放葱、姜煮令酥烂，炊入粳米 30 克，煮成粥。另取胡桃 1 个，用生油氽熟，研细末，撒入粥中即成。

4. 气血不足食疗方

党参泥鳅汤：活泥鳅 100 克，党参 20 克。将泥鳅去头尾洗净，入少许盐及姜腌渍 15 分钟。锅内放油烧七成热，入泥鳅炒至半熟，加党参、清汤适量，同炖至熟烂，加入姜末、盐、葱花、味精调味即可。

【实训】

1. 复习思考题

胸痹的临床分型和辨证要点有哪些？

2. 案例分析

患者张某，男，66 岁。主诉胸痛，心悸间歇性发作半年余，痛如针刺样，每次发作持续 25 分钟左右，伴见肢体发凉，舌质暗红、边有瘀点，苔薄，脉沉弦结代。请根据以上现病史做出诊断分型，并列出适宜的治疗方案。

第二节 中风及后遗症

【教学要求】

1. 了解中风的概念；

2. 熟悉中风病因病机及临床表现；

3. 掌握中风诊断要点、治疗原则及养疗方法。

【概念】

中风病是由于正气亏虚，饮食、情志、劳倦内伤等引起气血逆乱，产生风、火、痰、瘀，导致脑脉痹阻或血溢脑脉之外为基本病机，以突然昏仆、半身不遂、口舌歪斜、言语謇涩或不语、偏身麻木为主要临床表现的病证。

【病因病机】

1. 年老体弱，或久病气血亏损，脑脉失养。

2. 劳倦内伤，烦劳过度，伤耗阴精，阴虚而火旺，或阴不制阳易使阳气鸱张，引动风阳，内风旋动，则气火俱浮，或兼夹痰浊、瘀血上壅清窍脉络。

3. 脾失健运，过食肥甘醇酒，致使脾胃受伤，脾失运化，痰浊内生，郁久化热，痰热互结，壅滞经脉，上蒙清窍；或素体肝旺，气机郁结，克伐脾土，痰浊内生；或肝郁化火，烁津成痰，痰郁互结，携风阳之邪，窜扰经脉，发为本病。

4. 情志过极，七情所伤，肝失条达，气机郁滞，血行不畅，瘀结脑脉；暴怒伤肝，则肝阳暴张，或心火暴盛，风火相煽，血随气逆，上冲犯脑。

【临床表现】

脑脉痹阻或血溢脑脉之外所引起的脑髓神机受损是中风病的证候特征。其主症为神昏、半身不遂、言语謇涩或不语、口舌歪斜、偏身麻木。次症见头痛、眩晕、呕吐、二便失禁或不通、烦躁、抽搐、痰多、呃逆。舌象可表现为舌强、舌歪、舌卷，舌质暗红或红绛，舌有瘀点、瘀斑；苔薄白、白腻、黄或黄腻；脉象多弦，或弦滑、弦细，或结或代等。

【诊断要点】

1. 以神志恍惚、迷蒙，甚至昏迷或昏愦，半身不遂，口舌歪斜，舌强言謇或不语，偏身麻木为主症。

2. 多急性起病。

3. 病发多有诱因，病前常有头晕、头痛、肢体麻木、力弱等先兆症。

4. 好发年龄为 40 岁以上。

【辨证要点】

1. 病史及先兆：中老年人平素体质虚衰或素有形肥体丰，而常表现有眩晕、头痛，或一过性肢麻、口舌歪斜、言语謇涩。多有气候骤变，烦劳过度，情志相激，跌仆损伤等诱因。

2. 辨中经络与中脏腑

中经络：一般无神志改变，表现为不经昏仆而突然发生口眼歪斜、言语不利、半身不遂。

中脏腑：则出现突然昏仆，不省人事，半身不遂、口舌歪斜、舌强言謇或不语、偏身麻木、神识恍惚或迷蒙为主症，并常遗留后遗症。中经络者，病位较浅，病情较轻；中脏腑者，病位较深，病情较重。

3. 明辨病性为本虚标实

急性期：多以标实证候为主，注意辨别病性属火、风、痰、瘀的不同。

恢复期及后遗症期：多表现为气阴不足，阳气虚衰。如肢体瘫痪，手足肿胀，口角流涎，气短自汗，多属气虚；若兼有畏寒肢冷，为阳气虚衰的表现；若兼有心烦少寐，口干咽干，手足心热，舌红少苔，多属阴虚内热。

4. 辨闭证、脱证

闭证：邪气内闭清窍，症见神昏、牙关紧闭、口噤不开、肢体痉强，属实证，根据有无热象，又有阳闭、阴闭之分。阳闭为痰热闭阻清窍；阴闭为湿痰内闭清窍。阳闭和阴闭可相互转化，当依据临床表现、舌象、脉象的变化综合判断。

脱证：是五脏真阳散脱于外，症见昏愦无知，目合口开，四肢松懈瘫软，手撒肢冷汗多，二便自遗，鼻息低微，为中风危候。

内闭外脱证：临床上尚有内闭清窍未开而外脱虚象已露，即所谓"内闭外脱"者，此时往往是疾病安危演变的关键时机，应引起高度重视。

5. 辨病势顺逆：临床注意辨察患者之"神"，尤其是神志和瞳孔的变化。中脏腑者，起病即现昏愦无知，多为实邪闭窍，病位深，病情重。如患者渐至神昏，瞳孔变化，甚至呕吐、头痛、项强者，说明正气渐衰，邪气日盛，病情加重。若目不能视，或瞳孔大小不等，或突见呃逆频频，或突然昏愦、四肢抽搐不已等均属病势逆转，难以挽救。

【治疗原则】

中风病急性期标实症状突出，急则治其标，治疗当以祛邪为主，常用平肝息风、清化痰热、化痰通腑、活血通络、醒神开窍等治疗方法。闭、脱二证当分别治以祛邪开窍醒神和扶正固脱、救阴回阳。内闭外脱则醒神开窍与扶正固本可以兼用。在恢复期及后遗症期，多为虚实夹杂，邪实未清而正虚已现，治宜扶正祛邪，常用育阴息风、益气活血等法。

【适宜养疗技术】

（一）中药辨证论治

1. 中经络

（1）风痰瘀血，痹阻脉络

[症状] 半身不遂，口舌歪斜，舌强言謇或不语，偏身麻木，头晕目眩，舌质暗淡，舌苔薄白或白腻，脉弦滑。

[治法] 活血化瘀，化痰通络。

[方药] 桃红四物汤合涤痰汤。

（2）肝阳暴亢，风火上扰

[症状] 半身不遂，偏身麻木，舌强言謇或不语，或口舌歪斜，眩晕头痛，面红目赤，口苦咽干，心烦易怒，尿赤便干，舌质红或红绛，脉弦有力。

[治法] 平肝息风，清热活血，补益肝肾。

［方药］天麻钩藤饮。

（3）痰热腑实，风痰上扰

［症状］半身不遂，口舌歪斜，言语謇涩或不语，偏身麻木，腹胀便干便秘，头晕目眩，咳痰或痰多，舌质暗红或暗淡，苔黄或黄腻，脉弦滑。

［治法］通腑化痰。

［方药］大承气汤加味。

（4）气虚血瘀

［症状］半身不遂，口舌歪斜，口角流涎，言语謇涩或不语，偏身麻木，面色㿠白，气短乏力，心悸，自汗，便溏，手足肿胀，舌质暗淡，舌苔薄白或白腻，脉沉细、细缓或细弦。

［治法］益气活血，扶正祛邪。

［方药］补阳还五汤。

（5）肝阳上亢

［症状］半身不遂，口舌歪斜，舌强言謇或不语，偏身麻木，烦躁失眠，眩晕耳鸣，手足心热，舌质红绛或暗红，少苔或无苔，脉细弦或细弦数。

［治法］滋养肝肾，潜阳息风。

［方药］镇肝熄风汤。

2. 中腑脏

（1）痰热内闭清窍（阳闭）

［症状］起病骤急，神昏或昏愦，半身不遂，鼻鼾痰鸣，肢体强痉拘急，项背身热，躁扰不宁，甚则手足厥冷，频繁抽搐，偶见呕血，舌质红绛，舌苔黄腻或干腻，脉弦滑数。

［治法］清热化痰，醒神开窍。

［方药］羚角钩藤汤配合灌服或鼻饲安宫牛黄丸。

（2）痰湿蒙塞心神（阴闭）

［症状］素体阳虚，突发神昏，半身不遂，肢体松懈，瘫软不温，甚则四肢逆冷，面白唇暗，痰涎壅盛，舌质暗淡，舌苔白腻，脉沉滑或沉缓。

［治法］温阳化痰，醒神开窍。

［方药］涤痰汤配合灌服或鼻饲苏合香丸。

（3）元气败脱，神明散乱（脱证）

［症状］突然神昏或昏愦，肢体瘫软，手撒肢冷汗多，重则周身湿冷，二便失禁，舌痿，舌质紫暗，苔白腻，脉沉缓、沉微。

［治法］益气回阳固脱。

［方药］参附汤。

（二）推拿疗法

［选穴及部位］膻中、大包、关元、厥阴俞、心俞、膈俞、内关、神门、合谷、血

海、三阴交、太冲，胸背部、胁肋部、四肢部。

[主要手法] 一指禅推法、点法、擦法、按法、揉法、搓法等。

[操作方法]

（1）患者取仰卧位，术者立于其体侧。治疗以左侧为主，右侧为辅。以一指禅推、竖擦胸骨部，从天突至鸠尾，操作 3~5 分钟。点按、按揉膻中、大包穴各约 1 分钟。用点法、按法、揉法作用于内关、神门、合谷、血海、三阴交、太冲，每穴约 1 分钟。拿四肢 2~3 分钟。横擦上胸部，以透热为度。

（2）患者俯卧位，医者立于其体侧。点按、按揉心俞、厥阴俞、膈俞，每穴 1 分钟。擦背部膀胱经，以透热为度。

（3）患者取坐位，术者立于其后侧，搓两胁部，约 1 分钟；搓上肢约 1 分钟。

（三）刮痧疗法

1. 急性期

[选穴]

头颈部：全息穴区，血管舒缩区、额中带、额旁 1 带（右侧）、额顶带后三分之一、顶颞前斜带（对侧）。督脉，百会至风府。胆经，双侧风池至肩井。

背部：督脉，大椎、神道至至阳；膀胱经，双侧风门至心俞。

胸腹部：任脉，膻中至鸠尾。

上肢：心包经，双侧曲泽至内关。

下肢：肝经，双侧太冲；膀胱经，双侧京骨；胃经，双侧丰隆、阴陵泉、足三里。

[刮拭顺序] 先刮头颈部，再刮背部和胸腹部，最后刮四肢。

[刮拭方法] 在需刮痧部位涂抹适量刮痧油。患者取仰卧位，用痧板分别沿全息穴区、血管收缩区、额中带、额旁 1 带、额顶带三分之一、顶颞前斜带（对侧）刮拭 30 次左右。患者取俯卧位，医者一手持刮痧板，一手扶患者，用刮板棱角从督脉百会穴至风府刮拭。再刮双侧风池到肩井以出痧为度。然后沿督脉从神道至至阳以出痧为度。督脉旁开膀胱经从风门刮至心俞以出痧为度。胸腹部从膻中刮至鸠尾 30 次左右，不一定出痧。上肢先刮心包经从上到下 30 次左右，再刮曲泽到内关，内关穴加强。双下肢肝经、膀胱经、胃经从上到下刮拭 30 次左右，以角点刮双侧太冲、京骨，以局部皮肤发红发热或出痧为度。

2. 后遗症期

[选穴] 顶颞前斜线、顶颞后斜线。背部膀胱经。尺泽、委中、合谷、太冲。痰湿重者加足三里、丰隆、阴陵泉。便秘者加支沟、足三里、大横、天枢。气虚血瘀加膈俞、血海、气海。阴虚风动加下肢肾经，风池穴。

[刮拭顺序] 先刮头颈部。再刮后背前胸部，最后刮四肢。

[刮拭方法] 在需刮痧部位涂抹适量刮痧油。用刮板棱角从患侧对侧前顶刮至悬厘为顶颞前斜线，从百会刮至曲鬓为顶颞后斜线，重刮百会 30 次左右。从风池刮至肩井以皮肤泛红出痧为度。背部膀胱经刮至出痧为度。双侧尺泽、合谷、委中、太冲以角点

刮不一定都出痧，各刮 30 次左右。各处穴位以角点刮不一定出痧以 30 次左右为度。

（四）拔罐疗法

1. 留罐法（实证）

［选穴］肩髃、曲池、合谷、居髎、环跳、风市、阳陵泉、承山、血海。

［操作方法］选择合适口径的玻璃火罐，在上述各穴拔罐，留罐 15 分钟，每日 1 次，10 次为 1 疗程。

2. 灸罐法（虚证）

［选穴］肩髃、臂臑、手三里、合谷、大椎、膈俞、肝俞、脾俞、肾俞、气海、关元、足三里、三阴交、悬钟。

［操作方法］先在大椎、膈俞、肝俞、脾俞、肾俞、气海、关元、足三里各穴用艾条温和灸 5 ~ 10 分钟，以局部皮肤红晕为度。然后各穴拔罐，留罐 15 分钟，每日 1 次，10 次为 1 疗程。

（五）针刺疗法

1. 中经络：醒脑开窍为主，疏通经络、滋补肝肾为辅。取穴以手厥阴心包经、督脉及足太阳膀胱经的穴位为主。

［主穴］内关、人中（水沟）、患侧三阴交。

［配穴］患侧极泉、尺泽、委中。

［方义］内关为手厥阴心包经之络穴，可用于养心安神，疏通气血。人中（水沟）为督脉、手阳明经、足阳明经交会穴，可开窍醒脑，疏通脑络。患侧三阴交为足三阴经交会穴，醒脑开窍要穴，也可滋补肝肾。配穴用患侧极泉，为手少阴心经穴位，可宽胸理气，通经活络。尺泽，为手太阴肺经穴位，疏通上肢经络。委中，为足太阳膀胱经之合穴，用于活血祛风，疏通下肢经络。

2. 中脏腑：分为闭证和脱证两类，治疗以醒脑开窍为主，闭证应兼开窍启闭；脱证兼回阳救逆。以手厥阴经和督脉上的穴位为主。

［主穴］水沟、内关、素髎、百会。

［配穴］闭证加十二井穴、太冲、合谷开窍启闭；脱证加灸气海、关元、神阙回阳救逆。

［方义］水沟为督脉、手阳明经、足阳明经交会穴，可开窍醒脑，疏通脑络。内关为手厥阴心包经之络穴，可用于养心安神，疏通气血。百会穴与脑密切联系，为百脉之会，合谷与素髎相配伍；可用于急救。

（六）灸疗法

1. 中风先兆

［选穴］主穴：尺泽、内关、足三里、三阴交、涌泉、悬钟；配穴：心悸加膻中；眩晕加风池。

［施灸方法］

（1）温和灸：每穴每日1～2次，每次20～30分钟，5～7天为1个疗程，经常采用此种方法可以很好地预防本病的发生。

（2）隔姜灸：把艾绒做成枣核大小点燃后于穴位上施灸，每穴5～7壮，每日1次，7天1个疗程。

（3）单穴灸法：每日艾灸涌泉1～2次，每次20～30分钟，5～7天为1个疗程，此法坚持操作尚可提高免疫力。

2. 中经络

（1）半身不遂

［选穴］主穴：肩髃、曲池、外关、合谷、环跳、阳陵泉、三阴交、昆仑、解溪；配穴：肝阳暴亢加太冲、太溪；风痰阻络加丰隆；痰热腑实加内庭、丰隆；气虚血瘀加足三里、气海；足内翻者加丘墟。

［施灸方法］

温和灸：每日选穴6～8个，每穴施灸20～30分钟，7天为1个疗程。

艾炷灸：把艾绒做成枣核大小，每日选穴6～8个，每穴施灸5壮，隔日1次，10天1个疗程。

温针灸：每日选穴6～8个，每穴施灸20～30分钟，每日1次，7天为1个疗程。

单穴灸法：每日艾灸昆仑穴1～2次，每次20～30分钟，10天为1个疗程。

（2）口眼歪斜

［选穴］主穴：地仓、颊车、翳风、阳白；配穴：人中沟歪斜加人中；流泪加四白。

［施灸方法］

雀啄灸：每穴施灸20～30分钟，每日1次，7天为1个疗程。

艾炷灸：每穴施灸5壮，隔日1次，10天1个疗程。

温针灸：每穴施灸20～30分钟，每日1次，7天为1个疗程。

单穴灸法：每日于二间穴施灸1～2次，每次20～30分钟，10天为1个疗程。

（3）语言不利

［选穴］主穴：廉泉、哑门、承浆；配穴：口角流涎加地仓。

［施灸方法］

雀啄灸：每穴施灸20～30分钟，每日1次，7天为1个疗程。

温针灸：每穴施灸20～30分钟，每日1次，7天为1个疗程。

3. 中脏腑

（1）闭证：以开窍泄热，平肝息风为治疗原则，以督脉、十二井穴为主，辅以手足厥阴经。

［选穴］主穴：水沟、内关、丰隆、太冲；配穴：抽搐加阳陵泉；尿失禁加中极、太溪。

［施灸方法］

艾炷灸：每穴每日1～2次，每次20～30分钟，5～7天为1个疗程。

雀啄灸：每穴施灸 20～30 分钟，每日 1 次，7 天为 1 个疗程。

温针灸：每穴施灸 20～30 分钟，每日 1 次，7 天为 1 个疗程。

（2）脱证：以回阳固脱为治疗原则，以任脉经为主。

［选穴］主穴：关元、神阙；配穴：尿失禁加中极、太溪；昏睡不醒加申脉。

［施灸方法］

艾炷灸：用大艾炷于关元穴施灸，每日 1～2 次，每次 20～30 分钟，5～7 天为 1 个疗程。

隔姜灸：把艾绒做成枣核大小，每穴 5～7 壮，每日 1 次，7 天 1 个疗程。

隔盐灸：将盐炒黄后填于神阙穴处，再用艾炷施灸。

（七）食疗法

1. 气虚血瘀食疗方

（1）芪蛇汤：净蛇肉 200 克，黄芪 50 克。上二味加水及调料煲汤。佐餐食用，食肉饮汤。

（2）归参鳝鱼汤：党参 15 克，当归 15 克，鳝鱼 500 克。将中药放入药袋中扎口，鳝鱼洗净切段，放入料酒、酱油、葱、姜等，与药袋同煮开，去浮沫，改用小火炖 1 小时，捞出药袋，加入味精、香油等调料。1～2 日 1 剂，可连用半月，吃鱼饮汤。

2. 肝风内动食疗方

（1）天麻粥：天麻 5 克，大米 100 克，白糖适量。将天麻择净，研细；大米淘净，放入锅内，加清水适量煮粥，待熟时加入天麻、白糖，再煮一二沸即成，每日 1 剂。

（2）天麻乳鸽：天麻 10 克，大枣 5 枚，鸽子 1 只，调味品适量。将天麻切片，大枣去核，鸽子去毛杂洗净，纳天麻、大枣同放入鸽腹内，置碗中，调味后加清汤适量，上笼蒸熟服食，每日 1 剂。

【实训】

1. 复习思考题

中风及后遗症的临床分型和辨证要点有哪些？

2. 案例分析

王某，78 岁，两个月前晨起后突然昏倒，不省人事，经休息后意识恢复清醒，但出现半身不遂、口眼歪斜、舌强语謇、偏身麻木。请根据以上现病史做出诊断分型，并列出适宜的治疗方案。

第三节　不寐

【教学要求】

1. 掌握不寐的治疗原则、各证型的辨证养疗方法；

2. 熟悉不寐的调摄护理；

3. 了解不寐的病因病机。

【概念】

不寐又称失眠，有"目不瞑""不得眠""不得卧"之称。指入睡困难、睡眠中间易醒及早醒睡眠质量低下、睡眠时间明显减少，严重的患者彻夜不眠。中医认为本证与心肝脾肾关系密切，脏腑虚损至营卫气血运行失常，阴阳失调是产生不寐证的根本原因。

【病因病机】

1. 情志所伤：情志不遂，肝气郁结，肝郁化火，邪火扰动心神，心神不安而不寐。或五志过极，心火内炽，心神扰动而不寐。或由思虑太过，损伤心脾，心血暗耗，神不守舍，脾虚生化乏源，营血亏虚，不能奉养心神，即《类证治裁·不寐》曰："思虑伤脾，脾血亏损，经年不寐。"

2. 饮食不节：脾胃受损，宿食停滞，壅遏于中，胃气失和，阳气浮越于外而卧寐不安，如《张氏医通·不得卧》云："脉滑数有力不得卧者，中有宿滞痰火，此为胃不和则卧不安也。"或由过食肥甘厚味，酿生痰热，扰动心神而不眠。或由饮食不节，脾胃受伤，脾失健运，气血生化不足，心血不足，心失所养而失眠。

3. 病后、年迈：久病血虚，产后失血，年迈血少等，引起心血不足，心失所养，心神不安而不寐。正如《景岳全书·不寐》所说："无邪而不寐者，必营气之不足也，营主血，血虚则无以养心，心虚则神不守舍。"

4. 禀赋不足，心虚胆怯：素体阴虚，兼因房劳过度，肾阴耗伤，不能上奉于心，水火不济，心火独亢；或肝肾阴虚，肝阳偏亢，火盛神动，心肾失交而神志不宁。如《景岳全书·不寐》所说："真阴精血不足，阴阳不交，而神有不安其室耳。"亦有因心虚胆怯，暴受惊恐，神魂不安，以致夜不能寐或寐而不酣，如《杂病源流犀烛·不寐多寐源流》所说："有心胆惧怯，触事易惊，梦多不祥，虚烦不寐者。"

【临床表现】

1. 入睡困难：上床睡觉 30 分钟后仍然不能进入睡眠的，就可以说是"入睡困难"。

2. 易醒及醒后难以入眠：患者的大脑皮层的惊醒水平过高，浅睡眠时间长，中途转醒，再入睡时间需要 30 分钟以上，由于睡眠时间缩短，导致睡眠质量下降，所以感觉睡眠差。

3. 早醒：又被称为"终点失眠"。一般表现为醒来时间比正常时间早 2 个小时，早醒常伴随的是抑郁。

4. 多梦：梦境繁杂。失眠症的情绪表现为"烦恼多梦"。

此外，还可伴有头晕、头痛、神疲乏力、心悸、健忘，甚至心神不宁等。

【诊断要点】

根据睡眠的时间和质量，更重要的是以能否消除疲劳、恢复体力与精力为依据。

1. 睡眠时间不足：表现为入睡困难，夜寐易醒，醒后难以再睡，严重者甚至彻夜不寐。

2. 睡眠深度不够：表现为夜间时醒时寐，寐则不酣，或夜寐梦多。

3. 由于睡眠时间及深度质量的不够，致使醒后不能消除疲劳，表现为头晕、头痛、神疲乏力、心悸、健忘，甚至心神不宁等。

【辨证要点】

不寐分虚实两个方面，虚证多由心脾两虚，心虚胆怯，阴虚火旺，引起心神失养所致；实证则多由心火炽盛，肝郁化火，痰热内扰，引起心神不安所致。

【治疗原则】

不寐实证宜疏肝解郁，降火祛痰，消导和中以泻其有余；虚证益气养血，健脾补肝益肾以补其不足。

【适宜养疗技术】

（一）中药辨证论治

1. 阴虚火旺

［症状］久病体虚，阴不敛阳，上扰心神，故此型患者症见心烦不寐或稍寐即醒，同时可伴腰膝酸软，舌红，脉细数。

［治法］滋阴降火，养血安神。

［方药］六味地黄丸与黄连阿胶汤。

2. 肝火扰心

［症状］肝主疏泄，若肝气郁结，肝火上炎可上扰心神，而使心中躁扰不定，因此本型患者可见急躁易怒，头晕，舌红，脉弦。

［治法］清肝泻火，宁心安神。

［方药］龙胆泻肝汤加减。

3. 痰热内扰

［症状］嗜食肥甘，聚湿生痰，走窜经络，因此本型患者症见胸闷，心烦，伴噩梦，苔黄腻，脉滑或数。

［治法］清热涤痰，宁心安神。

［方药］黄连温胆汤加减。

4. 脾胃不和

［症状］饮食不节，导致肠胃受伤，胃气不和进而导致不寐，本型患者症见胸闷，脘腹不适，苔厚腻，脉滑数。

［治法］消食化滞，和胃安神。

［方药］保和丸加减。

5. 心脾两虚

［症状］平素饮食所伤，导致脾虚生化乏源，上不养心而见不寐，且伴见多梦易醒，舌淡苔薄，脉细弱。

［治法］补益心脾，养心安神。

［方药］归脾汤加减。

6. 心胆气虚

［症状］平素心虚胆怯，遇事易惊，导致心神不安，本型症见多梦易惊善恐，伴心

悸，舌淡，脉弦细。

　　［治法］益气镇惊，安神定志。

　　［方药］安神定志丸加减。

（二）推拿疗法

　　［选穴及部位］印堂、神庭、太阳、睛明、攒竹、鱼腰、角孙、百会、风池、肩井、中脘、气海、关元。

　　［主要手法］一指禅推法、抹法、拿法、按揉法、扫散法等。

　　［操作方法］

　　（1）患者取坐位，术者坐于其头端。以一指禅推印堂至神庭，往返5~6遍；再从印堂向两侧沿眉弓推至太阳，往返5~6遍；再从印堂开始，以一指禅偏锋推法沿眼眶周围治疗，往返4~5遍。沿上述部位以双手抹法治疗5~6遍。指按印堂、神庭、太阳、睛明、攒竹、鱼腰、角孙、百会，每穴约1分钟。扫散头部两侧足少阳胆经循行部位，每侧20~30次。拿五经、风池、肩井，每穴2~3分钟。

　　（2）患者仰卧位，医者立于其体侧。先顺时针摩腹，再逆时针摩腹，时间为2~3分钟。以指按揉中脘、气海、关元，每穴1分钟。

　　（3）患者取俯卧位，术者立于其体侧，在腰部施以手法，重点在心俞、肝俞、脾俞、胃俞、肾俞、命门等部位，时间约5分钟。自上而下掌推脊柱至腰骶部，反复操作4~5遍。

（三）刮痧疗法

　　1. 肝郁化火

　　［选穴］四神聪、行间、足窍阴、风池、神门。

　　［刮拭顺序］先点揉头顶四神聪，然后刮后头部风池，再刮前臂神门，最后刮足背部行间至足窍阴。

　　［刮拭方法］泻法。在需刮痧部位涂抹适量刮痧油。以角点刮头顶四神聪30次左右。从颈后区的风池刮至肩井，使皮肤发红出痧为止，风池穴加强。用刮痧板棱角刮拭前臂前区从神门刮至少海，皮肤泛红为度，以角点刮神门。用刮痧板棱角从行间刮至太冲30次左右。以角点刮足窍阴30次左右。

　　2. 心脾两虚

　　［选穴］脾俞、心俞、神门、三阴交。

　　［刮拭顺序］先刮背部心俞至脾俞，再刮前臂神门，最后刮下肢三阴交。

　　［刮拭方法］补法。在需刮痧部位涂抹适量刮痧油。用刮痧板棱角刮拭背部膀胱经从心俞刮至脾俞，使皮肤泛红出痧为度。再以角点刮神门30次左右。最后用刮痧板棱角刮拭双下肢内侧30次左右，不一定出痧。

　　3. 肾阴虚

　　［选穴］四神聪、风池、太溪、肾俞。

　　〔刮拭顺序〕先点按四神聪，再刮后头部风池，然后刮背部肾俞，最后刮太溪穴。

　　〔刮拭方法〕补法。在需刮痧部位涂抹适量刮痧油。用刮痧板的厚边刮拭头部两侧各30次左右，再以角点刮四神聪30次左右。用刮痧板棱角刮拭后颈部膀胱经，从上到下刮拭出痧为度，以角点刮风池30次左右。用刮痧板棱角刮拭两侧膀胱经，肾俞加强，刮拭30次左右，使皮肤泛红。双侧太溪穴以角点刮30次左右。

（四）拔罐疗法

　　1. 留罐法

　　〔选穴〕三阴交、肝俞、心俞、脾俞、太溪、安眠（经外奇穴）。

　　〔操作方法〕患者取坐位，每次选用2~3个穴位，以闪火法在上述穴位上拔罐，留罐15分钟，每日1次，3日为1个疗程。

　　2. 留罐法、走罐法

　　〔选穴〕第一组：脾俞、心俞、肝俞、风池、安眠、大椎。第二组：大杼至膀胱俞，大椎至命门，曲泽至内关，少海至神门，足三里至丰隆，曲泉至三阴交。

　　〔操作方法〕患者取适当体位，第一组穴位，以闪火法拔罐，留罐每次10~15分钟，10次为1疗程。第二组以闪火法拔罐，沿从上至下，来回走罐，隔日1次，10次为1个疗程。两种方法交替使用。

（五）针刺疗法

　　〔主穴〕照海、申脉、神门、三阴交、安眠、四神聪。

　　〔配穴〕肝火扰心配行间；痰热扰心配丰隆、劳宫；心脾两虚配心俞、脾俞；心肾不交配心俞、肾俞；心胆气虚配心俞、胆俞。

　　〔方义〕跷脉主寤寐，司眼睑开阖，照海通阴跷脉，申脉通阳跷脉，可通过调节阴、阳跷脉以安神；神门为心之原穴，可宁心安神；三阴交为肝、脾、肾的交会穴，可益气养血安神；安眠为治疗失眠的经验效穴；四神聪位于颠顶，入络于脑，可安神定志。

（六）灸疗法

　　1. 阴虚火旺

　　〔选穴〕主穴：百会、安眠、肾俞、太溪；配穴：心悸加内关；心烦加神门。

　　〔施灸方法〕

　　（1）温和灸：点燃艾条后，悬于穴位之上，艾火距离皮肤2~3厘米进行熏烤，每穴灸10~15分钟，各穴依次施灸，每日1次，7次为1个疗程。

　　（2）艾炷灸：选用标准艾炷，置于穴位上施灸，待穴下产生强烈刺激感时清除艾炷，连续灸3~5壮，每日1次，7天为1个疗程。

　　2. 肝火扰心

　　〔选穴〕主穴：百会、安眠、太冲、行间；配穴：心烦加神门；头晕加风池。

［施灸方法］

（1）艾条灸：点燃艾条后，悬于穴位之上，艾火距离皮肤 2~3 厘米进行熏烤，火力要壮而短促，每穴灸 10 分钟，各穴依次施灸，每日 1 次，7 天为 1 个疗程。

（2）艾炷灸：选用标准艾炷，吹火使之较快燃烧，穴下产生强烈刺激感时清除艾炷，一般连续灸 3~5 壮，各穴依次施灸。

（3）温针灸：点燃艾条后置于针柄上，每穴 20~30 分钟，每日 1 次，7 日为 1 个疗程。

3. 痰热内扰

［选穴］ 主穴：百会、安眠、丰隆、内庭；配穴：头重加三阴交；嗳气犯恶加中脘。

［施灸方法］

（1）艾条灸：点燃艾条后，悬于穴位之上，艾火距离皮肤 2~3 厘米进行熏烤。火力要壮而短促，每穴灸 10 分钟，各穴依次施灸，每日 1 次，7 天为 1 个疗程。

（2）温针灸：点燃艾条后置于针柄上，每穴 20~30 分钟，每日 1 次，7 日为 1 个疗程。

4. 脾胃失和

［选穴］ 主穴：百会、安眠、内关、足三里；配穴：恶心呕吐加公孙；腹胀加三阴交。

［施灸方法］

（1）艾炷灸：选用标准艾炷，吹火使之较快燃烧，穴下产生强烈刺激感时清除艾炷，一般连续灸 3~5 壮，各穴依次施灸。

（2）温针灸：点燃艾条后置于针柄上，每穴 20~30 分钟，每日 1 次，7 日为 1 个疗程。

5. 心脾两虚

［选穴］ 主穴：百会、安眠、心俞、脾俞；配穴：心悸加神门；神疲乏力加足三里。

［施灸方法］

（1）温和灸：点燃艾条后，悬于穴位之上，艾火距离皮肤 2~3 厘米进行熏烤，每穴灸 10~15 分钟，各穴依次施灸，每日 1 次，7 次为 1 个疗程。

（2）艾炷灸：选用标准艾炷，置于穴位上施灸，待穴下产生强烈刺激感时清除艾炷，连续灸 3~5 壮，每日 1 次，7 天为 1 个疗程。

6. 心胆气虚

［选穴］ 主穴：百会、安眠、心俞、胆俞；配穴：胆怯加丘墟；气短自汗加气海。

［施灸方法］

（1）温和灸：点燃艾条后，悬于穴位之上，艾火距离皮肤 2~3 厘米进行熏烤，每穴灸 10~15 分钟，各穴依次施灸，每日 1 次，7 次为 1 个疗程。

（2）艾炷灸：选用标准艾炷，置于穴位上施灸，待穴下产生强烈刺激感时清除艾灶，连续灸 3 ~ 5 壮，每日 1 次，7 天为 1 个疗程。

（3）任意选用上面一种方法，或交替使用，7 天为 1 个疗程。

（七）食疗法

1. 阴虚火旺食疗方

（1）柏子仁粥：柏子仁 10 ~ 15 克，粳米 50 ~ 100 克，蜂蜜适量。先将柏子仁去尽皮、壳、杂质，捣烂，同粳米煮粥，待粥将熟时，兑入蜂蜜，稍煮一二沸即可。

（2）百合糖水：百合 100 克，蜂蜜适量。先将百合洗净、加水用文火煮至软烂，待将熟时，兑入蜂蜜，稍煮一二沸即可。

2. 肝火扰心食疗方

竹叶灯心粥：淡竹叶 8 克，灯心草 5 克，粳米 200 克。先加水煎煮竹叶，灯心草取汁代水加入粳米煮成粥。

3. 痰热内扰食疗方

百合贝母粥：川贝母 15 克，百合 30 克，粳米 100 克，冰糖 5 克。先加水煎煮贝母取汁一大碗，取药汁加入粳米和百合同煮成粥，加入冰糖后即可食用。

4. 脾胃不和食疗方

茯苓枣药粥：茯苓 20 克，大枣 10 克，山药 20 克，粳米 50 克，红糖适量。大枣去核与茯苓、山药、粳米同煮成粥，加入冰糖后即可食用。

5. 心脾两虚食疗方

（1）远志莲粉粥：远志 30 克，莲子 15 克，粳米 50 克。先将远志泡去心皮与莲子均研为粉，再煮粳米粥，候熟入远志和莲子粉，再煮一二沸即可。

（2）秫米半夏粥：秫米 30 克，制半夏 10 克。先煎半夏去渣，入米煮作粥。空腹食用。

6. 心胆气虚食疗方

二仁粥：柏子仁 15 克，炒酸枣仁 20 克，粳米 100 克，适量蜂蜜。先将柏仁、枣仁捣碎，和粳米一同煮粥，待粥将熟时加入适量蜂蜜，再煮一二沸。

【实训】

1. 复习思考题

失眠的临床分型和辨证要点有哪些？

2. 案例分析

冯某，55 岁。3 年前逐渐出现难以入眠，头晕耳鸣，心悸健忘，颧红潮热，口干少津，手足心热，腰膝酸软，舌红少苔，脉细数。请根据以上现病史做出诊断分型，并列出适宜的治疗方案。

第九章　肝胆疾病 ▷▷▷▷

第一节　黄疸

【教学要求】

1. 了解黄疸的定义；
2. 熟悉黄疸的病因病机、诊断、鉴别诊断及治疗原则；
3. 掌握阳黄与阴黄的区别和黄疸的辨证论治及常用养疗方法。

【概念】

黄疸由于感受湿热疫毒等外邪，导致湿浊阻滞，脾胃肝胆功能失调，胆液不循常道，随血泛溢引起的以目黄、身黄、尿黄为主要临床表现的一种肝胆病证。

黄疸为临床常见病证之一，男女老少皆可罹患，但以青壮年居多。中医药治疗本病有较好疗效，对其中某些证候具有明显的优势。

本病与西医所述黄疸意义相同，与西医学中肝细胞性黄疸、阻塞性黄疸、溶血性黄疸、病毒性肝炎、肝硬化、胆石症、胆囊炎、钩端螺旋体、某些消化系统肿瘤，以及出现黄疸的败血症等，若以黄疸为主要表现者，均可参照本节辨证论治。

【病因病机】

黄疸的病因主要有外感时邪，饮食所伤，脾胃虚弱及肝胆结石、积块瘀阻等，其发病往往是内外因相互为患。内外之湿阻滞于脾胃肝胆，导致脾胃运化功能失常，肝失疏泄，或结石、积块瘀阻胆道，胆液不循常道，随血泛溢而成。

正如《金匮要略·黄疸病脉证并治》有"黄家所得，从湿得之"的论断；从脏腑病位来看，不外脾胃肝胆，而且多是由脾胃累及肝胆。

病理属性与脾胃阳气盛衰有关，中阳偏盛，湿从热化，则致湿热为患，发为阳黄；中阳不足，湿从寒化，则致寒湿为患，发为阴黄。至于急黄则为湿热夹时邪疫毒所致，也与脾胃阳气盛衰相关。

【临床表现】

本病的证候特征是目黄、身黄、小便黄，其中以目黄为主要特征。患病初起，目黄、身黄不一定出现，而以恶寒发热，食欲不振，恶心呕吐，腹胀肠鸣，肢体困重等类似感冒的症状为主，三五日后，才逐渐出现目黄，随之出现尿黄与身黄。亦有先出现胁肋剧痛，然后发黄者。病程或长或短。发黄程度或浅或深，其色或鲜明或晦暗，急黄者，其色甚则如金。急黄患者还可出现壮热神昏，衄血吐血等症。常有饮食不节，与肝炎患者接触，或服用损害肝脏的药物等病史。

【诊断要点】

1. 以目黄、身黄、小便黄为主症，其中目黄为必具的症状。

2. 常伴脘腹胀满，纳呆呕恶，胁痛，肢体困重等症。

3. 常有饮食不节，与肝炎患者接触，或服用损害肝脏的药物等病史，以及过度疲劳等诱因。

4. 血清总胆红素、直接胆红素、尿胆红素、尿胆原、血清谷丙转氨酶、谷草转氨酶，以及 B 超、CT、胆囊造影等检查，有助于诊断与鉴别诊断。

【辨证要点】

1. 辨阳黄与阴黄：阳黄由湿热所致，起病急，病程短，黄色鲜明如橘色，伴有湿热证候；阴黄由寒湿所致，起病缓，病程长，黄色晦暗如烟熏，伴有寒湿诸候。

2. 辨阳黄中湿热的偏重：阳黄属湿热为患，由于感受湿与热邪程度的不同，机体反应的差异，故临床有湿热孰轻孰重之分。热重于湿者以黄色鲜明，身热口渴，口苦便秘，舌苔黄腻，脉弦数为特点；湿重于热者则以黄色不如热重者鲜明，口不渴，头身困重，纳呆便溏，舌苔厚腻微黄，脉濡缓为特征。

3. 辨急黄：急黄为湿热夹时邪疫毒，热入营血，内陷心包所致。在证候上，急黄与一般阳黄不同，急黄起病急骤，黄疸迅速加深，其色如金，并现壮热神昏、吐血衄血等危重证候，预后较差。

【治疗原则】

根据本病湿浊阻滞，脾胃肝胆功能失调，胆液不循常道，随血外溢的病机，其治疗大法为祛湿利小便，健脾疏肝利胆。并应依湿从热化、寒化的不同，分别施以清热利湿和温中化湿之法；急黄则在清热利湿基础上，合用解毒凉血开窍之法；黄疸久病应注意扶助正气，如滋补脾肾，健脾益气等。

【适宜养疗技术】

（一）中药辨证论治

1. 阳黄

（1）湿热兼表

［症状］黄疸初起，目白睛微黄或不明显，小便黄，脘腹满闷，不思饮食，伴有恶寒发热，头身重痛，乏力，舌苔黄腻，脉浮弦或弦数。

［治法］清热化湿，佐以解表。

［方药］麻黄连翘赤小豆汤合甘露消毒丹。

（2）热重于湿

［症状］初起目白睛发黄，迅速至全身发黄，色泽鲜明，右胁疼痛而拒按，壮热口渴，口干口苦，恶心呕吐，脘腹胀满，大便秘结，小便赤黄、短少，舌红，苔黄腻或黄糙，脉弦滑或滑数。

［治法］清热利湿，通腑化瘀。

［方药］茵陈蒿汤。

（3）湿重于热

［症状］身目发黄如橘，无发热或身热不扬，右胁疼痛，脘闷腹胀，头重身困，嗜卧乏力，纳呆便溏，厌食油腻，恶心呕吐，口黏不渴，小便不利，舌苔厚腻微黄，脉濡缓或弦滑。

［治法］健脾利湿，清热利胆。

［方药］茵陈四苓汤。

（4）胆腑郁热

［症状］身目发黄鲜明，右胁剧痛且放射至肩背，壮热或寒热往来，伴有口苦咽干，恶心呕吐，便秘，尿黄，舌红苔黄而干，脉弦滑数。

［治法］清热化湿，疏肝利胆。

［方药］大柴胡汤。

（5）疫毒发黄

［症状］起病急骤，黄疸迅速加深，身目呈深黄色，胁痛，脘腹胀满，疼痛拒按，壮热烦渴，呕吐频作，尿少便结，烦躁不安，或神昏谵语，或衄血尿血，皮下紫斑，或有腹水，继之嗜睡昏迷，舌质红绛，苔黄褐干燥，脉弦大或洪大，又称急黄。

［治法］清热解毒，凉血开窍。

［方药］千金犀角散。

2. 阴黄

（1）寒湿阻遏

［症状］身目俱黄，黄色晦暗不泽或如烟熏，右胁疼痛，痞满食少，神疲畏寒。腹胀便溏，口淡不渴，舌淡苔白腻，脉濡缓或沉迟。

［治法］温中化湿，健脾利胆。

［方药］茵陈术附汤。

（2）脾虚湿郁

［症状］多见于黄疸久郁者。症见身目俱黄，黄色较淡而不鲜明，胁肋隐痛，食欲不振，肢体倦怠乏力，心悸气短，食少腹胀，大便溏薄，舌淡苔薄白，脉濡细。

［治法］健脾益气，祛湿利胆。

［方药］六君子汤加茵陈、柴胡。

（3）脾虚血亏

［症状］面目及肌肤发黄，黄色较淡，面色不华，睑白唇淡，心悸气短，倦怠乏力，头晕目眩，舌淡苔白，脉细弱。

［治法］补养气血，健脾退黄。

［方药］小建中汤。

（二）推拿疗法

成年人黄疸一般不用推拿疗法。

新生儿黄疸推拿穴位：清脾经、清肝经、清小肠、清大肠、下推七节骨、推箕门，退六腑，摩腹等通利二便，通腑泻热，利胆退黄。

（三）刮痧疗法

1. 阳黄

［选穴］太阳、印堂、肺俞、三焦俞、曲池、尺泽、列缺、合谷、阴陵泉。

［刮拭顺序］

（1）头面部：刮太阳、印堂穴，至出现痧痕为止。

（2）背部：刮肺俞、三焦俞穴，至出痧痕为止。

（3）上肢部：曲池、尺泽、列缺、合谷穴。

（4）下肢部：刮阴陵泉穴。

［刮拭方法］在需刮痧部位涂抹适量刮痧油。以角点刮太阳穴、印堂以皮肤泛红出痧为度。用刮痧板棱角刮拭背部双侧膀胱经，重刮肺俞和三焦俞，以皮肤泛红出痧为度。用刮痧板厚边刮拭前臂肺经从尺泽到太渊，刮拭大肠经从曲池到阳溪，以角点刮尺泽、曲池、列缺、合谷，除合谷外以出痧为度，合谷不一定出痧。用刮角板棱角刮拭双下肢内侧从阴陵泉到三阴交30次左右，不一定出痧，以角点刮阴陵泉30次左右。

2. 阴黄

［选穴］膀胱经、中脘、天枢、内关、足三里、阴陵泉、阳陵泉、丰隆。

［刮拭顺序］先刮膀胱再刮中脘、天枢，然后刮上肢三焦经、内关，最后刮下肢阴陵泉、阳陵泉、足三里、丰隆。

［刮拭方法］在需刮痧部位涂抹适量刮痧油。用刮板棱角刮拭膀胱经从上到下以出痧为度。从中脘刮至脐中，重刮中脘30次左右。从天枢横向刮至大横，重刮天枢30次左右。用刮板棱角刮拭上肢三焦经从上到下以出痧为度，重刮内关。用刮板棱角刮拭下肢外侧胃经从足三里刮至解溪，重刮足三里、阳陵泉30次左右。内侧阴经从阴陵泉刮至三阴交30次左右，重刮阴陵泉。

（四）拔罐疗法

1. 走罐法

［选穴］足太阳膀胱经肺俞穴至肾俞。

［操作方法］患者取俯卧位，充分暴露背部，背部涂适量的润滑油，选择适当大小的火罐，用闪火法将罐吸拔于背部（负压不宜过大），沿着膀胱经背部的肺俞至肾俞。来回推动火罐，每次走罐走5~15次，至皮肤出现红色瘀血现象为度，起罐后擦净皮肤上的油迹，每日1次。

2. 闪罐法

［选穴］命门、关元。

［操作方法］患者取卧位，以中口径玻璃火罐，闪罐法闪拔以上穴位15次，每日1次。适用用阴黄畏寒者。

3. 针罐法

[选穴] 大椎、曲池。

[操作方法] 局部皮肤常规消毒，以三棱针点刺加罐，每日1次，留罐15分钟。适用于阳黄热盛者。

（五）针刺疗法

[主穴] 胆俞、阳陵泉、阴陵泉、至阳。

[配穴] 阳黄配内庭、太冲；阴黄配脾俞、三阴交。热甚配大椎；恶心呕吐配内关、中脘；便秘配天枢、支沟；黄疸甚配腕骨。

[方义] 黄疸是由湿邪熏蒸、胆汁外溢而成，故取胆的背俞穴胆俞及其下合穴阳陵泉以疏调胆腑，胆腑的功能正常则胆汁自循常道；阴陵泉健脾利湿，令湿邪从小便利而出；至阳为治疗黄疸的经验穴，可宣通阳气以利湿退黄。

（六）灸疗法

1. 阳黄

[选穴] 主穴：至阳、阴陵泉、阳陵泉、胆俞、太冲；配穴：呕吐加内关。

[施灸方法]

（1）艾炷灸：每次选3~5穴，施灸穴位上涂敷少许凡士林油，选用中小艾炷，穴下产生刺激感时清除艾炷，一般连续灸3~5壮，穴下皮肤充血红晕为度，各穴依次施灸，每日1次，10天1个疗程。

（2）灯火灼灸：每次选2~4穴，采用阴灯灼灸法，每次各灼灸一下，每日灸1次，10次为1个疗程。

2. 阴黄

[选穴] 主穴：脾俞、中脘、三阴交、胆俞；配穴：神疲加命门、关元。

[施灸方法]

（1）温和灸（或回旋灸）：点燃艾条后，悬于穴位之上，艾火距离皮肤2~3厘米进行熏烤。火力温和缓慢透入皮下。每穴灸10~15分钟，至皮肤稍起红晕即可，各穴依次施灸，每日1次，10次为1个疗程。

（2）艾炷灸：施灸穴位上涂敷少许凡士林油，选用中小艾炷，穴下产生刺激感时清除艾炷，一般连续灸5壮，穴下皮肤充血红晕为度，各穴依次施灸，10次为1个疗程。

（3）灯火灼灸：每次选2~5穴，采用明灯爆灸法，每次各灼灸一下，每日灸1次，10次为1个疗程。

（七）食疗法

1. 阳黄食疗方

（1）溪黄草煲猪肝：溪黄草60克，猪肝50克，砂锅煲煮，食肝饮汤。

（2）鸡骨草煲红枣：鸡骨草 60 克，红枣 8 枚，水煎代茶饮。

（3）茵陈二草饮：茵陈、金钱草、车前草各 30 克，冰糖少许，水煎服，每日 1 剂。

2. 阴黄食疗方

丹参灵芝煲田鸡：丹参 30 克，灵芝 15 克，田鸡（青蛙）250 克。将田鸡去皮洗净同煲汤，盐调味饮汤食肉。

【实训】

1. 复习思考题

黄疸的辨证要点为何？如何区别阳黄、阴黄？代表方剂为何？

2. 案例分析

患者男性，49 岁，近 1 周来无明显诱因开始出现眼球发黄，全身皮肤黄染，进行性加重，伴尿色黄，尿量无明显变化，皮肤瘙痒，自觉乏力明显，食欲减退，食纳减少，略有腹胀，腹痛，体重较前减轻，解白色稀糊状大便。请根据以上现病史做出诊断分型，并列出适宜的治疗方案。

第二节　胁痛

【教学要求】

1. 了解胁痛概念；

2. 熟悉胁痛病因病机、辨证要点及治疗原则；

3. 掌握胁痛的诊断要点、辨证论治及常用养疗方法。

【概念】

胁痛是以胁肋部疼痛为主要表现的一种肝胆病证，可与西医多种疾病相联系，如急性肝炎、慢性肝炎、肝硬化、肝寄生虫病、肝癌、急性胆囊炎、慢性胆囊炎、胆石症、慢性胰腺炎、胁肋外伤以及肋间神经痛等。以胁痛为主要症状时皆可参考本节辨证论治。

【病因病机】

肝居胁下，肝之经脉皆循胁布胁，肝性刚强，喜条达，主疏泄。故凡能引起肝胆经脉阻滞，或脉络失养等因素，均可导致胁痛，如肝气郁结、瘀血停着、湿热内侵及肝阴不足等。

1. 肝气郁结：因情志不遂，或郁怒伤肝，致肝失条达，肝气郁滞，气阻肝络而形成胁痛。

2. 瘀血停着：肝郁日久，气滞血凝，瘀血停积，阻塞肝络，形成血瘀胁痛。

3. 肝胆湿热：肝郁化热，或湿热内侵，或饮食不节或过食醇酒肥甘，以致湿热蕴结肝胆，阻遏肝胆经络，造成湿热胁痛。

4. 肝阴不足：肝经郁滞日久，或久病体虚，或劳伤精血，肝血不足，肝阴亏虚，致血不养肝，络脉失养，造成胁痛。如张景岳所说："肾虚羸弱之人，多有胸胁间隐隐作痛，为肝肾精虚，不能化气，气虚不能生血而然。"

【临床表现】

本病以胁肋部疼痛为主要特征。其痛或发于一侧，或同时发于两胁。疼痛性质可表现为胀痛、窜痛、刺痛、隐痛，多为拒按，间有喜按者。常反复发作，一般初起疼痛较重，久之则胁肋部隐痛时发。

【诊断要点】

1. 以胁肋部疼痛为主要特征。

2. 疼痛性质可表现为胀痛、窜痛、刺痛、隐痛，多为拒按，间有喜按者。

3. 反复发作的病史。

4. 血常规、肝功能、胆囊造影、B超等实验室检查，有助于诊断。

【辨证要点】

1. 辨外感内伤：外感胁痛是由湿热外邪侵袭肝胆，肝胆失于疏泄条达而致，伴有寒热表证，且起病急骤，同时可出现恶心呕吐，目睛发黄，苔黄腻等肝胆湿热症状；内伤胁痛则由肝郁气滞，瘀血内阻，或肝阴不足所引起，不伴恶寒、发热等表证，且起病缓慢，病程较长。

2. 辨在气在血：一般来说，气滞以胀痛为主，且游走不定，时轻时重，症状的轻重每与情绪变化有关；血瘀以刺痛为主，且痛处固定不移，疼痛持续不已，局部拒按，入夜尤甚，或胁下有积块。

3. 辨虚实证：实证由肝郁气滞，瘀血阻络，外感湿热之邪所致，起病急，病程短，疼痛剧烈而拒按，脉实有力；虚证由肝阴不足，络脉失养所引起，常因劳累而诱发，起病缓，病程长，疼痛隐隐，悠悠不休而喜按，脉虚无力。

【治疗原则】

胁痛的治疗着眼于肝胆，分虚实而治。实证宜理气、活血通络、清热祛湿；虚证宜滋阴养血柔肝。临床上还应据"痛则不通""通则不痛"的理论，以及肝胆疏泄不利的基本病机，在各证中适当配伍疏肝理气，利胆通络之品。

【适宜养疗方法】

（一）中药辨证论治

1. 肝气郁结

［症状］胁肋胀痛，走窜不定，甚则连及胸肩背，且情志不舒则痛增，胸闷，善太息，得嗳气则舒，饮食减少，脘腹胀满，舌苔薄白，脉弦。

［治法］疏肝理气。

［方药］柴胡疏肝散。

2. 瘀血阻络

［症状］胁肋刺痛，痛处固定而拒按，疼痛持续不已，入夜尤甚，或胁下有积块，或面色晦暗，舌质紫暗，脉沉弦。

［治法］活血化瘀，理气通络。

［方药］血府逐瘀汤。

3. 湿热蕴结

［症状］胁肋胀痛，触痛明显而拒按，或引及肩背，伴有脘闷纳呆，恶心呕吐，厌食油腻，口干口苦，腹胀尿少，或有黄疸，舌苔黄腻，脉弦滑。

［治法］清热利湿，理气通络。

［方药］龙胆泻肝汤。

4. 肝阴不足

［症状］胁肋隐痛，绵绵不已，遇劳加重，口干咽燥，两目干涩，心中烦热，头晕目眩，舌红少苔，脉弦细数。

［治法］养阴柔肝，佐以理气通络。

［方药］一贯煎。

（二）推拿疗法

［选穴及部位］膈俞、肝俞、胆俞、阿是穴、背部膀胱经、章门、期门、胁肋部、阴陵泉、胆囊穴、太冲、行间。

［主要手法］一指禅推法、按揉法、揉法、搓法、擦法、点法、按法。

［操作方法］

（1）患者俯卧位，医者立于其体侧。先点按患者背部膈俞、肝俞、胆俞及压痛点处，每穴约3分钟，刺激量应稍强。再以一指禅推法在背部膀胱经施术，约3分钟。用擦法在背部膀胱经施术，以透热为度。

（2）患者坐位或俯卧位。医者以指按揉患者章门、期门，每穴约1分钟。用擦法及搓法施术于患者两侧胁肋部，以透热为度。

（3）患者坐位或仰卧位。医者用点法或按法施术于阴陵泉、胆囊穴、太冲、行间，每穴约1分钟。

（三）刮痧疗法

1. 实证

［选穴］期门、支沟、阳陵泉、足三里、太冲。

［刮拭顺序］先刮胁部的期门，再刮前臂支沟，然后刮下肢的阳陵泉、足三里，最后刮足部太冲。

［刮拭方法］在需刮痧部位先涂抹适量刮痧油。先刮期门穴，刮拭胸部两侧，由第六肋间开始，从正中线由内向外刮，先左后右，用刮板整个边缘由内向外沿肋骨走向刮拭。再刮支沟穴，刮拭上肢外侧部，由上向下刮，经支沟穴重刮，可不出痧。然后重刮双侧阳陵泉、足三里，各30次，不出痧。最后刮足部太冲，30次，可不出痧。

2. 虚证

［选穴］肝俞、肾俞、期门、行间、足三里、三阴交。

［刮拭顺序］先刮胁部期门，再刮背部的肝俞、肾俞，然后刮下肢的三阴交、足三里，最后刮足部行间穴。

[刮拭方法] 在需刮痧部位涂抹适量刮痧油。先刮期门穴，刮拭胸部两侧，由第六肋间开始，从正中线由内向外刮，先左后右，用刮板整个边缘由内向外沿肋骨走向刮拭。刮拭背部正中旁开 1.5 寸线，从肝俞穴向下刮至肾俞穴，用刮板角部自上而下刮拭。然后重刮双侧三阴交、足三里，各 30 次，不出痧。最后刮足部太冲，30 次，可不出痧。

（四）拔罐疗法

1. 留罐法

[选穴] 阿是穴、支沟、阳陵泉、膈俞、肝俞、脾俞。

[操作方法] 患者取适当体位，选用口径合适的玻璃火罐，以闪火法将罐吸附在相应穴位上，留罐 15 分钟，每日 1 次。

2. 针罐法

[选穴] 肋间神经分布区。

[操作方法] 沿着肋间神经分布区，用梅花针叩刺后，皮肤表面有多处渗血后拔罐 5 分钟，起罐后将血擦净。

（五）针刺疗法

[主穴] 期门、阳陵泉、支沟、丘墟。

[配穴] 肝郁气滞配太冲、内关；肝胆湿热配行间、阴陵泉；瘀血阻络配膈俞、血海；肝阴不足配肝俞、肾俞。

[方义] 肝胆两经布于胁肋，期门为肝的募穴，位居胁肋部，取之既可疏泄肝胆气机，又可直接疏通胁肋部经络而止痛；阳陵泉为胆的下合穴，支沟为三焦经经穴，二穴均为治胁痛之验穴，一上一下和解少阳，疏泄肝胆；丘墟为胆的原穴，与阳陵泉相配，可疏利肝胆，活络止痛。

（六）灸疗法

1. 肝气郁结

[选穴] 主穴：肝俞、期门、支沟、阳陵泉、太冲；配穴：嗳气加足三里。

[施灸方法]

（1）温和灸：点燃艾条后，悬于穴位之上，艾火距离皮肤 2～3 厘米进行熏烤。火力温和缓慢透入皮下。每穴灸 5～10 分钟，至皮肤稍起红晕即可，各穴依次施灸，每日 1～2 次。

（2）艾炷灸：施灸穴位上涂敷少许凡士林油，选用中小艾炷，穴下产生刺激感时清除艾炷，一般连续灸 3～5 壮，穴下皮肤充血红晕为度，各穴依次施灸，5 天 1 个疗程。

（3）药物灸：取柴胡、香附、延胡索、川芎各 10 克，捣成精末，加醋少许炒热布包，熨敷痛处，每日 1 换。

2. 瘀血停着

[选穴] 主穴：膈俞、血海、行间、大包；配穴：气滞加膻中。

[施灸方法]

（1）温和灸：点燃艾条后，悬于穴位之上，艾火距离皮肤 2～3 厘米进行熏烤。火力温和缓慢透入皮下。每穴灸 15 分钟，至皮肤稍起红晕即可，各穴依次施灸，每日 1 次。

（2）艾炷灸：施灸穴位上涂敷少许凡士林油，选用中小艾炷，穴下产生刺激感时清除艾炷，一般连续灸 3 壮，穴下皮肤充血红晕为度，各穴依次施灸。

（3）隔蒜灸：用 2～3 毫米厚的蒜片，中穿数孔，上置艾绒做成花生米大小的艾炷，每穴 3～5 壮，每日 1 次，7～10 天 1 个疗程。

（4）温针灸：每次选取 2～4 个穴位，每穴灸 10～15 分钟，每日 1 次，10 天 1 个疗程，每疗程间隔 3 天。

（5）艾炷隔王不留行灸：取王不留行末适量，用青皮浸液调制成厚 0.2 厘米小圆饼放在所选穴位上，上置艾炷，点燃，各灸 7～9 壮，隔日灸 1 次。

3. 肝胆湿热

[选穴] 主穴：胆俞、期门、阳陵泉、足三里、阴陵泉；配穴：恶心口苦加内关、中脘。

[施灸方法]

（1）温和灸：点燃艾条后，悬于穴位之上，艾火距离皮肤 2～3 厘米进行熏烤。火力温和缓慢透入皮下。每穴灸 15 分钟，至皮肤稍起红晕即可，各穴依次施灸，每日 1 次。

（2）艾炷灸：施灸穴位上涂敷少许凡士林油，选用中小艾炷，穴下产生刺激感时清除艾炷，一般连续灸 3 壮，穴下皮肤充血红晕为度，各穴依次施灸。

4. 肝阴不足

[选穴] 主穴：肝俞、肾俞、期门、足三里、三阴交、行间；配穴：头晕加百会。

[施灸方法] 温和灸：点燃艾条后，悬于穴位之上，艾火距离皮肤 2～3 厘米进行熏烤。火力温和缓慢透入皮下。每穴灸 10 分钟，至皮肤稍起红晕即可，各穴依次施灸，每日 1 次，7～10 天 1 个疗程。

（七）食疗法

1. 薏仁枣豆莲藕汤：薏苡仁 100 克，绿豆 200 克，酸枣仁 50 克，连节大藕 4 节（大约 500 克）。用清水浸泡绿豆、酸枣仁 30 分钟，处理干净备用。再将藕一端切断后将绿豆、酸枣仁装入藕孔中，待装满后，将切断端之藕盖于原处，用竹签插住固定之，放入锅中加冷水上火煮，直至藕烂熟。一天 2～3 次，食藕饮汤适量，可连用 7～10 天。具有养肝安神、清胆通脉的作用。对急性或迁延性肝炎伴有胁痛者，不但可祛外邪以扶正，且可养阴安神。

2. 茯苓五味虎杖蜂蜜羹：茯苓 250 克，五味子 250 克，虎杖 500 克，蜂蜜 1000 克。

先将茯苓、五味子、虎杖洗干净,用砂锅加水泡30分钟,后用中火煎开,再改为文火煎30分钟,滤出药液,再加适量水煎一次,将两次药液与蜂蜜倒入砂锅中,用微火煎煮5分钟即可。每日3次,每次1勺,用开水冲服,可服30~60克。具有柔肝解毒、扶正祛邪的作用,对肝炎胁痛及转氨酶升高均有一定疗效。

3. 藿香茵陈栀子仁粥:鲜藿香30克,茵陈50克,栀子仁5克,香附6克,鲜车前草30克,粳米100克,白糖适量。将上药共煎为汤液后,与粳米一起煮成粥,最后加糖,每日2~3次,适量服用,必要时可重复2~3次。此膳对湿热型患者甚为适宜。

【实训】

1. 复习思考题

胁痛的临床分型和辨证要点有哪些?

2. 案例分析

江某,43岁。1年前出现胁肋胀痛,走窜不定,疼痛因情绪变化而增减,胸闷气短,饮食减少,嗳气频作,苔薄,脉弦。请根据以上现病史做出诊断分型,并列出适宜的治疗方案。

第十章　代谢性病证 ▷▷▷▷

第一节　消渴

【教学要求】

1. 掌握消渴病的诊断及鉴别诊断、辨证论治;

2. 熟悉消渴病的概念、并发症,消渴病发生与阴虚、燥热、血瘀的关系以及消渴病继发证的病机;

3. 了解消渴病的病因病机。

【概念】

消渴病是由于先天禀赋不足,复因情志失调、饮食不节等原因所导致的以阴虚燥热为基本病机,以多尿、多饮、多食、乏力、消瘦,或尿有甜味为典型临床表现的一种疾病。

消渴病是一种发病率高、病程长、并发症多,严重危害人类健康的病证,近年来发病率更有增高的趋势。中医药在改善症状、防治并发症等方面均有较好的疗效。

消渴病与西医学的糖尿病基本一致。西医学的尿崩症,因具有多尿、烦渴的临床特点,与消渴病有某些相似之处,可参考本节辨证论治。

【病因病机】

1. 禀赋不足:在东汉时期就认识到先天禀赋不足是引起消渴病的重要内在因素。《灵枢·五变》说"五脏皆柔弱者,善病消瘅",其中尤以阴虚体质最易罹患。

2. 饮食失节:长期过食肥甘,醇酒厚味,辛辣香燥,损伤脾胃,致脾胃运化失职,积热内蕴,化燥伤津,消谷耗液,发为消渴。《素问·奇病论》说:"此肥美之所发也,此人必数食甘美而多肥也,肥者令人内热,甘者令人中满,故其气上溢,转为消渴。"

3. 情志失调:长期过度的精神刺激,如郁怒伤肝,肝气郁结,或劳心竭虑,营谋强思等,以致郁久化火,火热内燔,消灼肺胃阴津而发为消渴。正如《临证指南医案·三消》说:"心境愁郁,内火自燃,乃消症大病。"

4. 劳欲过度:房事不节,劳欲过度,肾精亏损,虚火内生,则火因水竭益烈,水因火烈而益干,终致肾虚肺燥胃热俱现,发为消渴。如《外台秘要·消渴消中》说:"房劳过度,致令肾气虚耗,下焦生热,热则肾燥,肾燥则渴。"

消渴病的病机主要在于阴津亏损,燥热偏盛,而以阴虚为本,燥热为标,两者互为因果,阴愈虚则燥热愈盛,燥热愈盛则阴愈虚。消渴病变的脏腑主要在肺、胃、肾,尤以肾为关键。三脏之中,虽可有所偏重,但往往又互相影响,如肺燥津伤,津液失于敷布，则脾胃不得濡养，肾精不得滋助；脾胃燥热偏盛，上可灼伤肺津，下可耗伤肾阴；肾阴不足则阴虚火旺，亦可上灼肺胃，终至肺燥胃热肾虚，故"三多"之证常可相互并见。

消渴病日久，则易发生以下两种病变：一是阴损及阳，阴阳俱虚。消渴虽以阴虚为本，燥热为标，但由于阴阳互根，阳生阴长，若病程日久，阴损及阳，则致阴阳俱虚。其中以肾阳虚及脾阳虚较为多见。二是病久入络，血脉瘀滞。消渴病是一种病及多个脏腑的疾病，影响气血的正常运行，且阴虚内热，耗伤津液，亦使血行不畅而致血脉瘀滞。血瘀是消渴病的重要病机之一，且消渴病多种并发症的发生也与血瘀密切有关。

【临床表现】

消渴病起病缓慢，病程漫长。本病以多尿、多饮、多食、倦怠乏力，形体消瘦，或尿有甜味为其证候特征。但患者"三多"症状的显著程度有较大的差别。消渴病的多尿，表现为排尿次数增多，尿量增加。有的患者是因夜尿增多而发现本病。与多尿同时出现的是多饮，喝水量及次数明显增多。多食易饥，食量超出常人，然患者常感疲乏无力，日久则形体消瘦。但现代的消渴病患者，有的则在较长时间内表现为形体肥胖。

【诊断要点】

1. 凡以口渴多饮、多食易饥、尿频量多、形体消瘦或尿有甜味为临床特征者，即可诊断为消渴病。本病多发于中年以后，若有青少年期即罹患本病者，一般病情较重。

2. 初起可"三多"症状不著，病久常并发眩晕、肺痨、胸痹心痛、中风、雀目、疮痈等。严重者可见烦渴、头痛、呕吐、腹痛、呼吸短促，甚或昏迷厥脱危象。由于本病的发生与禀赋不足有较为密切的关系，如有消渴病的家族史可供诊断参考。

3. 查空腹、餐后 2 小时血糖和尿糖，尿比重，葡萄糖耐量试验，糖化血红蛋白等，有助于确定诊断。必要时查尿酮体、血尿素氮、肌酐、二氧化碳结合力，以及血钾、钠、钙、氯化物等。

【辨证要点】

1. 辨病位：消渴病的三多症状，往往同时存在，但根据其表现程度的轻重不同，而有上、中、下三消之分，及肺燥、胃热、肾虚之别。通常把以肺燥为主，多饮症状较突出者，称为上消；以胃热为主，多食症状较为突出者，称为中消；以肾虚为主，多尿症状较为突出者，称为下消。

2. 辨标本：本病以阴虚为主，燥热为标，两者互为因果，常因病程长短及病情轻重的不同，而阴虚和燥热之表现各有侧重。一般初病多以燥热为主，病程较长者则阴虚与燥热互见，日久则以阴虚为主。进而由于阴损及阳，可见气阴两虚，并可导致阴阳俱虚之证。

3. 辨本证与并发症：多饮、多食、多尿和乏力、消瘦为消渴病本证的基本临床表现，而易发生诸多并发症为本病的另一特点。本证与并发症的关系，一般以本证为主，并发症为次。多数患者先见本证，随病情的发展而出现并发症。但亦有少数患者与此相反，如少数中老年患者，"三多"及消瘦的本证不明显，常因痈疽、眼疾、心脑病症等为线索，最后确诊为本病。

【治疗原则】

本病的基本病机是阴虚为本，燥热为标，故清热润燥、养阴生津为本病的治疗大法。

《医学心悟·三消》说"治上消者，宜润其肺，兼清其胃""治中消者，宜清其胃，兼滋其肾""治下消者，宜滋其肾，兼补其肺"，可谓深得治疗消渴之要旨。

由于本病常发生血脉瘀滞及阴损及阳的病变，以及易并发痈疽、眼疾、劳嗽等症，故还应针对具体病情，及时合理地选用活血化瘀、清热解毒、健脾益气、滋补肾阴、温补肾阳等治法。

【适宜养疗技术】

（一）中药辨证论治

1. 上消：肺热津伤

[症状]烦渴多饮，口干舌燥，尿频量多，舌边尖红，苔薄黄，脉洪数。

[治法]清热润肺，生津止渴。

[方药]消渴方。若烦渴不止，小便频数，而脉数乏力者，为肺热津亏，气阴两伤，可选玉泉丸或二冬汤。

2. 中消：胃热炽盛

[症状]多食易饥，口渴，尿多，形体消瘦，大便干燥，苔黄，脉滑实有力。

[治法]清胃泻火，养阴增液。

[方药]玉女煎、白虎加人参汤。对于病程较久，以及过用寒凉而致脾胃气虚，表现口渴引饮，能食与便溏并见，或饮食减少，精神不振，四肢乏力，舌淡，苔白而干，脉弱者，治宜健脾益气、生津止渴，可用七味白术散。

3. 下消：肾阴亏虚

[症状]尿频量多，混浊如脂膏，或尿甜，腰膝酸软，乏力，头晕耳鸣，口干唇燥，皮肤干燥、瘙痒，舌红，脉细数。

[治法]滋阴补肾，润燥止渴。

[方药]六味地黄丸。若阴虚火旺，烦躁，五心烦热，盗汗，失眠者，可加知母、黄柏滋阴泻火。尿量多而混浊者，加益智仁、桑螵蛸、五味子等益肾缩泉。气阴两虚而伴困倦，气短乏力，舌质淡红者，可加党参、黄芪、黄精补益正气。

4. 阴阳两虚

[症状]小便频数，混浊如膏，甚至饮一溲一，面容憔悴，耳轮干枯，腰膝酸软，四肢欠温，畏寒肢冷，阳痿或月经不调，舌苔淡白而干，脉沉细无力。

[治法]温阳滋阴，补肾固摄。

[方药]金匮肾气丸。对消渴而症见阳虚畏寒者，可酌加鹿茸粉 0.5 克，以启动元阳，助全身阳气之气化。本证见阴阳气血俱虚者，则可选用鹿茸丸以温肾滋阴，补益气血。上述两方均可酌加覆盆子、桑螵蛸、金樱子等以补肾固摄。

消渴多伴有瘀血的病变，故对于上述各种证型，均可酌加活血化瘀的方药。并发白内障、雀盲、耳聋，主要病机为肝肾精血不足，不能上承耳目所致，宜滋补肝肾，益精补血，可用杞菊地黄丸或明目地黄丸。并发疮毒痈疽者，则治宜清热解毒，消散痈肿，用五味消毒饮。在痈疽的恢复阶段，治疗上则要重视托毒生肌。并发肺痨、水肿、中风者，可参考有关章节辨证论治。

（二）推拿疗法

［选穴及部位］ 中脘、气海、关元、神阙、肺俞、胰俞、肝俞、胆俞、脾俞、胃俞、肾俞、三焦俞、命门、曲池、足三里、三阴交、胁肋部。

［主要手法］ 一指禅推法、按揉法、按法、揉法、摩法、搓法、擦法、点法。

［操作方法］

（1）患者仰卧位。医者掌摩腹部约 3 分钟，以一指禅推法或按揉法施于中脘、气海、关元穴，每穴约 1 分钟，掌揉神阙穴约 2 分钟。

（2）患者俯卧位。以一指禅推法或按揉法施于肺俞、胰俞、肝俞、胆俞、脾俞、胃俞、肾俞、三焦俞，重点在胰俞，每穴约 1 分钟。横擦肾俞、命门穴，以透热为度。

（3）患者坐位。用拇指按曲池、足三里、三阴交各约 1 分钟，掌搓两胁肋部约 1 分钟。

（三）刮痧疗法

1. 上消

［选穴］ 肺俞、胃俞、肾俞、三焦俞、太渊。

［刮拭顺序］ 先刮拭背部膀胱经上肺俞、胃俞、三焦俞、肾俞，最后刮拭胁肋部。

［刮拭方法］ 在需刮痧部位涂抹适量刮痧油。患者取俯卧位，医者一手持刮痧板，一手扶患者，用刮板棱角刮拭。以刮肺俞、胃俞、三焦俞、肾俞及椎旁两侧肌群为主。以局部皮肤发红发热或出痧为度。再以角点刮命门穴，用力要轻柔，不可用力过重，以皮肤泛红不一定出痧。用刮板棱角刮拭上肢肺经从上到下以皮肤泛红出痧为度，重刮太渊。

2. 中消

［选穴］ 肺俞、胃俞、肾俞、三焦俞、胰俞、肝俞、胆俞、脾俞、足三里、内庭、地机。

［刮拭顺序］ 先刮背部膀胱经第一侧线，再刮下肢足三里、地机、内庭。

［刮拭方法］ 在需刮痧部位涂抹适量刮痧油。背部膀胱经用刮板棱角从上到下刮拭以出痧为度。以角点刮双侧足三里。用刮板棱角刮拭双侧下肢内侧从阴陵泉到下 30 次左右，重刮地机。以角点刮双侧内庭 30 次左右。

3. 下消

［选穴］ 肺俞、胃俞、肾俞、三焦俞、三阴交、太溪、复溜、太冲。

［刮拭顺序］ 先刮背部膀胱经，再刮下肢三阴交、复溜，最后刮太溪、太冲。

［刮拭方法］ 在需刮痧部位涂抹适量刮痧油。用刮板棱角刮拭膀胱经从上到下以出痧为度。刮拭双侧下肢内侧三阴交到复溜，重刮三阴交和复溜。以角点刮太溪、太冲

30 次左右。

（四）拔罐疗法

1. 留罐法

［选穴］三阴交、大椎、脾俞、膈俞、足三里。

［操作方法］患者取适当体位，以闪火法将罐吸拔于穴位上，留罐 15 分钟，每日 1 次。亦可在上述穴位上闪罐治疗，以皮肤潮红为度。

2. 针罐法

［选穴］胸 6～12 夹脊，腰 1～5 夹脊。

［操作方法］用梅花针轻叩刺后，拔罐 20 分钟，隔日 1 次。

（五）针刺疗法

［主穴］肺俞、胃俞、肾俞、胃脘下俞、三阴交、太溪。

［配穴］上消证配太渊、少府；中消证配内庭、地机；下消证配复溜、太冲。视物模糊配太冲、光明；肌肤瘙痒配膈俞、血海；上肢疼痛配肩髃、曲池；上肢麻木配少海、手三里；下肢疼痛或麻木配阳陵泉、八风。

［方义］消渴因肺燥、胃热、肾虚等所致，故取肺俞以清热润肺、生津止渴；取胃俞、三阴交清胃泻火，和中养阴；取肾俞、太溪以益肾滋阴、增液润燥；胃脘下俞为治疗消渴的经验穴。

（六）灸疗法

1. 上消：肺热津伤

［选穴］主穴：肺俞、胃脘下俞、太渊、少府；配穴：上肢疼痛或麻木者加肩髃、合谷；皮肤瘙痒者加曲池、血海。

［施灸方法］

（1）温和灸：每穴每日 1～2 次，每次 20～30 分钟，10 天为 1 个疗程。

（2）隔姜灸：把艾绒做成枣核大小，每穴 5 壮，隔日 1 次，1 个月为 1 个疗程。

2. 中消：胃热炽盛

［选穴］主穴：胃俞、脾俞、中脘、内庭；配穴：便秘者加天枢、腹结。

［施灸方法］

（1）雀啄灸：点燃艾条后，悬于穴位之上，艾火距离上进行一上一下施灸，火力要均匀，每穴灸 15～20 分钟，各穴依次施灸，每日 1 次，10 日 1 个疗程。

（2）艾炷灸：选用标准艾炷，吹火使之较快燃烧，穴下产生强烈刺激感时清除艾炷，一般连续灸 3～5 壮，各穴依次施灸，10 日 1 个疗程。

3. 下消：肾阴亏虚

［选穴］主穴：胃脘下俞、肾俞、照海、太溪；配穴：下肢疼痛或麻木者加风市、阳陵泉。

［施灸方法］

（1）艾条灸：点燃艾条后，悬于穴位之上，艾火距离皮肤 2～3 厘米进行熏烤。每穴灸 15～20 分钟，各穴依次施灸。

（2）隔姜灸：把艾绒做成枣核大小，每穴 5 壮，隔日 1 次，1 个月为 1 个疗程。

4. 阴阳两虚

［选穴］主穴：胃脘下俞、肾俞、关元、太溪；配穴：视物模糊加太冲、光明清肝明目；心悸加内关、心俞。

［施灸方法］

（1）隔姜灸：把艾绒做成枣核大小，每穴 5 壮，隔日 1 次，1 个月 1 个疗程。

（2）艾炷灸：选用标准艾炷，吹火使之较快燃烧，穴下产生强烈刺激感时清除艾炷，一般连续灸 3～5 壮，各穴依次施灸。

（七）食疗法

1. 猪胰煲怀山药：猪胰 1 个，怀山药 30 克，同煲汤，加盐调味，服食。

2. 玉米须煲猪瘦肉：玉米须 30 克，猪瘦肉 100 克，共煲汤，加盐调味，去玉米须服食。

3. 猪胰粉：猪胰适量焙干，研成细末，每次 6 克，每日 2 次，水送服。

【实训】

1. 复习思考题

消渴的临床分型和辨证要点有哪些？

2. 案例分析

康某，58 岁，3 年前逐渐出现多饮、多食、多尿，身体消瘦，尿频量多，混如膏脂，头晕目眩，耳鸣，视物模糊，口干唇燥，心烦失眠，舌红，无苔，脉细弦数。请根据以上现病史做出诊断分型，并列出适宜的治疗方案。

第二节　肥胖

【教学要求】

1. 了解肥胖的概念；

2. 熟悉肥胖的病因病机；

3. 掌握肥胖的辨证论治及养疗技术。

【概念】

肥胖是由于多种原因导致体内膏脂堆积过多，体重异常增加，并伴有头晕乏力，神疲懒言，少动气短等症状的一类病症。

【病因病机】

本病的病因病机主要是由于饮食不节，情志所伤，劳逸失度以及先天不足，导致脾胃肝胆肾功能失调，气血津液运行失常，水液膏脂代谢紊乱，水湿痰湿膏脂积聚而发为肥胖。

【临床表现】

单纯性肥胖可见于任何年龄，幼年型者自幼肥胖，成年型者多起病于 20~25 岁。在临床以 40~50 岁的中年女性为多，60~70 岁以上的老年人亦不少见。约 1/2 成年肥胖者有幼年肥胖史。一般呈体重缓慢增加（女性分娩后除外），如短时间内体重迅速增加，应考虑继发性肥胖。男性脂肪分布以颈项部、躯干部和头部为主，女性则以腹部、下腹部、胸部乳房及臀部为主。

轻至中度原发性肥胖可无任何自觉症状，重度肥胖者则多有怕热，活动能力降低，甚至活动时有轻度气促，睡眠时打鼾，可伴高血压病、糖尿病、痛风等。

【诊断要点】

1. 单纯性肥胖：体重超过标准体重 20%，体重指数超过 0.26，可排除诸如皮质醇增多症、甲状腺功能减退症、多囊性卵巢等内分泌疾病者。

25 岁以前由于脂肪细胞数目增加所致的肥胖称为体质性肥胖；25 岁以后由于脂肪细胞肥大引起的肥胖称为获得性肥胖。

2. 儿童肥胖症：小儿体重超过同性别、同身高正常儿均值 20% 以上者便可诊断为肥胖症；超过均值 20%~29% 者为轻度肥胖；超过 30%~39% 者为中度肥胖；超过 40%~59% 者为重度肥胖；超过 60% 以上者为极度肥胖。

【辨证要点】

1. 辨标本虚实：肥人多气虚，表现神疲乏力，少气懒言，倦怠气短，动则喘促；肥人也多痰湿，表现形体肥胖，腹大胀满，四肢沉重，头重胸闷，时吐痰涎；水湿偏重，多有腹泻便溏、肢肿；痰热偏盛者，多见心烦口苦、大便秘结等。临床辨证时，当分标本缓急、虚实。

2. 辨脏腑病位：肥胖病变与脾虚关系尤为密切，表现身体重着，神倦乏力，腹大胀满，头沉胸闷，或有恶心、痰多。病久亦可累及于肾，引起腰腿疼痛、酸软，动则气喘，下肢浮肿，夜尿频多。本病有时可以病及肝胆，出现胸胁胀闷、烦躁眩晕、口干口苦、大便秘结、脉弦等，也可病及心肺，表现为舌淡胖，神疲、自汗等。

3. 辨舌象变化：舌淡胖，边有齿痕者多为气虚，如苔薄白或白腻者，多兼水湿内停；如舌下静脉曲张，多由瘀血内阻，属气虚血瘀；兼舌红苔黄腻者，属痰瘀互结。

【治疗原则】

针对肥胖本虚标实的特点，治疗当以补虚泻实为原则。补虚常用健脾益气，脾病及肾，结合益气补肾。泻实常用祛湿化痰，结合行气、利水、消导、通腑、化瘀等法，以祛除体内病理性痰浊、水湿、瘀血、膏脂等。其中祛湿化痰法是治疗本病的最常用方法，贯穿本病治疗始终。

【适宜养疗技术】

（一）中药辨证论治

1. 胃热滞脾

［症状］症见多食，消谷善饥，形体肥胖，脘腹胀满，面色红润，心烦头昏，口干

口苦，胃脘灼痛嘈杂，得食则缓，舌红苔黄腻，脉弦滑。

[治法] 清胃泻火，佐以消导。

[方药] 小承气汤合保和丸加减。肝胃郁热症见胸胁苦满，烦躁易怒，口苦舌燥，腹胀纳呆，月经不调，脉弦，可加柴胡、黄芩、栀子；肝火致便秘者，加更衣丸；食积化热，形成湿热，内阻肠胃，而致脘腹胀满，大便秘结，或泄泻，小便短赤，苔黄腻，脉沉有力，可用枳实导滞丸或木香槟榔丸。湿热郁于肝胆，可用龙胆泻肝汤。风火积滞壅积肠胃，表里俱实者，可用防风通圣散。

2. 痰湿内盛

[症状] 形盛体胖，身体重着，肢体困倦，胸膈痞满，食肥甘醇酒，神疲嗜卧，苔白腻或白滑，脉滑。

[治法] 燥湿化痰，理气消痞。

[方药] 导痰汤加减。

3. 脾虚不运

[症状] 肥胖臃肿，神疲乏力，身体困重，胸闷脘胀，四肢轻度浮肿，晨轻暮重，劳累后明显，饮食如常或偏少，既往多有暴饮暴食史，小便不利，便溏或便秘，舌淡胖，边有齿印，苔薄白。

[治法] 健脾化湿。

[方药] 参苓白术散合防己黄芪汤加减。

4. 脾肾阳虚

[症状] 形体肥胖，颜面虚浮，神疲嗜卧，四肢不温，下肢浮肿，尿昼少夜频，舌淡胖。

[治法] 温补脾肾，利水化饮。

[方药] 真武汤合苓桂术甘汤加减。临床本型肥胖多兼见合并症，如胸痹、消渴、眩晕等，遣方用药时亦可参照相关疾病辨证施治。

（二）推拿疗法

[选穴及部位] 四肢、胸背部、面部、颈部、腹部、臀部等。

[主要手法] 推法、按法、揉法、拿法、捏法、推法、摩法等。

[操作方法]

（1）四肢以推、拿等手法为主，上肢多用拿、搓、拍等手法；下肢多用推、拍、搓等手法，每次10分钟左右。

（2）胸背部以推、按、拿手法为主，手法不可太重，每次15分钟左右，先胸后背。

（3）面、颈部手法以揉、捏、分、拍为主，由额、颊、鼻、耳、颈、头部的顺序由轻到重，每次10分钟左右。

（4）腹部主要用摩、按、捏、拿、轻拍等手法，每次10分钟左右。

（5）臀部脂肪较多，重点在两侧髂骨上下，以按、揉为主，手法宜重，时间可长。

（三）刮痧疗法

[选穴] 膻中、中脘上下部位、脐周、天枢、关元、肾俞、三阴交、丰隆、足三里。

[刮拭顺序] 先刮背部肾俞，然后刮胸部膻中，再刮腹部中脘上下、脐周、天枢、关元，刮下肢内侧三阴交，最后刮足三里至丰隆。

[刮拭方法] 补泻兼施。在刮痧部位涂抹适量刮痧油。先刮背部肾俞穴，由上至下，至皮肤发红、皮下紫色痧斑痧痕形成为止。再刮拭腹部正中线中脘上下、关元，要一次到位，中间不宜停顿，至皮肤发红、皮下紫色痧斑痧痕形成为止。腹部脐周穴和天枢穴，不宜重刮，30 次，出痧为度。最后重刮下肢外侧足三里穴至丰隆穴，用刮板角部，重刮，30 次，可不出痧。

（四）拔罐疗法

1. 留罐法

[选穴] 足三里、丰隆、脾俞、胃俞、带脉、天枢、中脘。

[操作方法] 患者取适当体位，选用口径合适的玻璃火罐，以闪火法在上述穴位拔罐，留罐 15 分钟，每日 1 次，5 日为 1 疗程。

2. 针罐法

[选穴] 第一组：中脘、天枢、关元、足三里、阴陵泉；第二组：神阙、大横、气海、丰隆、三阴交。

[操作方法] 采用留针拔罐 15 分钟。两组穴位交替使用，大腿围、臀围较大者，加箕门、伏兔。每日 1 次，10 次为 1 疗程。

（五）针刺疗法

[主穴] 曲池、天枢、大横、阴陵泉、丰隆。

[配穴] 胃肠积热配上巨虚、内庭；脾胃虚弱配脾俞、足三里；肾阳亏虚配肾俞、关元。心悸配膻中、内关；嗜睡配照海、申脉。

[方义] 肥胖之症，多责之脾胃肠腑。曲池为手阳明大肠经的合穴，天枢为大肠的募穴，两穴相配，可通利肠腑，降浊消脂；大横为局部取穴，可健脾助运；阴陵泉为足太阴脾经之合穴，丰隆乃足阳明胃经之络穴，为治痰要穴，两穴合用，可分利水湿、化痰浊。

（六）灸疗法

[选穴] 主穴：公孙、阴陵泉、天枢、足三里、梁丘、曲池、合谷；配穴：食欲亢进加上脘、手三里、下巨虚；便秘加腹结、支沟、上巨虚。

[施灸方法] 点燃艾条后，悬于穴位之上，穴区皮肤温度以患者能忍受为度。用雀啄法或旋转法。每次 3~5 个穴位，每穴灸 5 分钟。7~10 天为 1 个疗程。

（七）食疗法

1. 桑叶饮：霜桑叶 15～30 克，水煎服或浸泡代茶饮，对肥胖症、盗汗有良好的效果，需坚持长期饮用。

2. 荷叶饮：荷叶 5～10 克，水煎服或浸泡代茶饮。须注意荷叶是阻碍营养吸收的草药，如果长期服用，会引起营养不良。

3. 冬瓜萝卜羹：冬瓜 250 克，萝卜 250 克。先将冬瓜、萝卜洗净后切成小块，加适量水煮熟后食用。有健脾消食之效，适用于肥胖症或体型肥胖，伴有食后腹胀、少气懒言、四肢乏力者。

4. 苹果胡萝卜芹菜汁：苹果 1 个，胡萝卜 1 个，芹菜少许，生姜 1 片。将上述材料洗净后切碎，一起放入榨汁机中榨取汁液饮用，或连渣一起食用，此法具有健脾祛湿之效，适用于肥胖症患者。

【实训】

1. 复习思考题

中医治疗肥胖证的有效方法有哪些？中医如何治疗肥胖证？肥胖证患者饮食该如何注意？

2. 案例分析

董某，女，38 岁。1978 年 7 月 10 日初诊。诉五六年来形体逐渐肥胖，并伴眩晕、闭经、漏乳等症，至 1976 年底体重增至 88 公斤。于 1978 年 7 月 10 日来诊。患者形体呈均匀性肥胖，眩晕耳鸣，步履不实，时欲倾跌，肢体重滞不利，手握不紧，心悸间作，咳吐大量白色稠黏细沫痰，痰出则神清气爽，口干欲饮，月经常延期或闭，舌苔腻，脉象沉滑。请根据以上现病史做出诊断分型，并列出适宜的治疗方案。

第三节　痛风

【教学要求】

1. 了解痛风的概念；
2. 熟悉痛风的病因病机；
3. 掌握痛风辨证论治及养疗技术。

【概念】

痛风，中医又称"痛痹""白虎风""历节风"等。多因先天禀赋不足，肾阳虚、脾气虚，过食膏粱厚味，湿热内蕴，兼外感风寒湿热之邪，血脉瘀阻，经络凝闭，气血运行不畅，痰、瘀、湿、热交结关节、骨骼，而致关节肿痛红热、皮下结节形成。本病以中老年男子多见，病变部位在四肢关节，常侵犯第一跖趾关节，猝然红肿热痛，逐渐加剧，昼轻夜重。

【病因病机】

1. 素体阳盛，脏腑蕴毒：脏腑积热是形成毒邪攻入骨节的先决条件，积热日久，热郁为毒是发生痛风病的根本原因。

2. 湿热浊毒，留注关节：湿热浊毒，根于脾胃，留滞经脉，壅闭经络，流注关节，若正虚邪恋，湿毒不去，循经窜络，附于骨节，形成痰核，坚硬如石。所以湿热浊毒是形成痛风石的主要原因。

3. 脾虚为本，湿浊为标：素体脾虚加之饮食不节，损伤脾胃，运化失调，酿生湿浊，外注皮肉关节，内留脏腑，发为本病。

4. 外邪侵袭：外邪留滞肌肉关节致气血不畅，经络不通，不通则痛，久则可致气血亏损，血热致瘀，络道阻塞，引起关节肿大、畸形及僵硬。

【临床表现】

临床多见于中年男性，女性发病者仅占5%，主要是绝经后女性。现在痛风的发生有年轻化趋势。

痛风的自然病程可分为四期，即无症状高尿酸血症期、急性期、间歇期、慢性期。临床有如下表现：

1. 急性痛风性关节炎：多数患者发作前无明显征兆，或仅有疲乏、全身不适和关节刺痛等。典型发作常于深夜因关节痛而惊醒，疼痛进行性加剧，在12小时左右达高峰，呈撕裂样、刀割样或咬噬样，难以忍受。受累关节及周围组织红、肿、热、痛和功能受限。多于数天或2周内自行缓解。首次发作多侵犯单关节，部分患者发生在第一跖趾关节。在以后的病程中，大部分患者亦可累及第一跖趾关节，其次为足背、足跟、踝、膝、腕和肘等关节，肩、髋、脊柱和颞颌等关节少受累，可同时累及多个关节，表现为多关节炎。部分患者可有发热、寒战、头痛、心悸和恶心等全身症状，可伴白细胞计数升高、红细胞沉降率增快和C反应蛋白增高等。

2. 间歇发作期：痛风发作持续数天至数周后可自行缓解，一般无明显后遗症状，或遗留局部皮肤色素沉着、脱屑及刺痒等，以后进入无症状的间歇期，历时数月、数年或十余年后复发，多数患者1年内复发，越发越频繁，受累关节越来越多，症状持续时间越来越长。受累关节一般从下肢向上肢、从远端小关节向大关节发展，出现指、腕和肘等关节受累，少数患者可影响到肩、髋、骶髂、胸锁或脊柱关节，也可累及关节周围滑囊、肌腱和腱鞘等部位，症状趋于不典型。少数患者无间歇期，初次发病后呈慢性关节炎表现。

3. 慢性痛风石病变期：皮下痛风石和慢性痛风石性关节炎是长期显著的高尿酸血症，大量单钠尿酸盐晶体沉积于皮下、关节滑膜、软骨、骨质及关节周围软组织的结果。皮下痛风石发生的典型部位是耳郭，也常见于反复发作的关节周围及鹰嘴、跟腱和髌骨滑囊等部位。外观为皮下隆起的大小不一的黄白色赘生物，皮肤表面菲薄，破溃后排出白色粉状或糊状物，经久不愈。皮下痛风石常与慢性痛风石性关节炎并存。关节内大量沉积的痛风石可造成关节骨质破坏、关节周围组织纤维化和继发退行性改变等。临床表现为持续关节肿痛、压痛、畸形及功能障碍。慢性期症状相对缓和，但也可有急性发作。

【诊断要点】

1. 中年以上男性，突然发生拇趾、跖、踝、膝等处单关节红肿疼痛、活动受限，或跖趾、指间和掌指等处有痛风石。

2. 关节腔穿刺，取滑囊液旋光显微镜检查，可找到尿酸盐结晶；血尿酸增高，可有肾尿酸结石或蛋白尿，以及肾功能减退等肾脏疾病。

【辨证要点】

痛风属于正虚邪实、虚实夹杂之症，故临床治疗应以辨证论治为原则，注重扶正祛邪，标本兼顾。

根据痛风的临床表现，分为稳定期与发作期。稳定期表现为正虚邪恋，以肝肾阴虚、气阴两虚及脾肾气虚为主。发作期则关节疼痛等症状明显加剧，或兼恶寒发热等表征，表现为邪气实，以风湿热痹及风寒湿痹为主。

【治疗原则】

痛风是一种反复发作，慢性进行性疾病，当根据不同病期辨证论治。急性发作期，着重清热利湿，对少数热象不著，反现寒象者，当温经散寒；间隙期以利湿祛痰浊为主；慢性期以补益为要。各期均可辅以活血化瘀之法。

【适宜养疗技术】

（一）中药辨证论治

1. 风湿热痹

［症状］足趾关节红肿热痛，或游走痛，或发热、汗出、烦热、咽痛，舌红苔薄，脉弦数。

［治法］祛风清热，化湿通痹。

［方药］四妙散加味。

2. 风寒湿痹

［症状］足趾关节冷痛而肿，遇寒益剧，得温则减，局部皮肤微红或不红，舌淡红，苔薄，脉弦紧。

［治法］温经散寒，祛风化湿。

［方药］乌头汤加味。

3. 痰瘀阻滞

［症状］关节刺痛，夜晚加剧，发作频繁，伴结节，关节畸形肿胀，活动受限，舌暗红，或有瘀斑，脉细弦或涩。

［治法］化痰祛瘀，通经散结。

［方药］桃红四物汤加减。

4. 脾肾阳虚

［症状］面色苍白，手足不温，腰隐痛，腿酸软，遇劳更甚，卧则减轻，夜尿频多，少气无力，舌淡，苔薄白，脉沉细。

［治法］温补脾肾

［方药］右归丸加减。

（二）推拿疗法

［选穴及部位］以胆经、脾经、肾经为主，选取昆仑、膻中、内关、太冲、行间、复溜穴。

［主要手法］按法、揉法。

［操作方法］先按昆仑，接着按膻中，再按内关，再按从太冲揉到行间，最后按复溜。

（三）刮痧疗法

1. 湿热蕴结

［选穴］膀胱经：风门、胃俞、膈俞、气海俞；督脉：大椎；合谷、曲池。

［刮拭顺序］脊背部、腰部、肘外侧、小腿内侧、小腿外侧。

［刮拭方法］在需刮痧部位先涂抹适量刮痧油。泻法。颈后高骨大椎穴，不可用力过重，可用刮板棱角刮拭，以出痧为度。用刮痧板棱角刮拭背部膀胱经风门到关元俞，从上到下，以皮肤泛红出痧为度。刮拭下肢内侧脾俞从上到下不一定出痧，以角点刮阴陵泉、三阴交 30 次左右。用刮痧板棱角刮拭上肢前臂大肠经，重刮曲池。下肢外侧胃经、胆经从上到下刮拭 30 次左右。以角点刮阳陵泉、丰隆各 30 次左右。

2. 痰瘀互结

［选穴］膈俞、肝俞、脾俞、胃俞、大肠经、足三里、丰隆、阳陵泉、血海、阴陵泉。

［刮拭顺序］先刮背部膀胱经，再刮上肢大肠经，然后刮足三里、丰隆、阳陵泉、血海、阴陵泉。

［刮拭方法］在需刮痧部位先涂抹适量刮痧油。泻法。用刮板棱角刮拭膀胱经从上到下以皮肤发红出痧为度，重刮膈俞、肝俞、脾俞、胃俞。双侧上肢大肠经从上到下刮拭 30 次左右，不一定出痧。下肢从足三里刮至解溪 30 次左右，重刮足三里、丰隆。以角点刮阳陵泉、血海、阴陵泉 30 次左右。

3. 肝肾阴虚

［选穴］肝俞、肾俞、三阴交、太冲、太溪。

［刮拭顺序］先刮背部膀胱经，再刮下肢三阴交、太溪、太冲。

［刮拭方法］在需刮痧部位先涂抹适量刮痧油。补法。用刮板棱角刮拭背部膀胱经以皮肤发红出痧为度，重刮肝俞、肾俞。下肢从阴陵泉刮至三阴交 30 次左右，重刮三阴交。以角点刮太溪、太冲 30 次左右。

（四）拔罐疗法

1. 留罐法

［选穴］脾俞、足三里、膈俞、胃俞、大椎、身柱。

［操作方法］患者取适当体位，选用口径合适的玻璃火罐，以闪火法在上述穴位拔

罐，留罐 15 分钟，每日 1 次，3 日为 1 疗程。

2. 针罐法

[选穴] 心俞、厥阴俞、大椎、身柱、至阳。

[操作方法] 患者取适当体位，每次选 3 ~ 4 个穴位进行常规消毒，然后用三棱针点刺，立即用闪火法将准备好的大小适宜的火罐吸拔于点刺处，留罐 10 ~ 15 分钟，待皮肤出现红色瘀血，出血数滴为止。每周治疗 2 次，7 次为 1 疗程。

（五）针刺疗法

[主穴] 局部阿是穴。

[配穴] 风湿热痹配大椎、阳陵泉；痰瘀痹阻配公孙、血海。依据不同关节配穴，跖趾关节配八风、内庭；踝关节配申脉、昆仑；指间关节配八邪、四缝；腕关节配阳池、腕骨；膝关节配膝眼、阳陵泉。

[方义] 局部取用阿是穴，疏通经络气血力著，祛风清热利湿作用明显，可使营卫调和而风寒湿热等邪无所依附，痹痛遂解。

（六）灸疗法

[选穴] 主穴：痛点和肿胀的部位为主。配穴：中脘、神阙、关元、足三里、肾俞、腰阳关。

[施灸方法]

（1）艾炷灸：在选取穴位上用艾条灸 5 ~ 10 分钟。每日灸 1 ~ 2 次。

（2）隔物灸：附片、艾叶、姜片均可随症选用，每穴灸 5 ~ 10 壮，每日灸 1 次。

（七）食疗法

1. 苹果醋加蜜糖：苹果醋的酸性成分具杀菌功效，有助排除关节、血管及器官的毒素。经常饮用，能调节血压、通血管、降胆固醇，亦有助治疗关节炎及痛风症。饭后可将一茶匙苹果醋及一茶匙蜜糖加入半杯温水内，调匀饮用。

2. 薏仁粥：取适量的薏苡仁和白米，两者的比例约为三比一，薏苡仁先用水浸泡四五个小时，白米浸泡 30 分钟，两者混合，加水熬煮成粥食用。

3. 冬瓜汤：冬瓜 300 克（不连皮），红枣五六颗，姜丝少许。先用油将姜丝爆香，然后冬瓜切片和红枣一起放入锅中，加水及适量的调味料煮成汤食用。

[注意事项]

1. 要避免受冷、过度疲劳、感染、外科手术、进餐过饱、饮酒等诱发因素。

2. 痛风应该多吃低嘌呤的食物，少吃中嘌呤的食物，不吃高嘌呤的食物，还要注意不要喝酒。低嘌呤食物：五谷杂粮、蛋类、奶类、水果、蔬菜；中嘌呤食物：肉类、豆类、海鲜；高嘌呤食物：豆苗、黄豆芽、芦笋、香菇、紫菜、动物内脏、鱼类。

3. 尽量多饮水，使每天尿量至少保持在 2000 毫升以上，以利尿酸的排泄，保护肾脏。

【实训】

1. 复习思考题

中医治疗痛风的有效方法有哪些？中医如何治疗痛风？痛风患者饮食该如何注意？

2. 案例分析

王某，男，33岁。2013年7月29日初诊。患者主诉左足踝、足跖趾肿胀疼痛3天，因连续3天在下半夜患处剧烈疼痛、坐卧不宁而来诊，刻诊见患者形体丰满，痛苦面容，走路跛行，左足踝及足跖趾关节处明显肿胀，微红不热，因连续夜间疼痛影响睡眠而心烦，伴有脘腹痞满、大便干结，舌质暗红，苔白稍厚，脉弦滑。血液检查提示，血脂偏高，血尿酸554μmol/L。请根据以上现病史做出诊断分型，并列出适宜的治疗方案。

第十一章　经络肢体病证 ▷▷▷

第一节　头痛

【教学要求】

1. 了解头痛的概念、病因病机；

2. 熟悉头痛的临床表现和诊断要点；

3. 掌握头痛的适宜养疗技术。

【概念】

头痛是由于外感或内伤，致使脉络拘急失养，清窍不利所引起的以头部疼痛为主要临床表现的一类病症，可见于多种急、慢性疾病中，如脑部、眼及口鼻等头面部及许多全身性疾病均可出现头痛症状。

西医学中的偏头痛、紧张性头痛、慢性阵发性偏头痛等，凡符合头痛证候特征者均可参考本节辨证论治。

【病因病机】

头为诸阳之会，凡外感诸邪或内伤诸因皆能引起气血不利、经脉不调、清阳不舒而发生不同部位、不同性质的疼痛。太阳头痛，多为头后部痛，下连项背；阳明头痛，痛在前额及眉棱骨处；少阳头痛，多在头之两侧，并累及两耳；厥阴头痛，痛在颠顶部或连及目系。

【临床表现】

以头痛为主症，或前额、额颞、颠顶、顶枕部或全头部头痛，头痛性质多为跳痛、刺痛、胀痛、昏痛、隐痛等。有突然而作，其痛如破而无休止者；也有反复发作，久治不愈，时痛时止者；头痛每次发作可持续数分钟、数小时、数天或数周不等。

【诊断要点】

以头痛为主症，或前额、额颞、颠顶、顶枕部或全头部头痛，头痛性质多为跳痛、刺痛、胀痛、昏痛、隐痛等为诊断要点。

【辨证要点】

1. 辨虚实：头痛分外感头痛和内伤头痛。外感头痛多属实证。内伤头痛多属虚证或虚实夹杂证。

2. 辨疼痛性质：风寒侵袭，冷痛怕风；瘀血阻络，刺痛固定；风热、阳亢胀痛；风湿、痰浊头重头蒙坠胀；肝火跳痛；血虚、肾虚隐痛或空痛。

3. 辨疼痛部位：血虚、肝肾虚多全头痛；前额连眉棱骨痛，病在阳明经；后头连项痛，病在太阳经；头两侧痛，病在少阳经；颠顶痛，病在厥阴经。

【治疗原则】

外感头痛多属实证，治宜祛风散邪为主；内伤头痛多属虚证，治宜补虚为主；但亦有虚中挟实者，如痰浊、瘀血等，当权衡主次，随证治之。

【适宜养疗技术】

（一）中药辨证论治

1. 外感头痛

（1）风寒头痛

［症状］头痛连及项背，常有拘急收紧感，或伴恶风畏寒，遇风尤剧，口不渴，苔薄白，脉浮紧。

［治法］疏散风寒止痛。

［方药］川芎茶调散加减。

（2）风热头痛

［症状］头痛而胀，甚则头痛如裂，发热或恶风，面红目赤，口渴喜饮，大便不畅，或便秘，溲赤，舌尖红，苔薄黄，脉浮数。

［治法］疏风清热，和络止痛。

［方药］芎芷石膏汤加减。

（3）风湿头痛

［症状］头痛如裹，肢体困重，胸闷纳呆，大便或溏，苔白腻，脉濡。

［治法］祛风胜湿，通窍止痛。

［方药］羌活胜湿汤加减。

2. 内伤头痛

（1）肝阳头痛

［症状］头昏胀痛，两侧为重，心烦易怒，夜寐不宁，口苦面红，或兼胁痛，舌红苔黄，脉弦数。

［治法］平肝潜阳，息风止痛。

［方药］天麻钩藤饮加减。

（2）血虚头痛

［症状］头痛隐隐，时时昏晕，心悸失眠，面色少华，神疲乏力，遇劳加重，舌质淡，苔薄白，脉细弱。

［治法］养血滋阴，和络止痛。

［方药］加味四物汤加减。

（3）痰浊头痛

［症状］头痛昏蒙，胸脘满闷，纳呆呕恶，舌苔白腻，脉滑或弦滑。

［治法］健脾燥湿，化痰降逆。

［方药］半夏白术天麻汤加减。

（4）肾虚头痛

［症状］头痛且空，眩晕耳鸣，腰膝酸软，神疲乏力，滑精或带下，舌红少苔，脉细无力。

［治法］补肾填髓。

［方药］大补元煎加减。

（5）瘀血头痛

［症状］头痛经久不愈，痛处固定不移，痛如锥刺，或有头部外伤史，舌紫暗，或有瘀斑、瘀点，苔薄白，脉细或细涩。

［治法］活血化瘀，通窍止痛。

［方药］通窍活血汤加减。

（二）推拿疗法

1. 头面部操作

［选穴及部位］印堂、神庭、太阳、百会、头维、鱼腰、攒竹、阳白、四神聪。

［主要手法］一指禅推法、拿法、按揉法、分推法、抹法，扫散法。

［操作方法］患者取坐位或仰卧位。医者以一指禅推法沿发际至头维、太阳，往返5~6遍。再用拇指分推印堂经鱼腰、太阳至耳前，反复分推3~5遍。然后以指按揉印堂、攒竹、鱼腰、阳白、太阳、百会、四神聪，每穴1分钟。从前额部向后颈部以指尖反复叩击1~2分钟。从前额发际处拿至风池，反复操作3分钟左右。从前额发际至后颈发际施以拿法，反复操作1分钟。

2. 颈肩部操作

［选穴及部位］肩井、风池。

［主要手法］拿法、一指禅推法。

［操作方法］从风池至大椎两侧施以拿法，反复操作3分钟左右。一指禅推颈部两侧膀胱经、督脉，往返治疗3分钟左右。拿风池、肩井各1分钟。

（三）刮痧疗法

［选穴］百会、风府、风池、肩井、头维、合谷、足三里。

［刮拭顺序］先刮百会至风府，风池至肩井，头维至率谷，包括刮颈椎棘突、颈椎旁胸锁乳突肌等肌群、后背胸椎棘突旁两侧等部位。再刮足三里、太冲。

［刮拭方法］在需刮痧部位涂抹适量刮痧油。患者取坐位，医者一手持刮痧板，一手扶患者，用刮板棱角刮拭。以局部皮肤发红发热或出痧为度，还可用刮痧板棱角点按百会、肩井。

刮痧时应注意取单一方向，不可来回乱刮。动作要柔和，用力要均匀，不可过快或过重、过短。刮痧治疗应在室内或避风的地方进行，以免患者感风受凉，刮肘部时用力要轻柔。

（四）拔罐疗法

［选穴］风门、太阳、印堂、大椎、肝俞。

［操作方法］选择合适口径的玻璃火罐，以闪火法在上述穴位拔罐，留罐10分钟，每日1次，5次为1疗程。

（五）针刺疗法

［主穴］百会、风池、太阳、阿是穴、合谷。

［配穴］肝阳上亢者配中封、行间、涌泉；痰浊上扰者配中脘、丰隆、足三里、内庭、厉兑、太白；气血虚弱者配脾俞、胃俞、肾俞、气海、足三里等穴。

［方义］取百会、风池、太阳、阿是穴，可疏导头部经气。合谷为行气止痛要穴，善治头面诸疾。且风池为足少阳与阳维脉的交会穴，能祛风活血，通络止痛。

（六）灸疗法

1. 外感头痛

［选穴］主穴：百会、太阳、风池、列缺；配穴：风寒型加风门；风热型加曲池、外关、大椎；风湿型加风府、足三里。

［施灸方法］温和灸，每穴每日1次，每次15分钟，以局部温热红晕为度，5～7天为1个疗程。

2. 内伤头痛

［选穴］主穴：百会、头维、风池；配穴：肝阳型加太冲、阳辅、太溪；肾虚型加太溪、肾俞；气虚型加气海、足三里、脾俞；血虚型加三阴交、血海、膈俞；痰浊型加中脘、丰隆、足三里；瘀血型加行间、血海、三阴交。

［施灸方法］

（1）艾炷灸：头部穴位可用小艾炷灸，每穴灸3～5壮，余穴用艾条灸5～10分钟。每日灸1～2次。

（2）隔物灸：附片、艾叶、姜片均可随症选用，每穴灸5～10壮，每日灸1次。

（3）药物灸：吴茱萸、醋各适量，现将吴茱萸研末，醋调敷足心，每日换1次，7日为1个疗程。

［注意事项］

（1）头痛因颅部实质性病变则疗效不好，故在进行灸法保健前，应及时进行鉴别诊断，以便正确的治疗。

（2）高血压患者常因药物降压过快致头痛，应调整药量，缓慢降压。

（七）食疗法

1. 姜糖水：姜3片，红糖15克，加水煮沸后趁热服。每日3次，每次服500毫升。适用于外感风寒而导致的头痛。

2. 桂圆红枣汤：桂圆肉 10 枚，红枣 7 枚，煮水。每日睡前服用。用于治血虚头痛。

3. 葱白桂皮粥：连须葱白 10 根，洗净后切细，加入 50 克粳米煮成薄粥，粥中再放入 9 克桂皮，煮 20 分钟即可。每日 2 次温服。适用于风寒头痛，伴恶风或骨关节酸痛者。

【实训】

1. 复习思考题

头痛的临床分型和辨证要点有哪些？

2. 案例分析

王某，59 岁，3 日前吹风受凉后出现头痛，其痛如破，连及项背，恶风畏寒，遇风尤剧，口不渴，苔薄白，脉浮紧。请根据以上现病史做出诊断分型，并列出适宜的治疗方案。

第二节 落枕

【教学要求】

1. 了解落枕的概念、病因病机；

2. 熟悉落枕的临床表现和诊断要点；

3. 掌握落枕的适宜养疗技术。

【概念】

落枕又称失枕，是以急性颈项部肌肉痉挛、强直、酸痛，颈项部活动不利为主要临床表现的伤科疾病。多见于青壮年，男多于女，春冬两季发病较高。轻者一周内自愈，重者疼痛剧烈，并可向头及上肢放射，可延至数周。

【病因病机】

本病多因睡眠时睡姿不良，枕头过高、过低或过硬，使一侧肌群长时间处于过度伸展状态而发生静力性损伤，造成肌肉水肿、痉挛，或翻身时颈部肌肉不协调用力造成损伤。部分患者因夜眠时肩部暴露，颈肩部当风受寒，气血运行不畅，经络痹阻不通而发生拘急疼痛。亦有少数患者因肩扛重物，致使颈项部肌肉扭伤或发生痉挛而致病者。

【临床表现】

患者睡眠姿势不当，多在起床后出现颈项部疼痛，动则痛甚，可牵扯到肩背部；颈项僵滞，常保持某一体位姿势，甚至用手扶持颈项部，以减少颈部运动；颈部某一方向运动明显受限，或两侧方向均受限，如左右旋转、左右侧屈、前屈与后伸等运动。

【诊断要点】

晨起疼痛，颈项僵滞，运动受限；胸锁乳突肌、斜方肌及肩胛提肌结节状或条索状痉挛等为诊断要点。X 线拍片多无异常改变。

【辨证要点】

1. 风寒外束引起颈项强痛者，常兼有恶寒发热、怕风、头痛等表证。

2. 瘀滞落枕多因睡眠时枕头高低不当或头颈姿势不正而致脉络瘀阻。

【治疗原则】

舒筋活血，温经通络，理筋整复。

【适宜养疗技术】

（一）中药辨证论治

1. 瘀滞落枕

［症状］多因睡眠时枕头高低不当或头颈姿势不正而致醒后颈痛、僵直、活动受限。

［治法］活血舒筋、解肌止痛。

［方药］活血舒筋汤加减。

2. 风寒落枕

［症状］患者睡眠时感冷受风，颈部肌肉、血管等组织痉挛，后颈皮肤发凉。

［治法］疏风散寒、舒筋活络。

［方药］葛根汤加减。

（二）推拿疗法

［选穴及部位］风池、肩中俞、肩井、肺俞、天宗、曲池、合谷、压痛点。

［主要手法］一指禅推法、拿法、按揉法、分推法、抹法、扫散法。

［操作方法］患者取坐位。医者先用小鱼际推、一指禅推患侧颈项部和肩胛部肌肉3～5分钟，再以患侧为重点三指拿、弹拨颈项部，以患者感到患处酸胀为宜。重复5～10次。拇指点揉、按揉压痛点及风池、肩井、合谷等穴各1分钟。小鱼际推患侧3～5分钟，并配合缓慢地摇颈及颈项部前屈、后伸活动。颈部肌肉充分放松后，在颈项部拔伸、摇的基础上行斜扳手法。最后拿肩井，小鱼际揉、擦、拍击颈项、背部3～5次。

（三）刮痧疗法

［选穴］风池、肩中俞、肩井、天宗、曲池、合谷、压痛点。

［刮拭顺序］以刮颈椎棘突、颈椎旁胸锁乳突肌等肌群、后背胸椎棘突旁两侧等部位为主。再刮曲池、合谷。

［刮拭方法］在需刮痧部位涂抹适量刮痧油。患者取坐位，医者一手持刮痧板，一手扶患者，用刮板棱角刮拭。以角点刮风池穴，患侧胸锁乳突肌上缘点揉30次左右。颈部督脉两侧刮拭以出痧为度。从风池刮至肩井，以皮肤泛红出痧为度，重刮患侧肩井、肩中俞、压痛点。用刮痧边缘刮拭患侧肩胛部，重刮天宗，以局部皮肤发红发热或出痧为度。以角点刮双侧上肢曲池、合谷各30次左右。

（四）拔罐疗法

［选穴］风池、肩井、天宗、曲池、大椎、压痛点。

［操作方法］患者取适当体位，以闪火法将罐吸拔于穴位上，留罐10分钟，每日1次。亦可在上述穴位上闪罐治疗，以皮肤潮红为度。

（五）针刺疗法

[主穴] 外劳宫、阿是穴、后溪、悬钟。

[配穴] 风寒袭络证配风池、合谷；气血瘀滞证配内关及局部阿是穴；背痛者配天宗。

[方义] 外劳宫是治疗落枕的经验穴；阿是穴舒缓局部筋脉；后溪能够疏调督脉、太阳经脉气血；悬钟疏调少阳经脉气血。诸穴相配，共奏疏调颈部气血之效。

（六）灸疗法

落枕风寒证可选用灸法，取穴可参考针刺治疗选取的穴位，直接灸或间接灸均可，艾灸时随时观察患者反应，及时调整灸火与皮肤间距离，防止灸火脱落灼伤患者皮肤及衣物。

（七）食疗法

1. 桃仁粳米粥：桃仁 10 克，粳米 50 克，将桃仁去皮尖后捣烂如泥，再加入适量的水，研成末，取汁，将汁兑水和粳米一起按常法煮粥，早晚温服，连服用 10 天为 1 个疗程。

2. 藤糖膏：鸡血藤 500 克，红糖 500 克，将鸡血藤洗净，加水煎煮 3 次，分别过滤、取汁，用文火浓缩合并后的药汁，最后加入红糖为膏，每日 3 次，每次服 20 毫升，连服 10 天为 1 个疗程。

【实训】

1. 复习思考题

落枕的临床症状和辨证要点有哪些？

2. 案例分析

纪某，18 岁，今日晨起后颈部肌肉僵硬，俯仰转侧困难，颈后疼痛，痛连项背。经休息后稍有缓解，但仍肌肉僵硬，疼痛难忍。X 线检查示颈椎骨及关节无异常。请根据以上现病史做出诊断，并列出适宜的治疗方案。

第三节　肩周炎

【教学要求】

1. 了解肩周炎的概念、病因病机；

2. 熟悉肩周炎的临床表现和诊断要点；

3. 掌握肩周炎的适宜养疗技术。

【概念】

肩周炎又称"肩关节周围炎""五十肩""冻结肩""肩凝症""漏肩风"等，是指以肩关节疼痛和功能活动障碍，甚至肩部肌肉萎缩为主症的常见病。女性多于男性，可单侧发病，亦可双侧同时或轮流发病，后期容易出现肩关节僵硬，活动受限甚或肌肉萎缩。病程自限，有自然愈合的趋向。

【病因病机】

中医认为肩周炎与风寒湿侵袭有关，且与肝肾亏虚、气血不足、闪挫劳伤等因素也有密切关系。若年老肝肾亏虚，气血不足，血脉运行迟涩，不能濡养筋骨，筋脉失其所养，血虚生痛，日久则营卫失和，筋脉拘急而不用。本病的发生与下列因素有关：

1. 风寒外邪、内分泌紊乱、衰老和营养失调引起局部组织的退行性改变。

2. 外伤致骨折脱位长期固定而致肩部粘连。

3. 继发于某些疾病，如颈椎病、心脏病和胆囊疾患等。

【临床表现】

肩部疼痛，炎症期疼痛初为阵发性，后发展成持续性疼痛，并逐渐加重，粘连期疼痛逐渐减轻或消失，肌肉萎缩期疼痛基本消失；肩周压痛，在肩关节周围可找到相应的压痛点；功能障碍，出现典型的"扛肩现象"。

【诊断要点】

1. 起病缓慢，中老年发病。

2. 有肩部外伤、劳损或感受风寒湿邪病史。

3. 有明显的炎症期、粘连期、肌肉萎缩三期症状。

4. 肩关节主动和被动运动功能均障碍。

【辨证要点】

1. 辨急缓：肩痛是本病急性期的主症，关节僵硬是慢性期的主症。

2. 辨病程：初期多风寒侵袭，肩部窜痛，遇寒加重或日轻夜重，得温痛减，肩酸痛不举，动则痛剧；日久经脉失养，肩痛日久，肩臂肌肉挛缩，关节僵直，动作受限，酸痛乏力，局部得温症减，受凉加剧。

【治疗原则】

炎症期以疏通经络、活血止痛为主；粘连期以松解粘连，滑利关节为主；肌肉萎缩期以促进功能恢复为主。

【适宜养疗技术】

（一）中药辨证论治

1. 风寒湿阻

［症状］肩部窜痛、畏风恶寒，或肩部有沉重感，肩关节活动不利，得温痛缓，舌质淡，苔薄白或腻，脉弦滑或弦紧。

［治法］祛风散寒，通络止痛。

［方药］蠲痹汤加减。

2. 脉络瘀滞

［症状］外伤筋络，瘀血留着，肩部肿胀，疼痛拒按，或按之有硬结，肩关节活动受阻，动则痛甚，舌质淡或有瘀斑，苔白或薄黄，脉弦或细涩。

［治法］活血化瘀，行气止痛。

［方药］身痛逐瘀汤加减。

3. 气血亏虚

［症状］肩部疼痛日久，肌肉萎缩，关节活动受限，劳累后疼痛加重，伴头晕目眩，气短懒言，心悸失眠，四肢乏力，舌质淡，苔少或白，脉细弱或沉。

［治法］补气养血，舒筋通络。

［方药］黄芪桂枝五物汤加减。

（二）推拿疗法

［选穴及部位］缺盆、肩髃、肩井、肩贞、肩内陵、天宗、曲池、合谷、压痛点。

［主要手法］拨法、拿法、按揉法、点法、摇法、抖法、搓法、拔伸法、扳法。

［操作方法］患者取坐位，术者立于患侧。

（1）推拿舒筋法：小鱼际或掌背推肩部。若有压痛点者，在压痛部重点操作。若有疼痛波及部位者，操作范围应适当扩大。然后拿、揉肩部3~5分钟。

（2）按揉舒筋法：以拇指或屈指点、按、揉缺盆、肩髃、肩井、肩贞、肩内陵、天宗、曲池、合谷等穴。

（3）摇按拔伸第一法：术者立于患者后外方，一手拿住伤肩，拇指在后，余四指在前，中指压在肱骨结节间沟。另一手握住腕关节上方，在拔伸牵引下做肩关节摇法6~7次，拿肩之手垫于腋下，拇指竖起，贴于痛处，向健侧用力撑之，两手同时用力相对拔伸，在保持牵引力的同时，上肢下垂，并屈肘内收，使手尽量触及健肩，再向上拔伸，此时垫于腋下之手拿出，用拇指在痛处按揉，反复操作2~3次。

（4）摇按拔伸第二法：术者立于患肩后侧，一手拿住腕关节上方，另一手用大鱼际压住肩髃穴处，在拔伸牵引下摇肩6~7次，在保持牵引力的同时，拿肩之手垫于腋下，使患肢下垂并屈肘内收，手触健肩。此时，拿腕之手前臂托住患肢肘关节尺侧，做梳头状，当绕至头顶时使患侧之手尽量触及其对侧耳尖部3~5次，再将患肢向斜前上方拔伸，同时拿肩之手大鱼际在患处推按，反复操作2~3次。

（5）摇肩后伸法：术者立于患肢后外侧，先摇肩，后将患肢下垂，拿腕之手前臂抵住患肢肘关节做患肩后伸动作并使患肢肘关节屈曲，背于体后，再上提腕关节，反复操作2~3次。

（6）内收牵拉法：术者立于患者后面，令患者前屈并内收肩关节，此时术者以对侧之手拿住患肢腕关节上方，另一手抵住健肩后侧，双手同时用力推拉，使患肩尽量内收2~3次。

（7）托肘外旋法：术者立于患者之前，一手握住腕关节上方，另一手握住屈曲之肘关节，轻柔、快速的做患肢外旋1~2次。

（8）牵抖上提法：术者立于患肩外侧，双手握住患肢腕关节上方，轻摇患肩3~5次，双手同时用力上提牵抖患肢，用力要轻柔、快速。

（9）搓抖理筋法：分别以双掌或小鱼际着力，快速搓揉肩及上肢部，以透热为度。最后牵抖上肢。先用小鱼际搓、一指禅推患侧颈项部和肩胛部肌肉3~5分钟，再以患侧为重点三指拿、弹拨颈项部，以患者感到患处酸胀为宜。重复 5 ~ 10 次。拇指点揉、按揉压痛点及风池、肩井、合谷等穴各 1 分钟。小鱼际搓患侧 3 ~ 5 分钟，并配合缓慢地摇颈及颈项部前屈、后伸活动。颈部肌肉充分放松后，在颈项部拔伸、摇的基础上行斜扳手法。最后拿肩井，小鱼际揉、擦、拍击颈项、背部 3 ~ 5 次。

（三）刮痧疗法

［选穴］肩井、肩贞、天宗、曲池、合谷、压痛点，肩周肌群。肩前疼痛为主，后展疼痛加剧重刮手阳明大肠经；肩外侧疼痛，外展疼痛加剧，重刮手少阳三焦经；肩后侧疼痛，肩内收时疼痛加剧，重刮手太阳小肠经；肩前近腋部疼痛，重刮手太阴心经。

［刮拭顺序］以刮肩周肌群为主。再刮曲池、合谷。

［刮拭方法］在需刮痧部位涂抹适量刮痧油。患者取坐位，医者一手持刮痧板，一手扶患者，用刮板棱角刮拭颈肩部肝经循行处，重刮肩井，以出痧为度。用刮角板棱角刮拭肩胛部，以局部皮肤发红发热或出痧为度，以角点刮肩贞、天宗、压痛点各 30 次左右。以角点刮曲池、合谷各 30 次左右。疼痛反应区刮拭每条经以 30 次左右为度。

（四）拔罐疗法

［选穴］肩井、肩贞、天宗、曲池、肩周肌群。

［操作方法］患者取适当体位，以闪火法将罐吸拔于穴位上，留罐 10 分钟，每日 1 次。5 次为 1 疗程。

（五）针刺疗法

［主穴］以肩髃、肩前、肩贞、阿是穴等肩关节局部穴位为主。

［配穴］外邪内侵者配合谷、风池；气滞血瘀者配加内关、膈俞。

［方义］局部近取肩髃、肩前、肩贞，是谓"肩三针"，配局部阿是穴，为局部选穴，可疏通肩部经络气血，通经止痛。

（六）灸疗法

1. 寒湿内痹

［选穴］主穴：肩前、肩髃、肩髎；配穴：臂臑、曲池。

［施灸方法］

（1）温和灸：每次每穴灸 20 ~ 30 分钟，每日或隔日 1 次，10 天为 1 个疗程。

（2）隔姜灸：把艾绒做成花生米大小，每穴 5 ~ 10 壮，每日或隔日 1 次，10 天 1 个疗程。

（3）艾炷灸：艾炷如黄豆大，穴下产生强烈刺激感时清除艾炷，每穴灸 5 ~ 10 壮，每日 1 次，10 次为 1 个疗程。

2. 瘀血阻滞

［选穴］主穴：肩前、肩髃、肩髎；配穴：膈俞、曲池。

［施灸方法］

（1）温和灸：每次取 2～4 穴，每穴灸 10～20 分钟，每日或隔日 1 次，10 次为 1 疗程，间隔 2 日后续灸。

（2）隔姜灸：每次取穴 2～4 穴，每穴用枣核大艾炷灸 5～10 壮，每日或隔日 1 次，10 次为 1 疗程，间隔 2 日后续灸。

（七）食疗法

1. 胡椒当归瘦肉汤：取胡椒 10 克，当归 10 克，精瘦肉 100 克，将三者混合加入适量的水进行水煮，等猪肉快熟时加入少量盐即可食用。

2. 黄芪猪胰汤：取黄芪 20 克，猪胰 1 个，先将猪胰洗干净，然后加入适量的水一起煮，待猪胰煮熟后加入少量的盐即可食用。

【实训】

1. 复习思考题

肩周炎的临床症状和辨证要点有哪些？

2. 案例分析

赵某，61 岁，3 年前逐渐出现肩关节疼痛，初期为阵发性，后发展成持续性疼痛，逐渐加重，昼轻夜重，上举、外展、外旋困难，穿衣、梳头动作均难完成，肩周压痛。请根据以上现病史做出诊断分型，并列出适宜的治疗方案。

第四节　腰痛

【教学要求】

1. 了解腰痛的概念、病因病机；

2. 熟悉腰痛的临床表现和诊断要点；

3. 掌握腰痛的适宜养疗技术。

【概念】

腰痛又称"腰脊痛"，以自觉腰部疼痛为主症。腰痛的原因非常复杂，临床常见于西医学的软组织损伤、肌肉风湿、腰椎病变、椎间盘病变及部分内脏病变等。常见的腰痛主要为急性腰扭伤、慢性腰肌劳损、腰椎间盘突出。

【病因病机】

中医学认为，腰痛主要与感受外邪、跌仆损伤和劳欲太过等因素有关。感受风寒，或坐卧湿地，或长期从事较重的体力劳动，或腰部闪挫撞击伤未完全恢复，均可导致腰部经络气血阻滞，不通则痛。素体禀赋不足，或年老精血亏衰，或房劳过度，损伤肾气，"腰为肾之府"，腰部脉络失于温煦、濡养、可致腰痛。

【临床表现】

1. 腰部疼痛：呈针刺样、触电样疼痛，向下肢沿坐骨神经分布区域放射。

2. 运动障碍：各方向运动均受限，以前屈和后伸为甚。

3. 主观麻木感：久病者腰部感觉迟钝、麻木。

【诊断要点】

1. 腰部隐隐作痛，痛处散漫不固定，肌肉僵硬发板，有沉重感，受天气变化影响大。

2. 腰部疼痛剧烈，痛处局限，有明确外伤史。

3. 腰骶部疼痛，伴随坐骨神经痛及下肢疼痛麻木放射痛，咳嗽或用力排便时症状加重。

4. 影像学检查腰肌劳损多无影像学改变；急性腰扭伤或见腰椎关节错位；腰椎间盘突出症可有 X 线、CT、MRI 等多项检查的异常改变。

【辨证要点】

急性腰扭伤多与外伤有关，或有跌仆闪挫史；慢性腰肌劳损多属寒湿困腰型；腰椎间盘突出症多属气滞血瘀。

【治疗原则】

舒筋通络，活血化瘀，松解粘连，理筋整复。

【适宜养疗技术】

（一）中药辨证论治

1. 寒湿困腰

［症状］腰部冷痛重着，转侧不利，静卧不减，阴雨天加重，舌苔白腻，脉沉。

［治法］散寒除湿，温经通络。

［方药］羌活胜湿汤或独活寄生汤加减。

2. 湿热腰痛

［症状］腰痛，牵制拘急，遇热痛剧，遇冷痛减，口渴不欲饮，尿黄赤，微汗出，舌红，苔黄腻，脉弦数或濡散。

［治法］清热利湿，舒筋活络。

［方药］加减二妙散。

3. 瘀血腰痛

［症状］腰腿痛如刺，痛有定处，日轻夜重，腰部板硬，俯仰旋转受限，痛处拒按，舌质暗紫，或有瘀斑，脉弦紧或涩。

［治法］活血化瘀，理气止痛。

［方药］身痛逐瘀汤加减。

4. 肾虚腰痛

［症状］腰酸软疼痛，喜按喜揉，腿软无力，遇劳则甚，卧则减轻，反复发作。

［治法］偏阳虚则温补肾阳；偏阴虚则滋阴补肾。

［方药］偏阳虚右归丸；偏阴虚左归丸。

（二）推拿疗法

［选穴及部位］肾俞、腰阳关、志室、大肠俞、环跳、委中、承山、昆仑及阿是穴。

［主要手法］拨法、拿法、按揉法、点法、摇法、擦法、搓法、拔伸法、扳法。

［操作方法］患者根据不同手法要求变换体位，术者立于床侧。

（1）推揉舒筋法：患者取俯卧位，自然放松。术者立于一侧，自大杼穴开始由上而下，经背腰膀胱经推、揉至环跳、委中、承山、昆仑等穴3~5分钟。

（2）点拨、推理腰肌：术者立于健侧，依次点压、按揉、弹拨肾俞、腰阳关、志室、大肠俞、环跳及阿是等穴，以产生酸、麻、胀感觉为度；双手拇指在压痛点上方自棘突旁把骶棘肌向外下方推开，由上而下直至髂骨后上棘，反复操作3~4遍。

（3）捏拿腰肌：术者用两手拇指与其余四指指腹对合用力，捏拿腰部肌肉1~2分钟。捏拿方向与肌腹垂直，从腰1起至腰骶部及臀大肌，由上而下，先轻后重，先患侧后健侧，重点捏拿腰椎棘突两侧骶棘肌和压痛点最明显处。

（4）理筋整复法：患者俯卧，医者先施腰椎后伸扳法数次，然后施腰部斜扳法，常可听到患者腰部有"咯嗒"声响。

（5）推拿揉擦法：推拿揉捏腰部3~5遍；直擦腰部两侧膀胱经，横擦腰骶部，均以透热为度。

（三）刮痧疗法

1. 寒湿腰痛

［选穴］肾俞、腰阳关、大肠俞、委中、阿是穴、命门。

［刮拭顺序］先刮拭腰部肾俞、大肠俞、阿是穴，自上而下来回刮动，再刮腰阳关、命门，最后刮委中穴。

［刮拭方法］在需刮痧部位涂抹适量刮痧油。泻法。患者取俯卧位，医者一手持刮痧板，一手扶患者，用刮板棱角刮拭背部两侧膀胱经从上到下，以出痧为度。以刮腰部肌群为主，以角点刮肾俞、大肠俞、阿是穴各30次左右，命门、腰阳关用力要轻，不可用重力，从命门刮之腰阳关，刮拭30次左右以局部皮肤发红发热或出痧为度。以角点刮两侧委中穴30次左右，不一定出痧。

2. 湿热腰痛

［选穴］大椎、膀胱经、阿是穴、委中、曲池、太冲。

［刮拭顺序］先刮背部大椎、膀胱经、再刮上肢曲池，然后刮委中，最后刮太冲。

［刮拭方法］在需刮痧部位涂抹适量刮痧油。泻法。大椎刮拭要轻，不可以用重力，以出痧为度。用刮板棱角刮拭膀胱经从上到下，重刮肾俞、大肠俞。以角点刮双侧曲池30次左右。以角点刮两侧太冲30次左右。

3. 瘀血腰痛

［选穴］膀胱经、膈俞、阿是穴、血海、委中。

［刮拭顺序］先刮膀胱经、膈俞、阿是穴，再刮血海、委中。

［刮拭方法］在需刮痧部位涂抹适量刮痧油。泻法。用刮板棱角刮拭膀胱经以发红出痧为度，重刮膈俞。以角点刮阿是穴30次左右。以角点刮两侧血海、委中30次左右。

4. 肾虚腰痛

［选穴］肾俞、大肠俞、志室、太溪、委中。

［刮拭顺序］先刮腰部膀胱经，再刮委中，最后刮太溪。

［刮拭方法］在需刮痧部位涂抹适量刮痧油。补法。腰部刮拭从肾俞到大肠俞，使皮肤发红出痧为度。用刮板棱角刮拭膀胱经第二侧线，从志室刮至秩边30次左右，重刮志室。以角点刮双侧委中、太溪各30次左右。

（四）拔罐疗法

［选穴］肾俞、腰阳关、大肠俞、环跳、承扶、委中，承山、压痛点。

［操作方法］患者取适当体位，以闪火法将罐吸拔于穴位上，留罐10分钟，每日1次。5次为1个疗程。适用于寒湿、肾阳虚所致的腰痛。

（五）针刺疗法

［主穴］大肠俞、阿是穴、委中。

［配穴］寒湿腰痛配命门、腰阳关；瘀血腰痛配膈俞、次髎；肾虚腰痛配肾俞、太溪。

［方义］大肠俞、阿是穴疏通腰部经络气血，通经止痛；委中是腰部足太阳膀胱经两分支在腘窝的汇合点，"腰背委中求"，可疏调腰背部经脉之气血，是治疗腰背部疼痛的要穴。

（六）灸疗法

1. 寒湿内阻

［选穴］主穴：肾俞、腰眼、委中、阿是穴；配穴：膈俞、次髎。

［施灸方法］

（1）温和灸：每次取2~4穴，每穴10~20分钟，每日1次，6次为1疗程，间隔1日后续灸。

（2）隔姜灸：每次取穴2~4穴，每穴灸5~10壮，每日或隔日1次，6次为1疗程，间隔1日后续灸。

2. 肾气不足

［选穴］主穴：肾俞、关元、委中；配穴：命门、三阴交。

［施灸方法］

（1）温和灸：每穴可灸10~30分钟，每日1次，10次为1个疗程。

（2）隔姜灸：艾炷如枣核大，每穴灸10~15壮，每日1次，10次为1个疗程。

（七）食疗法

1. 月季红糖水：开放的月季花3~6朵洗净，加水两杯，小火煮至一杯，加冰糖30克，顿服。可达活血止痛之效。

2. 韭菜黄酒饮：生韭菜或者韭菜根 30 克，切细，黄酒 100 克，同温后趁热服。可达温阳补肾，强筋健骨之效。

3. 海带荸荠汤：以海带、荸荠各 60 克煮汤，每日 2～3 次喝汤。可达清热消肿之效。

【实训】

1. 复习思考题

腰痛的临床症状和辨证要点有哪些？

2. 案例分析

周某，54 岁。3 日前因搬重物出现腰部疼痛，疼痛剧烈，牵掣臀部及下肢疼痛，痛点固定，腰部不能挺直，俯仰转侧均感困难，经休息后稍有缓解。查 X 线片示脊柱侧弯。请根据以上现病史做出诊断分型，并列出适宜的治疗方案。

第五节　坐骨神经痛

【教学要求】

1. 了解坐骨神经痛的概念、病因病机；
2. 熟悉坐骨神经痛的临床表现和诊断要点；
3. 掌握坐骨神经痛的适宜养疗技术。

【概念】

坐骨神经痛是指沿着坐骨神经通路（腰部、臀部、大腿后侧、小腿后外侧及足外侧）以放射性疼痛为主要特点的综合征，多为放射性、电击样、烧灼样疼痛。通常分为根性坐骨神经痛和干性坐骨神经痛，临床以根性坐骨神经痛多见。

【病因病机】

中医学对本病早有认识，古代文献中称为"坐臀风""腿股风""腰腿痛"等。腰部闪挫、劳损、外伤等原因可损伤筋脉，导致气血瘀滞，不通则痛；久居湿地，或涉水、冒雨、衣着单薄、汗出当风，风寒湿邪入侵，痹阻腰腿部；或湿热邪气浸淫，或湿浊郁久化热，或体内蕴结湿热，流注足太阳、少阳经脉，均可导致腰腿痛。

【临床表现】

临床以沿着坐骨神经通路（腰部、臀部、大腿后侧、小腿后外侧及足外侧）的疼痛为主，多为放射性、电击样、烧灼样疼痛。

【诊断要点】

1. 疼痛限于坐骨神经分布区。
2. 肌力减退较明显。
3. 坐骨神经牵拉征阳性，Lasegue 征阳性。
4. 跟腱反射减退或消失，膝反射可因刺激而增高。

【辨证要点】

1. 病因辨证：寒湿阻络，冷痛重着，活动不利，遇寒重，得温减，静卧时疼痛不减，痛甚时如锥如裂；湿热阻络，酸麻胀痛，活动不利，痛甚时如烧如灼，热天或雨天疼痛加重；瘀血内阻可有外伤或劳损史，腰部疼痛拒按，疼痛可沿大腿后侧向下放射；气血不足痛势隐隐，喜揉喜按，劳则加重。

2. 经络辨证：足太阳经型，疼痛沿下肢后侧放射；足少阳经型，疼痛沿下肢外侧放射。

【治疗原则】

疏经通络，行气活血，理气止痛。

【适宜养疗技术】

（一）中药辨证论治

1. 血瘀气滞

［症状］多为急性损伤后出现，肢体局部轻度肿胀，刺痛，压痛固定不移，动则痛甚，关节活动不利，舌暗或有瘀点，脉弦或沉涩。

［治法］活血化瘀，消肿止痛。

［方药］桃红四物汤加减。

2. 寒湿痹阻

［症状］臀部隐痛，疼痛遇天气转变加剧，关节屈伸不利，伴麻木，喜热畏寒，舌质淡，苔白，脉弦滑。

［治法］散寒除湿，驱风通络。

［方药］蠲痹汤加减。

3. 湿热阻络

［症状］臀部重坠胀肿，局部反复肿胀，时轻时重，或有灼热，活动时疼痛加剧，舌苔黄腻，脉滑数。

［治法］清热除湿，祛风通络。

［方药］加味二妙散加减。

（二）推拿疗法

［选穴及部位］环跳、秩边、殷门、委中、足三里、阿是穴。

［主要手法］拨法、拿法、按揉法、点法、搓法、推法、搓法。

［操作方法］患者取俯卧位，术者立于一侧。

（1）推揉舒筋法：反复推揉患侧臀部3~5分钟。

（2）点拨、推法：术者立于健侧，先用拇指依次点压、弹拨阿是穴、环跳、秩边、殷门、委中、足三里等穴，弹拨时可同时配合髋关节的内旋、外旋活动。继以双手拇指在压痛点上方沿梨状肌行走方向向外下方推抹3~4次。

（3）捏拿腰肌：从腰1起捏拿至腰骶部、臀大肌、股骨大转子，重点捏拿梨状肌投影部和压痛点最明显处持续1~2分钟。

（4）理筋整复法：以掌根着力，先自环跳沿大腿后侧推至跟腱1~2分钟；然后沿大腿后外侧拿3~5分钟。

（5）搓揉收功法：以掌根或前臂尺侧按揉臀肌、叠掌按压臀部5~10次。最后以掌搓擦臀部、横擦腰骶部，均以透热为度。

（三）刮痧疗法

1. 寒湿闭阻

［选穴］肾俞、次髎、环跳、秩边、阿是穴、命门、腰阳关。

［刮拭顺序］先刮命门、腰阳关。再刮腰部肾俞、腰3－5夹脊、次髎，最后刮臀部的秩边、环跳、阿是穴。

［刮拭方法］在需刮痧部位涂抹适量刮痧油。泻法。患者取俯卧位，医者一手持刮痧板，一手扶患者，用刮板棱角刮拭。以刮腰部肌群为主，从命门刮至腰阳关，用力要轻，以皮肤泛红出痧为度。以角点刮肾俞、次髎、秩边、阿是穴。以局部皮肤发红发热或出痧为度。用刮板棱角刮拭下肢胆经30次左右，重刮环跳。

2. 瘀血阻滞

［选穴］肾俞、次髎、环跳、秩边、阿是穴、血海、三阴交。

［刮拭顺序］先刮腰部腰夹肌、阿是穴，再刮血海、三阴交。

［刮拭方法］在需刮痧部位涂抹适量刮痧油。泻法。腰部腰夹肌用刮板棱角从上到下刮拭，以皮肤泛红出痧为度。从肾俞刮至次髎30次左右。以角点刮阿是穴、肾俞、次髎、秩边、血海、三阴交30次左右。

3. 气血不足

［选穴］腰夹肌、阿是穴、肾俞、大肠俞、次髎、环跳、秩边、足三里、三阴交。

［刮拭顺序］先刮腰夹肌，及腰部膀胱经，再刮拭秩边、环跳，最后刮足三里、三阴交。

［刮拭方法］在需刮痧部位涂抹适量刮痧油。补法。腰部膀胱经、腰夹肌刮拭方法同上。两侧足三里、三阴交以角点刮30次左右。

（四）拔罐疗法

［选穴］环跳、秩边、殷门、委中、足三里、阿是穴。

［操作方法］患者取适当体位，以闪火法将罐吸拔于穴位上，留罐10分钟，每日1次。5次为1疗程。

（五）针刺疗法

［主穴］腰2－5夹脊穴、环跳、阿是穴。

［配穴］风寒湿痹配秩边、阳陵泉、命门；瘀血阻滞配阳陵泉、膈俞、血海、委中。

［方义］腰夹脊穴是治疗腰腿痛的要穴，环跳穴虽归经少阳，却为少阳、太阳二脉之会，可以调理少阳、太阳之经气，与阿是穴合用可疏通局部气血，以达到通则不痛之目的。

（六）灸疗法

1. 足太阳膀胱经型

［选穴］主穴：环跳、阳陵泉、秩边、委中、承山、昆仑；配穴：腰痛加肾俞、大肠俞；有血瘀者加血海、膈俞。

［施灸方法］

（1）温和灸：每穴每日 1~2 次，每次 20~30 分钟，10 天为 1 个疗程。

（2）温灸器灸：将温灸器置于穴位上，每穴 20~30 分钟，每日 1 次，10 天 1 个疗程。

（3）温针灸：每穴每日 1 次，每次 20~30 分钟，7 天为 1 个疗程。

2. 足少阳胆经型

［选穴］主穴：环跳、阳陵泉、风市、膝阳关、阳辅、悬钟；配穴：足痛加足临泣；与天气变化有关者加灸大椎。

［施灸方法］

（1）温和灸：每穴每日 1~2 次，每次 20~30 分钟，10 天为 1 个疗程。

（2）温灸器灸：将温灸器置于穴位上，每穴 20~30 分钟，每日 1 次，10 天 1 个疗程。

（3）温针灸：每穴每日 1 次，每次 20~30 分钟，7 天为 1 个疗程。

［注意事项］急性期应卧床休息，椎间盘突出者应睡硬板床。

（七）食疗法

1. 木瓜薏仁粥：木瓜 10 克，生薏苡仁 30 克，白糖适量，将木瓜、生薏苡仁洗净后放入锅中，加水 200 毫升，用文火炖至薏苡仁熟烂，加白糖 1 勺。祛风利湿，舒筋利湿止痛。

2. 桑枝绿豆鸡：鸡肉 250 克，桑枝 60 克，绿豆 30 克，将桑枝切断，并将其及鸡肉、绿豆同放入锅内，加水适量，清炖至肉烂，加盐、姜等调料。清热通痹，益气补血。

【实训】

1. 复习思考题

坐骨神经痛的临床症状和辨证要点有哪些？

2. 案例分析

刘某，32 岁。2 个月前逐渐出现腰部、臀部、大腿后侧、小腿后外侧及足外侧放射性、电击样、烧灼样疼痛，疼痛限于坐骨神经分布区，肌力减退较明显。查体：坐骨神经牵拉征阳性，Lasegue 征阳性。请根据以上现病史做出诊断分型，并列出适宜的治疗方案。

第六节　面瘫

【教学要求】

1. 了解面瘫的概念、病因病机；

2. 熟悉面瘫的临床表现和诊断要点；

3. 掌握面瘫的适宜养疗技术。

【概念】

面瘫又称口僻、吊线风，主要临床表现为口眼向一侧歪斜。本病可发生于任何年龄，多数患者为 20~40 岁，男性多于女性，多为急性起病。

本病相当于西医学的周围性面神经麻痹。

【病因病机】

本病多由于劳作过度，机体正气不足，脉络空虚，卫外不固，风邪乘虚入中面部阳明、少阳之经络，导致气血痹阻，面部少阳经络、阳明经筋失于濡养，以致肌肉纵缓不收而发。

西医将面瘫认定为一种非化脓性面神经炎。

【临床表现】

起病突然，多在睡眠醒来时，发现一侧面部板滞、麻木、瘫痪，不能皱眉、露齿、鼓颊、吹口哨等，口角向健侧歪斜，露睛流泪，额纹消失，嚼食障碍，口角流涎。少数患者初起时可有耳后、耳下及面部疼痛。严重者还可出现患侧舌前 2/3 味觉减退或消失及听觉障碍。

【诊断要点】

一侧面部板滞、麻木、瘫痪，不能皱眉、露齿、鼓颊、吹口哨等，口角向健侧歪斜，露睛流泪，额纹消失，嚼食障碍，口角流涎。

【辨证要点】

面瘫一般分为中枢性面瘫和周围性面瘫两种。

中枢性面瘫的特点是病损对侧眼眶以下的面肌瘫痪，常伴有面瘫同侧的肢体偏瘫，无味觉和涎液分泌障碍。

周围性面瘫的特点是病变同侧所有的面肌均瘫痪，如有肢体瘫痪，常为面瘫对侧的肢体受累，如脑干病变引起的交叉性瘫痪；有病侧舌前 2/3 的味觉减退及涎液分泌障碍。

【治疗原则】

舒经活血，通络牵正。

【适宜养疗技术】

（一）中药辨证论治

1. 风邪外袭

[症状] 突发口眼歪斜，伴见恶寒或发热，流清涕，苔薄白，脉浮，多有面部受凉史。

［治法］散寒祛风，通络牵正。

［方药］蠲痹汤加牵正散。

2. 肝风内动

［症状］以口眼突然歪斜，眩晕欲倒，头重脚轻为证候特征。

［治法］滋养肝肾，潜阳息风。

［方药］镇肝熄风汤加减。

3. 肝气郁结

［症状］以口眼歪斜常随精神刺激而出现为特征。常见于多愁善感的女性，与他人发生口角是非，或独自思虑不遂，或耳闻目睹不快之事，致肝气抑郁，阳明脉络不和所致。除口眼歪斜外常伴有情志的改变，如善太息叹气，悲伤欲哭，口眼歪斜可因精神刺激而发作或加重。

［治法］疏肝解郁，通络牵正。

［方药］逍遥散加牵正散合方加减。

4. 风痰阻络

［症状］口眼歪斜，面部麻木作胀，头部沉重，身困乏力，胸脘满闷，苔白腻，脉弦滑。

［治法］化痰降逆，通络牵正。

［方药］半夏白术天麻汤或涤痰汤加减。

5. 气血双亏

［症状］面瘫日久，面肌僵硬，时有抽搐，舌质淡，脉细弱。

［治法］益气养血，通络牵正。

［方药］八珍汤合牵正散合方。

附：面瘫中药外治法

1. 鲜生姜1块，切开，用切面上下交替轻擦患侧（即口角歪向侧的对侧）牙龈，直至牙龈有烧灼感或温热感为止。每日2~3次，1~2周为1疗程。

2. 马钱子适量，用清水浸24小时，切成薄片，敷于患侧，外以胶布固定，7日换药1次。注意皮肤表面有破溃者不宜使用。

3. 制草乌、白芥子、制马钱子、细辛各10克，共研细末，以生姜汁调敷于患侧，每日换药1次。注意皮肤表面有破溃者不宜使用。

（二）推拿疗法

［选穴及部位］印堂、阳白、太阳、迎香、四白、地仓、颧髎、下关、颊车、听宫、承浆、神庭、翳风、风池、合谷。

［主要手法］一指禅推法、按揉法、拿法、擦法、抹法。

［操作方法］

（1）患者取仰卧位，术者立于其头侧。以一指禅推法印堂，经阳白、太阳、迎香、四白、地仓、颧髎、下关至颊车，往返5~6遍。两手拇指自印堂交替向上抹至神庭，从印堂向左右抹至两侧太阳，再从印堂向左右抹上下眼眶，自睛明沿两侧额骨抹向耳前听宫，从迎香沿两侧额骨抹向耳前听宫，治疗约 6 分钟。以指按揉牵正、承浆、翳风，每穴 1 分钟。大鱼际揉面部前额及颊部 3 分钟左右。在患侧颜面部向眼部方向施以擦法，以透热为度。

（2）患者取坐位，医者立于其体侧。拿风池、合谷各 1 分钟。

（三）刮痧疗法

[选穴] 印堂、神庭、太阳、地仓、颊车、风池、翳风。

[刮拭顺序] 先刮印堂至神庭、印堂至太阳、地仓至颊车，包括刮颈椎棘突、颈椎旁胸锁乳突肌等肌群部位，再刮风池，以局部皮肤发红发热或出痧为度。同时用刮痧板棱角点按风池、翳风。

[刮拭方法] 在需刮痧部位涂抹适量刮痧油。患者取坐位，医者一手持刮痧板，一手扶患者，用刮板棱角刮拭。刮痧时应注意取单一方向，不可来回乱刮。动作要柔和，用力要均匀，不可过快或过重、过短。刮痧治疗应在室内或避风的地方进行，以免患者感风受凉，刮头面部穴位时用力要轻柔。

（四）拔罐疗法

1. 留罐法

[选穴] 地仓、颊车、合谷、四白、太阳、翳风。

[操作方法] 患者取坐位，选用口径合适的玻璃火罐，以闪火法在上述穴位拔罐，留罐 15 分钟，每日 1 次。

2. 针罐法

[选穴] 第一组：耳尖、耳垂、颞部小静脉、商阳；第二组：颊车、颧髎。

[操作方法] 第一组穴位以三棱针点刺出血；第二组穴位先以三棱针点刺出血，再选用口径合适的玻璃火罐，以闪火法在上述穴位拔罐。

（五）针刺疗法

[主穴] 阳白、四白、颧髎、颊车、地仓、翳风、牵正、太阳、合谷。

[配穴] 风寒外袭配风池、风府；风热侵袭配外关、关冲；气血不足配足三里、气海。味觉减退配足三里；听觉过敏配阳陵泉；抬眉困难配攒竹；鼻唇沟变浅配迎香；人中沟歪斜配水沟；颏唇沟歪斜配承浆；流泪配太冲。

[方义] 面部腧穴可疏调局部经筋气血，活血通络，"面口合谷收"，合谷为循经选穴，与近部腧穴翳风相配，祛风通络。

（六）灸疗法

1. 初起风邪客络

[选穴] 主穴：阳白、太阳、水沟、地仓、颊车、翳风、合谷（健侧）；配穴：攒

竹、迎香、外关、风池。

[施灸方法]

（1）温和灸：每穴每次施灸5~10分钟，每日1次，7次为1个疗程，休息1天后续灸。

（2）隔姜灸：每次选用5~7穴，各穴施灸5~10壮，艾炷如蚕豆大，每日灸1次，7次为1个疗程，休息1天后续灸。

（3）隔蒜灸：将新鲜大蒜捣烂如泥，敷于穴位上，上置蚕豆大艾炷施灸，每次选用5~7穴，各穴施灸5~10壮，隔日1次，5次为1个疗程，休息1天后续灸。

2. 中期气血瘀滞

[选穴] 主穴：阳白、水沟、地仓、颊车、牵正、合谷（健侧）。

[施灸方法]

（1）温和灸：每穴可灸10~20分钟，每日1~2次，5~7次为1个疗程，休息1天后续灸。

（2）雀啄灸：每穴可灸5~15分钟，每日1~2次，5~7次为1个疗程，休息1天后续灸。

（3）隔姜灸：艾炷如枣核大，每穴可灸3~7壮，每日1次，5~7次为1个疗程，休息1天后续灸。

3. 病久虚中夹实

[选穴] 主穴：阳白、攒竹、水沟、地仓、颊车、翳风、合谷（健侧）。

[施灸方法]

（1）温和灸：每穴可灸10~20分钟，每日1~2次，5~7次为1个疗程，休息1天后续灸。

（2）雀啄灸：每穴可灸5~15分钟，每日1~2次，5~7次为1个疗程，休息1天后续灸。

（3）隔姜灸：每次取穴4~6个，每穴用桃核大小艾炷灸5~7壮，每日2次，6次为1疗程，休息1天后续灸。

[注意事项]

（1）艾灸疗效不佳的患者，应速到医院接受针灸治疗。

（2）治疗期间，注意面部保暖，避免受寒吹风，可戴口罩眼罩防护。

（3）适宜休息，少食辛辣，戒烟酒等。

（七）食疗法

1. 参芪田七乌鸡汤：党参15克，北芪15克，田七10克，竹丝鸡四分之一只去除皮脂，生姜2片，煲汤饮食。可以补虚扶正、祛痰，适宜恢复期气血较弱的患者食用。

2. 防风粥：防风10~15克，3厘米长葱白4茎，粳米30~60克，前两味水煎取汁，去渣，粳米煮粥，待粥将熟时参加药汁，煮成稀粥，温服。可祛风解表散寒，适宜风寒袭络引起的面瘫。

　　3. 姜糖苏叶饮：紫苏叶 3～6 克，生姜 3 克，红糖 15 克，以滚水浸泡 5～10 分钟。具有疏风散寒，发汗解表的功效，适宜外感风邪引起的诸症。

【实训】

1. 复习思考题

　　面瘫的临床症状和辨证要点有哪些？

2. 案例分析

　　李某，65 岁，3 日前晨起后发现一侧面部板滞、麻木、瘫痪，不能皱眉、露齿、鼓颊，口角向健侧歪斜，露睛流泪，额纹消失，口角流涎耳后及面部疼痛。请根据以上现病史做出诊断，并列出适宜的治疗方案。

第十二章　妇科常见病 ▷▷▷▷

第一节　痛经

【教学要求】

1. 掌握痛经的定义、诊断；

2. 掌握痛经的辨证论治及养疗技术；

3. 了解痛经的病因病机及鉴别诊断。

【概念】

凡在经期或经行前后，出现周期性小腹疼痛，或痛引腰骶，甚至剧痛晕厥者，称为"痛经"，亦称"经行腹痛"。

【病因病机】

本病的发生与冲任、胞宫的周期性生理变化密切相关。

主要病机在于邪气内伏或精血素亏，更值经期前后冲任二脉气血的生理变化急骤，导致胞宫的气血运行不畅，"不通则痛"，或胞宫失于濡养，"不荣则痛"，故使痛经发作。常见有肾气亏损、气血虚弱、气滞血瘀、寒凝血瘀和湿热蕴结。

肝肾阴虚者月经量少，或伴周期提前，经色鲜红，质较稀，形体消瘦，面颊时有烘热，五心烦热，眩晕耳鸣，潮热盗汗，腰膝酸软，两目干涩，大便偏干，舌嫩红少苔，脉细数。

【临床表现】

痛经多见于初潮后数月未婚、未产的女性，常在婚后或一次足月分娩后显著好转。多在经前一天，或经前数小时腹痛，经期加重，疼痛多为阵发性，下腹部绞痛、坠痛，可放射至腰部、股内前侧及阴道、肛门。

膜样痛经患者当排出大块脱落的子宫内膜时，疼痛剧烈，一旦排出后，疼痛迅速减轻。疼痛剧烈者，可见面色苍白，出冷汗，四肢厥逆，甚至虚脱。除腹痛外，还可伴有恶心、呕吐、下腹坠胀和腹泻等症。

【诊断要点】

1. 每到经期或经期前后出现严重下腹痛、腰酸等。

2. 原发性痛经：自初潮即有的痛经，疼痛剧烈者卧床不起，不能工作。妇科检查无明显异常，子宫发育稍差，较小。多见于未婚、未育者。

3. 继发性痛经：由生殖器官器质性病变引起，常见于盆腔炎、子宫内膜异位症等。

【辨证要点】

在确定疼痛的时间、部位、性质后，结合全身症候及舌象脉象正确判断。

1. 辨寒热：月经延期，经量不多，经色黯淡，质稀或有块，面色苍白，四肢服冷，下腹冷痛，热敷后疼痛可缓解，遇冷则疼痛加重，舌苔白润，脉弦紧，属寒；月经先期，经量较多，经色鲜红或有紫红或有血块而质稠，面红，口渴，便秘，舌红，苔薄白微黄，脉滑或数，属热。

2. 辨虚实：痛经发生在行经或值月经来潮的时，下腹按之不舒服，或按之反而疼痛加重，属于实证；如痛经发生在经净之后，下腹喜按，按压时疼痛减轻，并可见到少气懒言，倦怠无力，心跳气短，面色无华，腰酸头晕，脉弱无力，属于虚证。

3. 痛的部位：腹正中痛为寒湿凝滞，气滞血瘀，湿热阻滞；腹两侧或一侧痛，有时牵连胸胁，多为肝郁气滞和气滞血瘀。

4. 痛的性质：闷痛、钝痛、刺痛为血瘀；绞痛为血寒；灼痛为热；持续作痛为血滞；隐隐作痛为血虚；时痛时止为气滞；胀甚于痛为气滞；痛时拒按为实，喜按为虚；得热痛减为寒，得热痛甚为热，灼痛为热；痛甚于胀为血瘀。

【治疗原则】

调理冲任气血为主。治分两步，经期重在调血止痛以治标，平时以辨证求因而治本。

【适宜养疗技术】

（一）中药辨证论治

1. 肾气亏损

[症状] 经期或经后小腹隐隐作痛，喜按，月经量少，色淡质稀，头晕耳鸣，腰酸腿软，小便清长，面色晦暗，舌淡，苔薄，脉沉细。

[治法] 补肾填精，养血止痛。

[方药] 调肝汤。

2. 气血虚弱

[症状] 经期或经后小腹隐痛喜按，月经量少，色淡质稀，神疲乏力，头晕心悸，失眠多梦，面色苍白，舌淡，苔薄，脉细弱。

[治法] 补气养血，和中止痛。

[方药] 黄芪建中汤加当归、党参。

3. 气滞血瘀

[症状] 经前或经期小腹胀痛拒按，胸胁、乳房胀痛，经行不畅，经色紫黯有块，块下痛减，舌紫黯，或有瘀点，脉弦或弦涩有力。

[治法] 行气活血，祛瘀止痛。

[方药] 膈下逐瘀汤。

4. 寒凝血瘀

[症状] 经前或经期小腹冷痛拒按，得热则痛减，经血量少，色黯有块，畏寒肢

冷，面色青白，舌黯，苔白，脉沉紧。

［治法］温经散寒，祛瘀止痛。

［方药］温经汤。

5. 湿热蕴结

［症状］经前或经期小腹灼痛拒按，痛连腰骶，或平时小腹痛，至经前疼痛加剧，经量多或经期长，经色紫红，质稠或有血块，平素带下量多，黄稠臭秽，或伴低热，小便黄赤，舌红，苔黄腻，脉滑数或濡数。

［治法］清热除湿，化瘀止痛。

［方药］清热调血汤加红藤、败酱草、薏苡仁。

（二）推拿疗法

［选穴及部位］气海、关元、肾俞、八髎。

［主要手法］一指禅推法、摩法、揉按法、推法、按法、擦法。

［操作方法］

（1）患者取仰卧位，医者坐于其右侧，用按摩法按顺时针方向在小腹部治疗，时间5～6分钟；然后用一指禅推法或按揉法在气海、关元治疗，每穴约1分钟。

（2）患者取俯卧位，医者立于其右侧。用推法在腰部脊柱两旁及骶部治疗，时间4～5分钟，然后用一指禅推法或按法在肾俞、八髎治疗，以酸胀感为度，最后在骶部八髎用擦法治疗，以透热为度。

（三）刮痧疗法

1. 实证

［选穴］中极、次髎、地机、血海、膈俞、期门、太冲。

［刮拭顺序］血瘀者先刮背部膈俞至次髎，然后刮腹部中极，再刮下肢血海至地机；气滞者先刮背部次髎，然后刮胁部期门，再刮腹部中极，最后刮下肢地机、太冲。

［刮拭方法］在需刮痧部位涂抹适量刮痧油。泻法。医者手持刮痧板，用刮板棱角刮拭后背腰骶部督脉两侧，重刮膈俞、次髎，以局部皮肤发红、发热或出痧为度。前胸胁部用刮角板棱角横向沿肋间隙刮至期门，以皮肤泛红出痧为度。用刮角板棱角从脐中刮拭至中极，重刮中极。用刮角板棱角刮拭双下肢血海到地机，不一定出痧。以棱角点刮太冲30次左右。

2. 虚证

［选穴］关元、足三里、三阴交、肾俞、气海、脾俞。

［刮拭顺序］先刮脾俞、肾俞，再刮气海到关元，最后刮足三里、三阴交。

［刮拭方法］在需刮痧部位涂抹适量刮痧油。补法。用刮板棱角刮拭背部脾俞、肾俞，以局部皮肤泛红出痧为度。刮拭气海到关元30次左右，不一定出痧。以棱角点刮两侧足三里、三阴交30次左右。

（四）拔罐疗法

1. 刺络拔罐法

［选穴］膈俞、肝俞、次髎、中极、血海。

［操作方法］膈俞、肝俞两穴用梅花针叩刺出血，以皮肤微微出血为度，之后拔罐，以局部有少量血点冒出皮肤为度。余穴采用单纯拔罐法，留罐10分钟，每日1次，10次为1疗程。适用于气滞血瘀证。

2. 灸罐法

［选穴］肾俞、中极、阴陵泉、三阴交。

［操作方法］先用艾条点燃温灸各穴15分钟，以皮肤有温热感及人体感觉舒适为宜，之后吸拔火罐，留罐10分钟，每日1次，10次为1疗程。适用于寒湿凝滞证。

［注意事项］

（1）拔罐治疗痛经效果较好，但疗程较长，一般要连续治疗2～3个月经周期，患者要有信心配合治疗。

（2）治疗期间要注意饮食的调节，忌食生冷、辛辣食物，戒烟酒，保暖防寒，保持心情舒畅，消除紧张和压力，经期不宜洗冷水浴和游泳，忌过性生活。

（五）针刺疗法

1. 实证

［主穴］三阴交、中极、次髎。

［配穴］气滞血瘀配太冲、阳陵泉；寒邪凝滞配归来、地机。腹胀配天枢、足三里；胁痛配支沟、阳陵泉；胸闷配膻中、内关。

［方义］三阴交为足三阴经之交会穴，可通经而止痛；中极为任脉穴位，可通调冲任之气，散寒行气；次髎为治疗痛经的经验穴。四穴合用，共奏行气活血、温经止痛之功。

2. 虚证

［主穴］气海、三阴交、足三里。

［配穴］气血亏虚配脾俞、胃俞；肝肾不足配太溪、肝俞、肾俞；头晕耳鸣加百会、悬钟。

［方义］气海为任脉穴，可温养冲任暖下焦；三阴交为肝、脾、肾三经之交会穴，可调理气血；足三里补益气血。

（六）灸疗法

1. 气血虚弱

［选穴］主穴：命门、八髎、神阙、关元、中极；配穴：足三里、血海、肾俞。灸后神阙敷热贴。

［施灸方法］主穴每穴灸15分钟左右，配穴每穴灸5分钟左右。连续治疗10天为

1 个疗程，疗程间隔 4 天。灸至月经来潮，如量少，有血块可灸至来潮后 2~3 天，或灸后发现量大即停。

2. 寒湿凝滞

［选穴］主穴：命门、八髎、关元；配穴：气海、子宫、归来、阴陵泉。灸后神阙敷热贴。

［施灸方法］主穴每穴灸 15 分钟左右，配穴每穴灸 5 分钟左右。连续治疗 10 天为 1 个疗程，疗程间隔 4 天。灸至月经来潮，如量少，有血块可灸至来潮后 2~3 天，或灸后发现量大即停。

（七）食疗法

1. 气滞血瘀食疗方

（1）益母延胡鸡蛋汤：鸡蛋 2 个，益母草 45 克，延胡索 18 克，同煮，蛋熟后去壳再煮片刻，去药渣，吃蛋喝汤，经前开始服，每日 1 剂，连服 5~7 天。

（2）丹参酒：丹参 500 克，泡在酒内 20 天后服用。经前适量服。

2. 寒湿凝滞食疗方

（1）蛋黄酒饮：黄酒 250 克，倒入锅中，青皮鸭蛋 3 个，破壳打入酒内，再加姜片 25 克，煮熟后加白糖 30 克调服。

（2）艾叶饮：艾叶 18 克，煎汤去渣后加红糖适量温服。经前及经期每天 2 次，连服 3~5 天。

3. 气血虚弱食疗方

（1）羊肉粥：羊肉 250 克，切块先煮，再与大米适量同煮，调味服。

（2）韭菜汁：韭菜 250 克捣烂取汁，兑入煮沸的红糖适量，痛经时每天 1 次。

4. 肝肾不足食疗方

（1）鸡蛋黑豆米酒饮：鸡蛋 2 个，黑豆 60 克，加水煮熟，去蛋壳再煮片刻，再冲入米酒 120 克，吃蛋喝汤，每日 1 剂。

（2）杞桃酒：核桃仁 200 克，枸杞子 200 克，红糖 60 克，用黄酒浸泡 2 天，晒干后酌量常服。

【实训】

1. 复习思考题

中医治疗痛经的有效方法有哪些？艾灸如何治疗痛经？

2. 案例分析

朴某，女，26 岁。1999 年 6 月 14 日初诊。主诉：每值经期小腹疼痛 4 年余。

病史：患者 4 年前值经期时，过食生冷，复因冒雨感受寒邪，致胞宫受寒，血被寒凝，出现小腹剧痛。以后每值月经来潮前后，小腹疼痛剧烈，伴腰痛，月经周期迟早不一，血量多少无定，色暗滞，食欲不振。曾在某医处服吴茱萸汤加减治疗无效。故于今日来诊。

检查：神清语明，面色暗淡无华，精神倦怠，苔薄白，脉沉紧。请根据以上现病史做出诊断，并列出适宜的治疗方案。

第二节　不孕症

【教学要求】

1. 掌握不孕症定义、辨证论治及养疗技术；

2. 熟悉不孕症的病因病机；

3. 了解不孕症的诊断要点。

【概念】

女子婚后夫妇同居 1～2 年以上，配偶生殖功能正常，未避孕而未受孕者，或曾孕育过，未避孕又 1 年以上未再受孕者，称为"不孕症"，前者称为"原发性不孕症"，后者称为"继发性不孕症"。古称前者为"全不产"，后者为"断绪"。

【病因病机】

男女双方在肾气盛，天癸至，任通冲盛的条件下，女子月事以时下，男子精气溢泻，两性相合，便可媾成胎孕，可见不孕主要与肾气不足，冲任气血失调有关。临床常见有肾虚、肝郁、痰湿、血瘀等类型。

【临床表现】

女子不孕多由先天禀赋不足、房事不节肾精不充，冲任脉虚，或肾阴不足，胞宫虚冷，或素体虚弱，阴血不足，胞脉失养；或情志不畅，肝气郁结，气血失和；或素体肥胖、恣食膏粱厚味，脾肾阳虚，蕴生痰湿，气机阻滞，冲任不通；或血瘀凝结，癥瘕积聚，积于胞中等引起。

【诊断要点】

1. 性生活史及不育史：性生活情况是否正常，原发不孕、继发不孕年限，是否接受治疗及疗效。并询问结婚年龄，有无避孕史（含避孕方式和避孕持续时间），有无人流史（具体手术的时间、方式和手术时的孕周），有无再婚史，过去生育情况，有无难产和产后大出血史。

2. 生长发育史：生长发育是否正常，生殖器和第二性征发育情况以及有无先天性畸形。

3. 月经生育史：月经初潮、周期、经期和经量、有无痛经及其程度及最近 3 次月经的具体情况。

4. 既往史：有无内分泌疾病、代谢性疾病、精神疾病、高血压和消化系统疾病及用药史；有无感染史，如炎症、结核病；有无接触有害化学物质、放射性物质；有无手术史等。

【辨证要点】

1. 辨病位：不孕之根本在肾，但肝、脾、气、血的影响也是非常重要的。肝主藏血，主疏泄，对冲脉调节有至关重要的作用；脾胃为后天之本，气血生化之源，月经及胎孕的正常进行，无不赖后天之本之滋养；气血是月经、胎孕的基础，血能摄精成孕，又能萌胎养胎，气能载胎护胎。因此，当辨其病因是在肾、在肝、在脾胃、在气、在血。

2. 辨虚实：根据初潮年龄及禀赋状况，月经及带下的性状，结合饮食、二便及伴随的全身症状和舌苔、脉象以辨其虚实。如初潮晚、经行错后或愆期、量少、色淡或暗，质薄、带下甚少者多为虚证；量少、色暗、多血块、小腹胀痛拒按者多为实证；舌质胖大、色淡、苔薄白而滑者多为虚证；舌质紫暗，或有瘀点、瘀斑者多为实证。脉象细弱、虚细者为虚；脉象弦、弦涩者为实证。

3. 辨寒热：经行超前，崩漏不止，血色紫红、稠黏，舌红、脉象滑数者多为热证；经行错后、量少、质稀，小腹冷痛，或经行便溏，或夜尿多，舌质淡、齿痕、苔薄滑者多为寒证及阳虚。

形体肥胖者多痰湿，然而形体肥胖而带下甚少者乃脾肾两虚，不可概以痰湿壅盛而论。在不孕症患者中，无明显症状可供辨证者常有之，当以辨证与辨病相结合。

不孕症的辨证，主要依据月经的变化、带下病的轻重程度，其次依据全身症状及舌脉，进行综合分析，明确脏腑、气血、寒热、虚实，以指导治疗。

【治疗原则】

重点是温养肾气，调理气血，使经调病除，则胎孕可成。此外，还须调畅情志，房事有节，择月经中期而合阴阳，以利于成孕。

【适宜养疗技术】

（一）中药辨证论治

1. 肾虚型

（1）肾气虚

［症状］婚久不孕，月经不调，经量或多或少，头晕耳鸣，腰酸腿软，精神疲倦，小便清长，舌淡，苔薄，脉沉细，两尺尤甚。

［治法］补肾益气，填精益髓。

［方药］毓麟珠。

（2）肾阳虚

［症状］婚久不孕，月经后期，量少色淡，甚则闭经，平时白带量多，腰痛如折，腹冷肢寒，性欲淡漠，小便频数或失禁，面色晦暗，舌淡，苔白滑，脉沉细而迟或沉迟无力。

［治法］温肾助阳，化湿固精。

［方药］温胞饮。

（3）肾阴虚

［症状］婚久不孕，月经错后，量少色淡，头晕耳鸣，腰酸腿软，眼花心悸，皮肤不润，面色萎黄，舌淡，苔少，脉沉细。

［治法］滋肾养血，调补冲任。

［方药］养精种玉汤。

2. 肝郁型

[症状] 多年不孕，月经愆期，量多少不定，经前乳房胀痛，胸胁不舒，小腹胀痛，精神抑郁，或烦躁易怒，舌红，苔薄，脉弦。

[治法] 疏肝解郁，理血调经。

[方药] 百灵调肝汤。

3. 痰湿型

[症状] 婚久不孕，形体肥胖，经行延后，甚或闭经，带下量多，色白质黏无臭，头晕心悸，胸闷泛恶，面色㿠白，苔白腻，脉滑。

[治法] 燥湿化痰，理气调经。

[方药] 启宫丸。

4. 血瘀型

[症状] 多年不孕，月经后期，量少或多，色紫黑，有血块，经行不畅，甚或漏下不止，少腹疼痛拒按，经前痛剧，舌紫黯，或舌边有瘀点，脉弦涩。

[治法] 活血化瘀，温经通络。

[方药] 少腹逐瘀汤。

（二）推拿疗法

[选穴及部位] 肾俞、膀胱俞、关元、神阙、委中、涌泉、腹部、腰骶部、夹脊。

[主要手法] 摩法、按法、击法。

[操作方法] 先轻摩腹，微热后按摩腰骶部，以夹脊为重点，至皮肤微热，由下向上轻拍 9 遍，然后点按肾俞、膀胱俞、关元、神阙、委中、涌泉等。每日行 1 遍。

（三）刮痧疗法

[选穴] 脊柱两侧及下腹部、腹股沟区、小腿内、外侧区、膝弯区、胸 11、胸 12、腰骶椎及其两侧。

[刮拭顺序] 先刮脊柱两侧（从大椎至尾椎），再刮下腹部、腹股沟区、小腿内、外侧区、膝弯区。

[刮拭方法] 在需刮痧部位先涂抹适量刮痧油。先在脊柱两侧（从大椎至尾椎）轻刮 3 行，至潮红为止，并重点刮胸 11、12 与腰骶椎及其两侧 5 行，至出现痧痕为止，再刮下腹部、腹股沟区、小腿内、外侧区、膝弯区。每日 1 次，10 次为 1 个疗程。一般用中轻度手法。

（四）拔罐疗法

[选穴] 足三里、三阴交、关元、肾俞、命门。

[操作方法] 选择合适口径的玻璃火罐，以闪火法在上述穴位拔罐，每次拔罐 10 分钟，一般间隔 3 到 4 天一次。适于宫寒不孕。

（五）针刺疗法

［主穴］肾俞、太溪、关元、次髎、三阴交。

［配穴］肾虚配命门；肝郁配太冲、期门；痰湿配阴陵泉、丰隆；瘀血配血海、膈俞。

［方义］本病病位在胞宫，关元为任脉穴，与肾俞及肾之原穴太溪配用可益肾固本，调理冲任；次髎位于骶部，临近胞宫，能行瘀通络，调经助孕；三阴交为足三阴经交会穴，可健脾化湿，补益肝肾，调理冲任。

（六）灸疗法

［选穴］主穴：关元、神阙、肾俞、命门、精宫、三阴交；配穴：中极、气海、归来、太溪、八髎、足三里。

［施灸方法］每次选用 2~4 个穴位，每穴每次灸治 20 分钟，每日灸 1 次，10 次为 1 疗程，疗程间隔 3 天。

（七）食疗法

1. 鹌鹑三胶汤：鹌鹑 2 只，鹿角胶、龟甲胶、阿胶各 10 克，菟丝子 15 克，艾叶 30 克。将鹌鹑去毛、洗净备用。将人参、川芎、菟丝子、艾叶水煎取汁约 250 毫升。将药汁、鹌鹑同放碗中，隔水炖烂，调入三胶烊化，食肉饮汤。适合脾肾亏虚型。

2. 苁蓉地枸当归粥：肉苁蓉、熟地黄、枸杞子各 15 克，当归 12 克，大米 50 克。将诸药水煎取汁，加大米煮为稀粥，待熟时调入食盐适量服食。适合肝肾阴虚型。

3. 瓜络猪肝汤：丝瓜络 20 克，合欢花、山楂各 10 克，佛手、菊花、橘皮各 6 克，调料适量。将猪肝适量洗净切片，余药加沸水浸泡 1 小时后去渣取汁，纳入肝片，食盐、味精、料酒少许，隔水蒸熟，将猪肝取出加芝麻油少许调味服食，饮汤。适合肝气郁结型。

【实训】

1. 复习思考题

中医治疗不孕的有效方法有哪些？不孕症患者饮食如何注意？

2. 案例分析

徐某，女，33 岁，银行职员。初诊：2008 年 9 月 8 日。

病史：结婚 4 年，一直未怀孕，月经初潮 16 岁，周期 25~35 天，经期 3~5 天，有痛经史，婚后经期多延后，色暗红，时量少，现结婚 4 年一直未孕，月经周期紊乱，多错后，量少，色暗，经前乳房胀痛，小腹胀痛伴有心烦急躁，失眠梦多，时汗出，B 超子宫及附件未见异常，丈夫精液常规检查正常。脉弦细，舌质暗红，苔薄白，舌体稍胖大。请根据以上现病史做出诊断，并列出适宜的治疗方案。

第三节　月经不调

【教学要求】

1. 掌握月经病的概念；

2. 熟悉月经先期、月经后期、经期延长、月经过多、月经过少病因病机；

3. 熟悉月经不调的辨证分型；

4. 掌握月经病的一般护理、辨证施护及养疗技术。

【概念】

月经不调也称月经失调，是一种常见妇科病，表现为月经周期或出血量的异常，或经期时的腹痛及全身症状。

【病因病机】

1. 月经先期：主要是因气虚不固或热扰冲任。气虚则统摄无权，冲任失固；血热则流行散溢，以致月经提前。

2. 月经后期：有虚有实。实证或因寒凝血瘀、冲任不畅，或因气郁血滞、冲任受阻，致使经期延后；虚者因气血亏损，或阳气虚衰，以致血源不足，血海不能按时溢满。现代女性月经后期较为普遍，且虚实夹杂的病症常见。

3. 月经先后不定期：这种情况处于更年期的女性较为多见。主要是因冲任气血不调，血海序溢失常，多由肝气郁滞或肾气虚衰所致。

总之，月经不调，主要与肝、肾、脾三脏和冲任二脉密切相关。

【临床表现】

以月经的周期、经期、经量异常为主要临床表现。以周期改变者，为月经先期、月经后期、月经先后不定期；以经期改变者，为经期延长；以经量改变者，为月经过多、月经过少。其病位在胞宫，与肝、脾、肾关系密切。排卵型功能失调性子宫出血、子宫肥大、子宫内膜炎等引起月经异常。

【诊断要点】

1. 月经周期提前或错后 7 天以上，或先后无定期。

2. 月经量少或点滴即净。

3. 月经量多或行经时间超过 8 天以上。

【辨证要点】

1. 月经先期

（1）血热型：月经周期缩短，经血深红而黏稠，量多，胸闷烦躁，尿赤，舌红苔黄，脉数有力。

（2）气虚型：月经量多，色淡，周期缩短，疲乏心悸气短，下腹空痛有重着感，舌淡苔薄，脉弱。

2. 月经后期

（1）血虚型：月经周期延迟，月经量少色淡，下腹空痛，消瘦，面色萎黄，肌肤不荣，头晕眼花，心悸失眠，舌淡红少苔，脉细弱。

（2）血寒型：月经周期推迟，量少色暗，下腹掣痛，得温稍减，肢冷，舌苔薄白，脉沉迟。

（3）气滞型：月经周期推迟，量少色暗红，下腹胀痛，情绪抑郁，胸闷，呃逆，胸胁及乳房发胀，苔薄白，脉弦。

3. 月经先后不定期

（1）肝气郁结：月经周期及经血量变化不定，经血黏稠，色紫暗、排出困难，胸胁两乳发胀，下腹胀痛，精神抑郁，常叹息，舌苔白，脉弦。

（2）肾虚：月经先后不定，量少色淡，头晕耳鸣，腰膝酸痛而软，夜尿频繁，便溏，舌淡苔薄，脉沉弱。

【治疗原则】

结合月经的量、色、质及舌、脉等情况，以辨虚实寒热等。根据不同证情，或补或泻，或补泻兼施，随机应变。

【适宜养疗技术】

（一）中药辨证论治

1. 月经先期

（1）血热证

①实热

［症状］月经先期，量多，色紫红或深红，质黏稠，或伴见一组里热之症。

［治法］凉血清热，养阴调经。

［方药］先期汤加减。

②肝郁化热

［症状］月经先期，量时多时少，色或红或紫，经行不畅，或有瘀块，舌红苔黄，脉弦数，伴见一组肝气郁滞之症。

［治法］疏肝清热，凉血调经。

［方药］丹栀逍遥散加减。

③虚热

［症状］月经先期，量少，色红，伴见一组阴虚之症。

［治法］滋阴清热，宁血调经。

［方药］两地汤加味。

（2）气虚

［症状］月经先期，量多，色淡，质清稀，伴见一组脾气虚之症。

［治法］升阳益气，健脾调经。

［方药］补中益气汤。

2. 月经后期

（1）血寒

［症状］月经后期，量少，色黯有块，小腹冷痛拒按，得热痛减，形寒肢冷，面色苍白，苔薄白，脉沉紧。

［治法］温经散寒，养血行瘀。

［方药］温经汤加减。

（2）肾阳亏虚

［症状］月经后期，量少色淡，质清，小腹隐痛，喜热喜按，伴见一组肾阳虚之症。

［治法］温阳补肾，养血调经。

［方药］右归丸加味。

（3）血虚

［症状］月经后期，量少，色淡红，或少腹痛，伴见一组血虚之症。

［治法］健脾益气，补血调经。

［方药］归脾汤加味。

（4）气滞

［症状］月经后期，量少，色黯，有块，少腹胀痛，伴见一组肝气郁滞之症。

［治法］理气行血，疏郁调经。

［方药］柴胡疏肝散加味。

（5）痰阻

［症状］素体痰盛，月经后期，色淡而黏，挟带而下，胸脘胀闷，食少神疲，苔腻，脉滑。

［治法］化痰行滞，健脾调经。

［方药］启宫丸加味。

3. 月经先后不定期

（1）肝气郁滞

［症状］经期先后不定，量或多或少，色紫红，有块，经行不畅，伴见一组肝气郁滞之症。

［治法］疏肝行滞，调理气血。

［方药］逍遥散。

（2）脾虚气弱

［症状］经期先后不定，量多色淡，伴见脾气虚之症。

［治法］健脾益气，助运渗湿。

［方药］参苓白术散。

（3）肾气亏虚

［症状］经期先后无定，量少、色淡、质清稀，腰骶酸痛，或头晕耳鸣，夜尿频，舌淡苔薄，脉沉弱。

［治法］补益肾气，和调冲任。

［方药］固阴煎加减。

4. 经期延长

（1）脾虚气弱

［症状］经期延长，淋漓不尽，色淡，质清，伴见一组心脾两虚之症。

［治法］健脾益气，止血调经。

［方药］归脾汤加减。

（2）阴虚血热

［症状］经期延长，持续不净，量少色红，伴见一组阴虚之症。

［治法］滋阴清热，凉血调经。

［方药］两地汤加味。

（3）气滞血瘀

［症状］经期延长，淋漓日久，量少，色黯黑有块，小腹疼痛拒按，舌紫黯或有瘀点，脉弦涩。

［治法］行滞祛瘀，活血止血。

［方药］桃红四物汤加味。

5. 经量过多

（1）气虚

［症状］月经量多，色淡红，质清稀，伴见一组气虚之症。

［治法］健脾益气，摄血固冲。

［方药］举元煎加味。

（2）血热

［症状］月经量多，色鲜红或紫红，质黏稠，或有块，伴见一组里热之症。

［治法］凉血清热，止血固经。

［方药］保阴煎加减。

（3）血瘀

［症状］经行量多，色紫黑有块，小腹疼痛拒按，舌紫黯，或有瘀点，脉细涩。

［治法］活血止血，行滞化瘀。

［方药］失笑散加味。

6. 经量过少

（1）血虚

［症状］月经量少，或点滴即净，色淡，伴见一组血虚之症。

［治法］补血益气，健脾调冲。

［方药］滋血汤加味。

（2）肾气亏虚

［症状］经来量少，色淡黯，质薄，腰膝酸软，夜尿多，脉沉。

［治法］补肾填精，养血调经。

［方药］归肾丸。

（3）血瘀

［症状］经行量少，色黯黑有块、质稠，小腹胀痛或刺痛拒按，血块排出而痛减，舌质黯有瘀点，脉弦涩。

［治法］活血化瘀，补血调经。

［方药］桃红四物汤合失笑散。

（4）痰阻

［症状］经来量少，色淡红，质黏腻，挟带而下，形体肥胖，胸闷呕恶，舌淡苔白腻，脉滑。

［治法］健脾燥湿，化痰调经。

［方药］苍附导痰丸。

（二）推拿疗法

［选穴及部位］气海、关元、归来、膈俞、肝俞、脾俞、肾俞、八髎、血海、足三里、阴陵泉、三阴交，下腹部和腰骶部等。

［主要手法］一指禅推法、擦法、推法、摩法、揉法、滚法。

［操作方法］

（1）患者仰卧，术者以揉法、摩法施术于患者腹部，然后用一指禅推关元、气海、归来、血海、足三里、阴陵泉、三阴交等穴，每穴约1分钟，最后以摩法、揉法施于小腹部，治疗10分钟。

（2）患者俯卧，术者立于其右侧，点压肝俞、脾俞、肾俞、八髎等穴，每穴2分钟，后以擦法、滚法治疗腰骶部10分钟，由上向下推膀胱经20次。

（3）直擦背部督脉及横擦腰骶部八髎穴，以透热为度。

（三）刮痧疗法

［选穴］脾俞至肾俞、命门至腰阳关、关元、归来穴。

［刮拭顺序］先刮脾俞至肾俞，再刮命门至腰阳关、关元、归来穴。

［刮拭方法］在需刮痧部位先涂抹适量刮痧油。刮拭脾俞至肾俞，命门至腰阳关、关元、归来穴各2分钟，每日1次。经早：太冲、太溪为重点；经迟：血海、归来为重点；经乱：肾俞、交信为重点。

（四）拔罐疗法

1. 灸罐法

［选穴］肾俞、气海、关元、三阴交、照海。

［操作方法］先用艾条点燃温灸各穴15分钟，以皮肤有温热感及人体感觉舒适为宜，之后吸拔火罐，留罐10分钟，每日1次，10次为1疗程。适于肾虚证。

2. 刺络拔罐法

［选穴］膈俞、肝俞、期门、中极、血海。

［操作方法］膈俞、肝俞两穴用梅花针点叩刺，以皮肤微微出血为度，之后拔罐，以局部有少量血点冒出皮肤为度。余穴采用单纯拔罐法，留罐10分钟，每日1次，10次为1疗程。适于气滞血瘀证。

（五）针刺疗法

1. 月经先期

［主穴］关元、三阴交、血海。

［配穴］实热证配行间；虚热证配太溪；气虚证配足三里、脾俞；月经过多配隐白。

［方义］关元为任脉与足三阴经的交会穴，八脉隶于肝肾，故本穴是益肝肾、调冲任的要穴；三阴交为足三阴经交会穴，可调理脾、肝、肾三脏，养血调经，与关元皆为治疗月经病要穴；血海清热和血。

2. 月经后期

［主穴］气海、三阴交、归来。

［配穴］寒凝配关元、命门；血虚证配足三里、血海。

［方义］气海是任脉穴，具有益气温阳、散寒通经的作用；三阴交为足三阴经交会穴，可调理脾、肝、肾三脏，养血调经，是治疗月经病的要穴；归来调和气血。

3. 月经先后无定期

［主穴］关元、三阴交、肝俞。

［配穴］肝郁证配期门、太冲；肾虚证配肾俞、太溪。

［方义］关元、三阴交为治疗月经病要穴；肝俞为肝之背俞穴，有疏肝理气、养血调经的作用，且肝肾同源，故又可补益肾精。

（六）灸疗法

1. 血虚型

［选穴］膻中、关元、子宫、内关、涌泉。

［施灸方法］隔姜灸或温和灸。关元、子宫各 20 分钟，内关、涌泉各 10 分钟。

2. 肾虚型

［选穴］八髎、归来、三阴交。

［施灸方法］用隔姜灸或温和灸。归来 10 分钟，八髎 15 分钟，三阴交 10 分钟。

3. 血寒型

［选穴］关元、八髎、三阴交、足三里。

［施灸方法］用隔姜灸或温和灸。关元、八髎各 20 分钟，足三里、三阴交各 10 分钟。

4. 气郁型

［选穴］关元、命门、肩井、太冲。

［施灸方法］多眼艾灸盒灸关元、命门，也可以用隔姜灸，各 20 分钟；肩井和太冲用单眼艾灸盒或手持艾条施灸，肩井、太冲各 10 分钟。

（七）食疗法

1. 肾虚食疗方：雌乌鸡 1 只，杀好洗净，枸杞子 30 克，当归 30 克，黄芪 50 克，装入鸡腹内，加适量的水，以微火熬炖，待鸡肉熟透后，放少许食盐调味即可。食用时，喝汤，吃肉，每天 1 剂。

2. 气虚食疗方：黑木耳 30~50 克，大枣 10~15 枚，黄芪 30 克，加适量的水煎煮。每天 1 剂，服用 2~3 次，或水煎代茶饮。

3. 肝气郁结食疗方：将小茴香 30 克，香附 15 克，青皮 12 克，浸泡于 500 毫升黄酒中，5~7 天后，即可服用，冬天需浸泡 7~10 天，每次服用 10 毫升。

4. 脾气虚弱食疗方：花生 100~200 克，藕节 250~500 克，大枣 10~15 枚，黄芪 30 克，党参 30 克，水煎服用。

【实训】

1. 复习思考题

中医治疗月经不调的有效方法有哪些？月经不调分哪几种？肾虚的月经不调患者可以艾灸哪些穴位？

2. 案例分析

张某，女，32 岁，2013 年 10 月 23 日初诊。患者面色黧黑无光泽，闭经半年，经妇科检查排除妊娠，伴腹胀，腰痛，舌尖生疮，烦躁易怒，睡眠较差，舌质淡，脉细弦。请根据以上现病史做出诊断分型，并列出适宜的治疗方案。

第四节　乳腺增生

【教学要求】

1. 熟悉乳腺增生的病因病机；

2. 掌握乳腺增生的诊断、辨证论治及养疗技术。

【概念】

本病是妇女常见病、多发病之一，多见于 25~45 岁女性，为乳腺组织增生性疾病，特点为单侧或双侧乳房疼痛，并且出现大小不等、形态不一的肿块，边界不清，质地不硬，推之可活动。其本质上是生理增生与复旧不全造成的乳腺正常结构的紊乱。在我国，囊性改变少见，多以腺体增生为主，故多称"乳腺增生症"。

【病因病机】

本病多因情志不遂，或受到精神刺激，导致肝气郁结，气机阻滞，思虑伤脾，脾失健运，痰浊内生，肝郁痰凝，气血瘀滞，阻于乳络而发；或因冲任失调，上则乳房痰浊凝结而发病，下则经水逆乱而月经失调。

【临床表现】

1. 最突出的特点是疼痛具有周期性，疼痛常发生或者加重于月经前期，月经过去疼痛明显减轻或消失。

2. 本病在各年龄组均可发生，在 25~45 岁发病率最高。

3. 肿块常为多发性，可见于一侧，也可见于双侧，可局部限于乳房的一部分，或分散于整个乳房。

4. 肿块呈结节状，大小不一，质韧而有囊性感，与皮肤和深层组织之间无粘连并可推动。

5. 腋窝、肩背部偶有酸胀感，但腋窝淋巴结无肿大。

6. 乳房疼痛与情绪和劳累程度有关。

7. 偶伴有乳头溢液，溢液可为黄色、黄绿色或为无色浆液性。

【诊断要点】

1. 多见于青中年妇女，常伴有月经失调、流产史。常同时或相继在两侧乳房内发生大小不一的肿块，其形态不规则，或圆或扁，质韧，分散于整个乳房，或局限在乳房的一处。

2. 肿块与周围组织分界不清，与皮肤无粘连，推之移动，腋下淋巴结不肿大。常感乳房胀痛，在月经前 3 ~ 4 天更甚，经后痛减或消失。有时乳头溢出黄绿色、棕色或血性液体。

【辨证要点】

本病病位在乳房部，与胃、肝关系密切。多因情志内伤、忧思恼怒，导致肝脾郁结，气血逆乱，痰浊内生，阻于乳络而成。足阳明胃经过乳房，足厥阴肝经至乳下，故乳癖与足厥阴肝经、足阳明胃经关系密切。基本病机为气滞痰凝，冲任失调。病性以实证多见，也有虚实夹杂之证。

乳房肿块和胀痛随喜怒消长，兼急躁易怒，经行不畅，舌红，苔薄黄，脉弦滑者为肝郁气滞；乳房肿块胀痛，兼胸闷不舒，恶心欲呕，苔腻，脉滑者为痰浊凝结；乳房肿块和疼痛在月经前加重，兼腰酸乏力，月经失调，色淡量少，舌淡，脉沉细者为冲任失调。

【治疗原则】

本病多由情志内伤，肝郁痰凝，积聚乳络所致。治疗原则为疏肝理气，消肿止痛。

【适宜养疗技术】

（一）中药辨证论治

1. 肝气郁结

［症状］乳房胀痛，伴质韧块，触痛，经前加重，胸胁胀满，嗳气频繁，常叹息，疼痛和肿块随情志变化而变化，忧郁或发怒后加重，情志舒畅时减轻，舌淡红苔白，脉弦。

［治法］疏肝理气，化痰散结。

［方药］逍遥丸、小金片、乳癖丸、犀黄丸等。

2. 冲任失调

［症状］乳房疼痛，肿块质韧或局部增厚，经前期乳房肿胀不适，疼痛和肿块都变明显，经后缓解或消失，月经不调，腰酸无力，舌淡苔薄白，脉沉细。

［治法］调理冲任。

［方药］小金丹、散结灵。

3. 肝郁痰瘀

[症状] 乳房刺痛，疼痛部位固定，肿块质韧，有触痛，肿块和疼痛经期前加重，经期后缓解，胸胁刺痛，常不自觉叹息，经行不畅或色紫黯有血块，舌淡紫或有瘀斑，苔薄白，脉涩。

[治法] 疏肝解郁，化瘀散结。

[方药] 逍遥散加二陈汤加减。

（二）推拿疗法

[选穴及部位] 乳房四周。

[主要手法] 推法、按法、揉法、拿法。

[操作方法]

1. 推抚法：患者取坐位或侧卧位，充分暴露胸部。先在患侧乳房上撒些滑石粉或涂上少许石蜡油，然后双手全掌由乳房四周沿乳腺管轻轻向乳头方向推抚50~100次。

2. 揉压法：以手掌上的小鱼际或大鱼际着力于患部，在红肿胀痛处施以轻揉手法，有硬块的地方反复揉压数次，直至肿块柔软为止。

3. 揉、捏、拿法：以右手五指着力，抓起患侧乳房部，施以揉捏手法，一抓一松，反复施术10~15次。左手轻轻将乳头揪动数次，以扩张乳头部的输乳管。

4. 振荡法：以右手小鱼际部着力，从乳房肿结处，沿乳根向乳头方向做高速振荡推赶，反复3~5遍。局部出现有微热感时，效果更佳。

（三）刮痧疗法

[选穴] 肩井、天宗、外关、膻中、丰隆、太溪、行间、侠溪。

[刮拭顺序] 先刮肩部肩井、背部天宗，然后刮胸部膻中，再刮前臂外关、下肢外侧丰隆、太溪，最后重刮足背行间、侠溪。

[刮拭方法] 在需刮痧部位先涂抹适量刮痧油。由于肩背部肌肉丰富，用力宜重，分别刮拭肩部肩井穴和背部天宗穴，出痧。然后刮拭胸部正中线膻中穴，用刮板角部，不宜重刮，30次，出痧为度。再重刮上肢外侧外关穴，30次，出痧为度。之后刮下肢外侧丰隆穴和足部太溪穴，各30次，可不出痧。最后重刮足背部行间、侠溪穴，出痧。

（四）拔罐疗法

[选穴] 双侧乳房投影在背部的投影区，主要是第3胸椎到第7胸椎，背部正中线两侧各旁开1.5寸区间。

[操作方法] 患者取俯卧位，充分暴露背部，在背部涂抹适量的润滑油，选择合适口径的玻璃火罐，用闪火法将罐吸拔于背部（负压不宜过大），来回推动火罐，至皮肤出现红色瘀血现象为度，起罐后擦净皮肤上的油迹，一个部位走罐时间应控制在3~5分钟，在发现皮肤下结节较多处留罐，留罐可留置10分钟。

（五）针刺疗法

[主穴] 膻中、屋翳、合谷、足三里。

[配穴] 肝郁气结者配太冲；肝肾阴虚者配太溪。伴有月经不调者配三阴交；伴胸闷困痛者配外关。

[方义] 膻中为气会，可宽胸理气，散结化滞；屋翳，足阳明胃经，近取通乳络。远取合谷、足三里调气，通络，散结。

（六）灸疗法

[选穴] 阿是穴（乳房肿块处）、肩井、天突、肝俞、三阴交。经前症重加太冲；经后症重加太溪。

[施灸方法] 隔姜灸或艾条灸。每天艾灸1次，每次每穴10～15分钟。10天为1个疗程。

（七）食疗法

1. 海带豆腐汤：海带2～3尺许，豆腐1块，加水煮沸，佐料按常规加入，可加食醋少许。

2. 山楂橘饼茶：生山楂10克，橘饼7枚，沸水泡之，待茶沸热时，再倒入蜂蜜1～2匙，当茶频食之。

3. 天合红枣茶：天冬15克，合欢花8克，红枣5枚，泡茶食之，加蜂蜜少许。

【实训】

1. 复习思考题

乳腺增生的中医证型有哪些？中医如何治疗乳腺增生？有哪些食疗方法？

2. 案例分析

米某，女，2003年8月24日初诊。患者自述1年前洗澡时触及双乳有肿块，每于行经及情绪波动时，双乳疼痛加重，伴有嗳气，心烦易怒。曾自行服用"乳癖消""乳安片"等治疗，症状好转，未予理会。近日因和他人争吵，双侧乳腺疼痛加重，特来我处求诊。现双侧乳房可触及多个大小不等，形态不规则，条索状，边界不明显的肿块，小者如粟粒，大者直径可逾3～4厘米，质地稍硬韧，有触痛，可活动，乳头无溢液，腋下未处及肿大的淋巴结，乳房外观无明显异常。舌质淡红，苔薄白，脉沉弦，经红外线扫描诊断为双侧乳腺增生。根据以上现病史做出诊断分型，并列出适宜的治疗方案。

第十三章 儿科常见病 ▷▷▷

第一节 疳积

【教学要求】

1. 了解疳证的概念、发病情况、疳证的调护；

2. 熟悉疳证的病因病机；

3. 掌握疳证的辨证要点、养疗技术。

【概念】

疳证是由于婴幼儿喂养不当，或多种疾病的影响，导致脾胃受损，气液耗伤而形成的一种小儿慢性病证。厌食是指以厌恶摄食为主证的一种小儿脾胃病症，若是在外感、内伤疾病中出现厌食症状，则不属于本病。

【病因病机】

本病病因主要为喂养不当，疾病影响，以及先天禀赋不足。

1. 乳食不节，喂养不当，是疳证最常见的病因。

2. 疾病影响，多为小儿长期患病，反复感染，或经常呕吐，慢性腹泻，或时行热病，病后失调，津液受伤，均导致脾胃虚弱，化生不足，气血俱虚，阴液消耗，久则致成疳证。

3. 禀赋不足，主要为父母精血不足，或孕妇患病遗害胎儿，或孕期用药损伤胎儿，以致早产、难产、出生低体重等。先天禀赋不足，脾胃功能薄弱，运化不健，水谷精微摄取不足，形成疳证。

【临床表现】

厌食，食物难化，易腹胀、腹泻，肚子较大，大小便不正常。易患蛔虫病；睡眠不实，难入睡，睡时爱转动，喜趴着睡，睡中哭醒，或出现惊吓之样状；眼眵较多。或爱揉鼻孔，发育不良，面色青黄瘦弱，智力与身体生长受影响；或出现一些不正常的动作，如喜用手抠鼻与眼，手爱放入口中，或爱食异样之物；易出汗；口渴与遗尿，或见尿如米泔水色；耳后项少阳经过处，容易生瘰疬，常个数不等；易发热，或有较长时间的低热，或易患夏季热，或潮热不断。

【诊断要点】

1. 饮食异常，大便干稀不调，或肚腹膨胀等明显脾胃功能失调者。

2. 形体消瘦，体重低于正常值 15% ~ 40%，面色不华，毛发稀疏枯黄。严重者形体干枯羸瘦，体重可低于正常值 40% 以上。

3. 兼有精神不振，或好发脾气，烦躁易怒，或喜揉眉擦眼，或吮指磨牙等症。

4. 有喂养不当或病后失调，及长期消瘦病史。

【辨证要点】

1. 辨病因：疳证的病因有饮食喂养不当，多种疾病影响及先天禀赋不足等，临床上多种原因互相掺杂，应首先辨别其主要病因，掌握重点，以利指导治疗。

2. 辨轻重虚实：疳证之初期，症见面黄发稀，易发脾气，多见厌食，形体消瘦，症情尚浅，虚象较轻；疳证发展，出现形体明显消瘦，并有肚腹膨胀，烦躁激动，嗜食异物等，症情较重，为本虚标实；若极度消瘦，皮肤干瘪，大肉已脱，甚至突然虚脱，为疳证后期，症情严重，虚极之证。

3. 辨兼证：疳证的兼证主要发生在干疳阶段，临床出现眼疳、口疳、疳肿胀等。皮肤出现紫癜为疳证恶候，提示气血皆干，络脉不固。疳证后期干疳阶段，若出现神萎面黄，杳不思纳，是阴竭阳脱的危候，将有阴阳离决之变，须特别引起重视。

【治疗原则】

总以顾护脾胃为本。如饮食尚可，则胃气尚存，预后较好；如杳不思纳，则脾胃气竭，预后不良。正所谓"有胃气则生，无胃气则死"。临床根据疳证的不同阶段，采取不同的治法，疳气以和为主，疳积以消为主或消补兼施，干疳以补为主。出现兼证应当随证治之。

【适宜养疗技术】

（一）中药辨证论治

1. 主证

（1）疳气

[症状] 形体略较消瘦，面色萎黄少华，毛发稀疏，食欲不振，或能食善饥，大便干稀不调，精神欠佳，易发脾气，舌淡红，苔薄微腻，脉细。

[治法] 和脾健运。

[方药] 资生健脾丸加减。

（2）疳积

[症状] 形体明显消瘦，面色萎黄无华，肚腹膨胀，甚则青筋暴露，毛发稀疏如穗，精神不振或易烦躁激动，睡眠不宁，或伴揉眉挖鼻，咬指磨牙，动作异常，食欲不振或多食多便，舌淡，苔薄腻，脉沉细。

[治法] 消积理脾。

[方药] 消疳理脾汤加减。

（3）干疳

[症状] 极度消瘦，呈老人貌，皮肤干瘪起皱，皮包骨头，精神萎靡，啼哭无力且无泪，毛发干枯，腹凹如舟，杳不思纳，大便稀溏或便秘，时有低热，口唇干燥，舌淡或光红少津，脉沉细弱。

[治法] 补益气血。

[方药] 八珍汤加减。

2. 兼证

（1）眼疳

［症状］两目干涩，畏光羞明，时常眨眼，眼角赤烂，目睛失泽，甚则黑睛混浊，白睛生翳，夜晚视物不清等。

［治法］养血柔肝，滋阴明目。

［方药］石斛夜光丸加减。

（2）口疳

［症状］口舌生疮，口腔糜烂，秽臭难闻，面赤唇红，烦躁哭闹，小便黄赤，或发热，舌红，苔薄黄，脉细数。

［治法］清心泻火。

［方药］泻心导赤汤加减。

（3）疳肿胀

［症状］足踝、目胞浮肿，甚则四肢浮肿，按之凹陷难起，小便短少，面色无华，全身乏力，舌质淡嫩，苔薄白。

［治法］健脾温阳利水。

［方药］防己黄芪汤合五苓散加减。

（二）推拿疗法

［选穴及部位］脾经、板门、四横纹、内八卦、中脘、腹阴阳、天枢、足三里。

［主要手法］推法、摩法、揉法、运法、按揉法。

［操作方法］患儿取仰卧位，医者坐于其右侧，先以摩腹开始，再逐步施以补脾经、揉板门、推四横纹、运内八卦、揉中脘、分腹阴阳、揉天枢、按揉足三里。每穴约2分钟。

五心烦热及盗汗者加清肝经、补肾经、运内劳宫；口舌生疮者加掐揉小横纹；便溏者加补大肠；便秘者加清大肠、推下七节骨。

（三）刮痧疗法

3岁以下小儿皮肤娇嫩，一般不做刮痧治疗。对较大儿童可以用刮角板厚边刮拭，在需刮痧部位涂抹适量刮痧油。后背脊柱两旁用力轻柔，以皮肤泛红为度。用刮板棱角刮拭双侧食指，从指尖到虎口30次左右。以角点刮四缝穴30次左右。厌食脾胃虚弱者以角点刮关元、足三里30次左右。

（四）捏脊法

捏脊是中医儿科常用的一种治疗小儿消化系统积滞类病症的推拿外治法。此法多用于小儿疳积，故又称捏积。

［操作方法］捏脊时，要让患儿俯卧在床上，脱去上衣、露出背部，应力求卧平卧正。操作者立于患儿左侧背后，两手半握拳，两食指抵脊背之上（督脉之处），两拇指

垂直，自尾骨端的长强穴起，沿督脉向上捏拿至风府穴，共捏 6 遍，捏到 4 遍时，向上捏提 1 次，捏完 6 遍后，在肾俞穴按摩几下即可。

[注意事项] 室内的温度应保持温暖，捏完后应及时给患儿穿上衣服，防止感冒。在治疗期间，饮食要以清淡为主，避免肥甘厚味及冷饮。

（五）针刺疗法

[主穴] 中脘、足三里、四缝。

[配穴] 脾胃虚弱者，配脾俞、胃俞、天枢；虫毒所伤者，配百虫窝；潮热者，配三阴交。

[方义] 脾胃乃后天之本，若脾胃功能旺盛，则生化之源可复。胃之募穴、腑之会穴中脘，可和胃理肠；足三里扶土而补中气；四缝为奇穴，是治疗疳积的经验效穴。

（六）敷脐调养法

对于服药困难或不愿接受其他疗法的患儿，可采用药物敷贴脐部。用炙黄芪、鸡内金、焦白术、五谷虫各 6 克，炒山药 10 克。研末，调成糊状，敷贴于脐部，以胶布固定。每周 2~3 次，10 次为 1 疗程。

（七）食疗法

1. 二丑消积饼：黑、白丑各 60 克，白面 500 克。将二丑炒香脆，研成细粉状，与面粉调合，加适量白糖，焙制成每块 3 克重的饼干食用。每服 1~2 块，日 3 次。

2. 鸡内金粥：鸡内金 6 克，干橘皮 3 克，砂仁 13 克，粳米 30 克，白糖少许。先将前三味共研成细末，然后与粳米同煮粥，温熟时调入白糖、温服，早晚各 1 碗。

3. 五香散：芡实、扁豆、玉米、黄豆均炒熟各等份，焙鸡内金 1/4 份。将五味均匀研成极细的粉末状，每服 15~30 克，温开水送服，日 3 次，可连用 1~2 个月。

4. 山楂蜜膏：山楂、蜂蜜各 500 克。将山楂洗净，去核，切成薄片，加水适量煮烂成糊，再加蜂蜜炼成膏。每服 10 匙，日 3 服。

5. 小米山药粥：山药 45 克（鲜品 100 克），小米 50 克，白糖适量。将山药洗净捣碎或切片，与小米共煮粥，熟后加白糖适量调匀，空腹温热服食。

6. 炒扁豆怀山药粥：炒扁豆 60 克，怀山药 60 克，大米 50 克。将扁豆、怀山药洗净，大米淘洗干净，加水适量共煮粥。

【实训】

1. 复习思考题

小儿疳积的临床分型和辨证要点有哪些？

2. 案例分析

肖某，2 岁半。半年前逐渐出现不思饮食身体消瘦，体重增长缓慢。面色萎黄，毛发枯黄稀疏，精神萎靡，哭声低微，腹部凹陷，大便溏泄，舌淡苔白，指纹色淡。请根据以上现病史做出诊断分型，并列出适宜的治疗方案。

第二节　小儿泄泻

【教学要求】

1. 了解泄泻的基本概念；

2. 熟悉泄泻的病因病机；

3. 掌握泄泻的辨证要点、治疗原则及养疗技术。

【概念】

小儿泄泻是因感受外邪，或饮食所伤，致脾失健运，传导失司，水湿清浊不分，以排便次数增多，粪质稀薄或完谷不化，甚则泻出如水样为特征的病症。

【病因病机】

1. 外因：外感风寒湿热疫毒之邪。

2. 内因：饮食所伤，食物中毒，痨虫或寄生虫积于肠道。

小儿脾常不足，感受外邪，内伤乳食，或脾肾阳虚，均可导致脾胃运化功能失调而发生泄泻。轻者治疗得当，预后良好。重者泄下过度，易见气阴两伤，甚至阴竭阳脱。久泻迁延不愈者，则易转为疳证或出现慢惊风。

【临床表现】

本病多因脾胃功能失调所引起，以大便次数明显增多，粪质稀薄，或如水样为主要临床表现。2 岁以下的小儿最为多见。虽一年四季均可发生，但以夏秋季节发病率为高，秋冬季节发生的泄泻容易引起流行。

【诊断要点】

1. 大便次数增多，每日 3~5 次，或多达 10 次以上，色淡黄，如蛋花汤样，或色褐而臭，可有少量黏液，或伴有恶心、呕吐、腹痛、发热、口渴等症。

2. 有乳食不节，饮食不洁或感受时邪病史。

3. 重者泄泻及呕吐较严重，可见小便短少、体温升高、烦渴神萎、皮肤干瘪、囟门凹陷、目眶下陷、啼哭无泪、口唇樱红、呼吸深长及腹胀等症。

【辨证要点】

1. 辨缓急：急性泄泻（暴泻）发病急骤，病程短，常以湿盛为主；慢性泄泻发病缓慢，病程较长，迁延日久，每因饮食不当、劳倦过度而复发，常以脾虚为主。

2. 辨证型：泄泻证型虽多，但各有特点。外感泄泻，多夹表证，如泻而兼有恶寒自汗，发热头痛，脉浮者，为夹风；泄泻发生在炎夏酷暑季节，症见身热烦渴，头重自汗，脉濡数，为夹暑。食滞肠胃之泄泻，以腹痛肠鸣、粪便臭如败卵、泻后痛减为特点。脾胃虚弱之泄泻，以大便时溏时泻、水谷不化，稍进油腻之物则大便次数增多，面黄肢倦为特点。

3. 辨寒热虚实：凡大便清稀，完谷不化，腹痛喜温，畏寒，手足欠温，多属寒证；凡大便黄褐，臭味较重，泻下急迫，肛门灼热，多为热证；病程较长，腹痛不甚，喜温喜按，神疲肢冷，多属虚证；泻下腹痛，痛势急迫拒按，泻后痛减，多属实证。但病变过程较为复杂，往往出现虚实兼夹，寒热互见，在辨证时，应全面分析。

4. 辨轻重：一般泄泻，若脾胃不败，饮食如常，多属轻证，预后良好；若泄泻不能食，形体消瘦，泄泻无度，或久泄滑脱不禁，致津伤液竭，则每有亡阴、亡阳之变，多属重证。

【治疗原则】

小儿泄泻以调理阴阳，健脾利湿为主，以急则治其标，缓则治其本为总则。

1. 实证以祛邪为主，治以消食导滞，祛风散寒，清热化湿。

2. 虚证以扶正为主，治以健脾益气，健脾温肾。

3. 虚中夹实宜扶正祛邪，补中有消或消中有补，消补兼施。

4. 有伤阴、伤阳证者，宜养阴温阳。

【适宜养疗技术】

（一）中药辨证论治

1. 风寒泄泻

［症状］大便色淡，带有泡沫，无明显臭气，腹痛肠鸣。或伴鼻塞，流涕，身热，舌苔白腻，脉滑有力。

［治法］清肠解热，化湿止泻。

［方药］藿香正气散加减。

2. 湿热泄泻

［症状］下利垢浊，稠黏臭秽，便时不畅，似痢非痢，次多量少，肛门赤灼，发热或不发热，渴不思饮，腹胀，面黄唇红，舌红，苔黄厚腻，指纹紫滞，脉濡数。

［治法］疏风散寒，化湿和中。

［方药］葛根芩连汤加减。

3. 伤食泄泻

［症状］大便酸臭，或如败卵，腹部胀满，口臭纳呆，泻前腹痛哭闹，多伴恶心呕吐，舌苔厚腻，脉滑有力。

［治法］运脾和胃，消食化滞。

［方药］保和丸加减。

4. 脾虚泄泻

［症状］久泻不止，或反复发作，大便稀薄，或呈水样，带有奶瓣或未消化食物残渣，神疲纳呆，面色少华，舌质偏淡，苔薄腻，脉弱无力。

［治法］健脾益气，助运止泻。

［方药］参苓白术散加减。

5. 脾肾阳虚泻

［症状］大便稀溏，完谷不化，形体消瘦，或面目虚浮，四肢欠温，舌淡苔白，脉细无力。

［治法］温补脾肾，固涩止泻。

［方药］附子理中丸合四神丸加减。

6. 寒湿泄泻

［症状］大便稀薄如水，淡黄不臭，腹胀肠鸣，口淡不渴，唇舌色淡，不思乳食，或食入即吐，小便短少，面黄腹痛，神疲倦怠，舌苔白厚腻，指纹淡，脉濡。

［治法］温脾燥湿、渗湿止泻。

［方药］桂枝加人参汤合五苓散加减。

（二）推拿疗法

［选穴及部位］应以分阴阳、清大肠、清小肠、补脾土、揉板门、运土入水、运八卦、掐十指节、摩腹、捏脊等手法为主，根据不同证型配以他穴。

［主要手法］

①分阴阳，100～300 次，手法为分推大横纹，实热证阴池宜重分，虚寒证阳池宜重分。

②清大肠、伤食泻 100～300 次。手法，离心为泻法。

③补大肠，风寒泻、脾虚泻、脾肾阳虚泻 100～300 次。手法，向心为补法。

④清小肠，100～300 次，以分利止泻。

⑤补脾土，300～500 次。

⑥运土入水，水样便者运土入水 100～300 次。

⑦掐十指节，手部推拿的收势，掐 3～5 遍。

⑧摩腹，3～5 分钟，以皮肤发红为度，手法中配合揉脐，点揉天枢。

⑨揉龟尾，100～300 次。

⑩捏脊，3～5 遍。

［操作方法］湿热泻、伤食泻推拿介质采用滑石粉；脾虚泻、风寒泻及寒湿泻推拿介质采用姜汁。每日操作 1 次，每次 20～30 分钟。

（三）刮痧疗法

［选穴］脊柱两旁，臂内侧直至肘窝、天枢、足三里。呕吐加刮内关经穴部位，腹胀加刮内庭经穴部位，发热加刮合谷、曲池经穴部位，泻甚加刮阴陵泉经穴部位。

［刮拭方法］3 岁以下小儿皮肤娇嫩，一般不做刮痧治疗。轻刮脊柱两旁，大肠经从上到下刮拭。天枢、足三里以角点刮用力轻柔。内关以角点刮皮肤泛红。点揉双侧内庭穴。合谷、曲池以角点刮皮肤泛红为度。双下肢以脾经为主，从阴陵泉刮至三阴交。

（四）拔罐疗法

［选穴］中脘、天枢、脾俞穴。

［操作方法］小罐每次 5～10 分钟，或气罐每次 10～15 分钟，每天选穴两个，三个穴位交替选用。每日 1 次，坚持 3～5 天。

［注意事项］初次拔罐的儿童，宜选小罐。拔罐时间不宜太长。拔罐后局部有些潮

红、瘙痒，不要乱抓，经几小时后即可消散，如果起罐后出现小疱，用消毒针刺破流出液体后，涂以龙胆紫药水，以免感染。另外还要注意室内温度，以免再次受凉。拔罐过程中，如感到头晕、心悸、脉搏变弱，应迅速取下火罐，喝一些开水一般能够缓解。

（五）针刺疗法

［主穴］止泻穴、足三里、三阴交。

［配穴］发热配曲池；呕吐配内关、中脘；腹胀配天枢；伤食加刺络放血四缝。

［方义］止泻穴为经外奇穴，足三里健脾益气，三阴交化湿止泻。

（六）灸疗法

［选穴］肾俞、命门、中脘、天枢、足三里、百会。

［施灸方法］

（1）艾条灸：点燃艾条后，悬于穴位之上，艾火距离皮肤3厘米进行熏烤。每穴灸10～15分钟，每日灸1～2次，5～7天为1个疗程。

（2）隔姜灸：用2～3毫米厚的姜片，中穿数孔，上置艾绒做成花生米大小的艾炷，每穴3～7壮，每日1次或隔日1次，5～7天1个疗程。

（3）隔附子饼灸：每次选用2～4穴，附子饼上置艾炷施灸，每穴灸3～5壮，隔日1次，以局部泛红为度，5～7次为1个疗程。

（七）食疗法

1. 伤食型

（1）荠菜汤：取鲜荠菜30克，加水200毫升，文火煎至50毫升，1次服完，每日2～3次。

（2）苹果饮：取苹果1只洗净，连皮切碎，加水250毫升和少量食盐，煎汤代茶饮。适用于1岁以内的儿童，大于1岁者，可吃苹果泥。

2. 风寒型

（1）干姜茶：取绿茶、干姜丝各3克，放在瓷杯中，以沸水150毫升冲泡，加盖温浸10分钟代茶随意饮服。

（2）糯米固肠粥：糯米30克（略炒），山药15克，共煮粥，熟后加胡椒末少许、白糖适量调服。

3. 湿热型

（1）乌梅饮：乌梅10个，加水500毫升煎汤，酌加红糖，以之代茶，每日服数次。

（2）橘枣茶：取红枣10只，洗净晾干，放在铁锅内炒焦，取洁净橘皮10克，二味一起放入保温杯内，用沸水浸泡10分钟，饭后代茶饮，每日分2次服。

【实训】

1. 复习思考题

小儿泄泻的诊断要点有哪些？中医治疗小儿泄泻的有效方法有哪些？可取哪些穴位

治疗小儿泄泻？

2. 案例分析

郭某，3 岁。1 日前出现腹泻，腹痛胀满，泻前哭闹，泻后痛减，大便量多酸臭，口臭纳呆，伴呕吐酸馊，苔厚，脉滑。请根据以上现病史做出诊断分型，并列出适宜的治疗方案。

第三节　小儿咳嗽

【教学要求】

1. 掌握小儿咳嗽的概念；

2. 熟悉小儿咳嗽的病因病机；

3. 掌握小儿咳嗽的辨证施治及养疗技术。

【概念】

咳嗽是指肺失宣降，肺气上逆作声，咳吐痰液而言，为肺系疾病的主要证候之一。古人认为"有声无痰谓之咳，有痰无声谓之嗽，有声有痰谓之咳嗽"。

【病因病机】

咳嗽的病因主要是感受外邪，以风邪为主，肺脾虚弱是其内因。病位主要在肺脾。

小儿冷暖不知自调，风邪致病，首犯肺卫。肺主气，司呼吸，肺为邪侵，壅阻肺络，肃降失司，肺气上逆，则为咳嗽。风为百病之长，常夹寒夹热，而致临床有风寒、风热之区别。

【临床表现】

1. 外感咳嗽：属风寒者，主症咳嗽，咳痰清稀，鼻塞涕清，头身疼痛，恶寒不发热或有微热，无汗、口不渴，苔薄白、脉浮紧。属风热者，主症咳嗽，痰色黄稠，咳痰不畅，发热恶风、汗出，鼻流浊涕，咽喉干痛或痒，口渴欲饮，大便干燥，小便黄赤，舌质红，苔薄黄，脉浮数。

2. 内伤咳嗽：久咳不愈，痰多或干咳无痰，或少痰或痰稠难以咳出，面色苍白，四肢欠温，气短汗出，胸闷纳呆，形体消瘦，神疲乏力，苔白腻，脉细或细数。

【诊断要点】

1. 咳嗽为主要症状，多继发于感冒之后，常因气候变化而发生。

2. 好发于冬春季节。

3. 肺部听诊两肺呼吸音粗糙，或可闻干啰音。

【辨证要点】

主要区别外感咳嗽、内伤咳嗽。

1. 外感咳嗽往往病程短，伴有表证，多属实证。

2. 内伤咳嗽，发病多缓，病程较长，多兼有不同程度的里证，常呈由实转虚的证候变化。

【治疗原则】

应分清邪正虚实及外感内伤。

外感咳嗽一般邪气盛而正气未虚，治宜疏散外邪，宣通肺气为主，邪去则正安，不宜过早使用苦寒、滋腻、收涩、镇咳之药，以免留邪。

内伤咳嗽，则应辨明由何脏累及，随证立法。痰盛者化痰以宣肃肺气，依痰热、痰湿之不同，分别予以清热化痰或燥湿化痰。后期以补为主，分别以润肺滋阴与健脾补肺为法。

【适宜养疗技术】

（一）中药辨证论治

1. 外感咳嗽

（1）风寒咳嗽

［症状］咳嗽频作，咽痒声重，痰白清稀，鼻塞流涕，恶寒少汗，或有发热头痛，全身酸痛，舌苔薄白，脉浮紧，指纹浮红。

［治法］散寒宣肺。

［方药］金沸草散加减。

（2）风热犯肺

［症状］咳嗽不爽，痰黄黏稠，不易咳出，口渴咽痛，鼻流浊涕，伴有发热头痛，恶风，微汗出，舌质红，苔薄黄，脉浮数，指纹红紫。

［治法］疏风肃肺。

［方药］桑菊饮。

2. 内伤咳嗽

（1）痰热咳嗽

［症状］咳嗽痰黄，稠黏难出，面赤唇红，口苦作渴，或有发热、烦躁不宁，尿少色黄，舌红苔黄腻，脉滑数，指纹色紫。

［治法］清肺化痰。

［方药］清宁散加减。

（2）痰湿咳嗽

［症状］咳嗽重浊，痰多壅盛，色白而稀，胸闷纳呆，苔白腻，脉濡。

［治法］化痰燥湿。

［方药］二陈汤合三子养亲汤。

（3）阴虚咳嗽

［症状］干咳无痰，或痰少而黏，不易咳出，口渴咽干，喉痒声嘶，手足心热，或咳嗽带血，午后潮热，舌红少苔，脉细数。

［治法］滋阴润肺，兼清余热。

［方药］沙参麦冬汤加减。

（4）气虚咳嗽

［症状］咳而无力，痰白清稀，面色苍白，气短懒言，语声低微，喜温畏寒，体虚

多汗，舌质淡嫩，脉细少力。

　　[治法] 健脾补肺，益气化湿。

　　[方药] 六君子汤加味。

（二）推拿疗法

　　[选穴及部位] 攒竹、坎宫、太阳、肺经、内八卦、膻中、乳旁、肺俞、肩胛骨。

　　[主要手法] 推法、揉法、运法、按揉法、分推法。

　　[操作方法] 患儿取仰卧位，医者坐于其右侧，以推攒竹开始，逐步实施推坎宫、揉太阳、清肺经、运内八卦、推揉膻中、揉乳旁、揉肺俞、分推肩胛骨，每穴约2分钟。

　　久咳体虚喘促者加补肾经、推三关、捏脊；阴虚咳嗽者加揉上马；痰吐不利者加揉丰隆、揉天突。

（三）刮痧疗法

　　[选穴] 脊柱两侧、肺经的尺泽至列缺穴，大杼、风门、肺俞、脾俞。

　　[刮拭顺序] 先刮脊柱两侧，然后点刮大杼、风门、肺俞、脾俞，最后刮肺经的尺泽至列缺穴。

　　[刮拭方法]

　　（1）患儿俯卧位：脊柱两侧，颈部至第四腰椎距离（避开脊椎），由上向下，直线刮法（用刮板的上下边缘在体表进行直线刮拭），10～20次，出痧（皮肤红有紫黑点）或小儿适宜为度。可重点刮大杼、风门、肺俞、脾俞四穴位。

　　肩背部沿斜方肌，由内上而外下（斜刮），轻刮法（刮板大面积接触皮肤，移动速度慢或下压刮拭力量小），同上，适度。

　　（2）患儿仰卧位：肺经的尺泽至列缺穴，即肘至手腕横纹处（偏外侧缘），由上至下，直线刮法，同上，适度。

　　[注意事项]

　　（1）刮痧完毕后，温水拭干净所刮部位。

　　（2）刮痧后饮热饮一杯。

　　（3）刮痧后30分钟内忌洗凉水澡。

　　（4）痧退净方可进行再次刮拭。

（四）拔罐疗法

　　[选穴] 肺俞、大椎穴。

　　[操作方法] 患儿俯卧位，取2号玻璃罐3只，用闪火法分别拔于上穴，留罐10～15分钟后将罐取下，每日治疗1次，3次为1个疗程。

（五）针刺疗法

1. 外感咳嗽

　　[主穴] 取手太阴、手阳明经穴为主。肺俞、列缺、合谷。

［配穴］咽喉肿痛配少商、尺泽；发热配大椎、外关。

［方义］合谷散寒解表，配列缺、肺俞宣降肺气以止咳。

2. 内伤咳嗽

（1）痰湿侵肺

［主穴］取手足太阴经穴为主。肺俞、太渊、章门、太白、丰隆。

［方义］原穴为本脏真气所输注，故取肺原太渊与脾原太白，配合肺俞、章门，调理脏腑健运脾土而利肺气，因脾为生痰之源，故脾肺同取，为标本合治之法，丰隆为足阳明经的络穴，取其推动中焦脾胃之气，使气行津布，痰湿得化。

（2）肝火犯肺

［主穴］取手太阴、足厥阴经穴为主。肺俞、尺泽、阳陵泉、太冲。

［方义］肺俞调肺气，尺泽为肺经合穴，泻之以清肺热；阳陵泉、太冲清泄肝胆二经邪热，以免肺阴受灼。

（六）灸疗法

［选穴］大椎、肺俞（或风门）、膏肓。

［施灸方法］

（1）麦粒灸：3~5 天治疗 1 次，5 次为 1 个疗程。

（2）艾条灸：每天 1 次，每次 5~10 分钟，以皮肤潮红为度，可和针刺配合应用。

（七）食疗法

1. 萝卜蜂蜜茶：白萝卜 5 片，生姜 3 片，大枣 3 枚，蜂蜜 30 克。将萝卜、生姜、大枣加水适量煮沸约 30 分钟，去渣，加蜂蜜，再煮沸即可，温热服下。每日 1~2 次。治疗伤风咳嗽，以风寒感冒咳嗽为宜。

2. 百合款冬花饮：百合 30~60 克，款冬花 10~15 克，冰糖适量。将上料同置砂锅中煮成糖水。饮水食百合，宜晚饭后睡前食用。治疗婴儿慢性支气管炎，支气管哮喘（缓解期），秋冬咳嗽、咽喉干痛，久咳不愈。

3. 荸荠百合羹：荸荠（马蹄）30 克，百合 1 克，雪梨 1 个，冰糖适量。将荸荠洗净去皮捣烂，雪梨洗净连皮切碎去核，百合洗净后，三者混合加水煎煮，后加适量冰糖煮至熟烂汤稠。温热食用。

4. 川贝母蒸梨：雪梨或鸭梨 1 个，川贝母 6 克，冰糖 20 克。将梨于柄部切开，挖空去核，将川贝母研成粉末后。装入雪梨内，用牙签将柄部复原固定。放大碗中加入冰糖，加少量水，隔水蒸半小时。将蒸透的梨和其中的川贝母一起食用。治疗久咳不愈，痰多，咽干，气短乏力。

5. 沙参玉竹莲子百合鸡蛋汤：沙参 50 克，玉竹、莲子、百合各 25 克，鸡蛋 1 个。将沙参、玉竹、莲子、百合洗净，同鸡蛋连壳一起下锅，同炖半小时，取出鸡蛋除壳，再同炖至药物软烂。食鸡蛋饮汤，可加糖调味。用于治气虚久咳，肺燥干咳，见咳嗽声低，痰少不利，体弱少食，口干口渴等。

【实训】

1. 复习思考题

中医治疗小儿咳嗽的有效方法有哪些？小儿咳嗽的饮食注意事项有哪些？

2. 案例分析

杨某，4岁。3日前受风着凉后出现咳嗽，有痰，鼻塞，流涕，恶寒无汗，头痛，苔薄白，脉浮。请根据以上现病史做出诊断分型，并列出适宜的治疗方案。

第十四章 五官科疾病 ▷▷▷▷

第一节 鼻渊

【教学要求】

1. 了解鼻渊的病因病机；
2. 熟悉鼻渊的临床表现与诊断要点；
3. 掌握鼻渊的辨证施治及养疗技术。

【概念】

鼻渊是指鼻流清涕，如泉下渗，量多不止为主要特征的鼻病。常伴头痛、鼻塞、嗅觉减退，鼻窦区疼痛，久则虚眩不已。鼻渊是鼻科常见病、多发病之一。亦有"脑漏""脑砂""脑崩""脑渊"之称。

【病因病机】

鼻渊有实证与虚证之分，实证多由外邪侵袭，导致肺、脾胃、肝胆的病变而发病；虚证多因肺脾气虚，邪毒久困，凝聚鼻窍而致。

1. 肺经风热：起居不慎，冷暖失调，或过度疲劳，风热袭表伤肺，或风寒外袭，郁而化热，内犯于肺，肺失宣降，邪热循经上壅鼻窍而为病。

2. 胆腑郁热：情志不遂，恚怒失节，胆失疏泄，气郁化火，胆火循经上犯，移热于脑，伤及鼻窍；或邪热犯胆，胆热上蒸鼻窍而为病。

3. 脾胃湿热：饮食失节，过食肥甘煎炒、醇酒厚味，湿热内生，郁困脾胃，运化失常，湿热邪毒循经熏蒸鼻窍而发为本病。

4. 肺气虚寒：久病体弱，或病后失养，致肺脏虚损，肺卫不固，易为邪犯，正虚托邪无力，邪滞鼻窍而为病。

5. 脾气虚弱：久病失养，或疲劳思虑过度，损及脾胃，致脾胃虚弱，运化失健，气血精微生化不足，鼻窍失养，加之脾虚不能升清降浊，湿浊内生，困聚鼻窍而为病。

【临床表现】

1. 鼻塞：鼻塞特点为间歇性，即在白天、热天、劳动或运动时鼻塞减轻，而夜间静坐或寒冷时鼻塞加重。鼻塞的另一特点为交替性，如侧卧时，居下侧之鼻腔阻塞，上侧鼻腔通气良好。由于鼻塞，间或有嗅觉减退、头痛、头昏、说话呈闭塞性鼻音等症状。

2. 多涕：常为黏液性或黏脓性，偶成脓性。脓性多于继发性感染后出现。

3. 嗅觉下降：多由两种原因所致，一为鼻黏膜肿胀、鼻塞，气流不能进入嗅觉区域；二为嗅区黏膜受慢性炎症长期刺激，嗅觉功能减退或消失。

4. 头痛、头昏：慢性鼻窦炎多表现为头沉重感。

5. 全身表现：多数人有食欲不振、易疲倦、记忆力减退及失眠等。

【诊断要点】

1. 以脓涕量多为主要症状，常同时伴有鼻塞及嗅觉减退，症状可局限于一侧，也可双侧同时发生。

2. 部分患者可伴有明显的头痛，头痛的部位常局限于前额、鼻根部或颌面部、头顶部等，有一定的规律性。

3. 检查可见鼻腔黏膜急性充血，下鼻甲肿胀，鼻腔内（主要在鼻底）可有一些黏液性甚至黏液脓性分泌物。

【辨证要点】

本病分虚实，实证有肺经风热、胆腑郁热、脾胃湿热等；虚证可见肺气虚寒、脾气虚弱、肾阳亏虚等。临床应注意鉴别。

【治疗原则】

注意辨别虚实之不同，内外治相结合。

【适宜养疗技术】

（一）中药辨证论治

1. 肺经风热

［症状］鼻塞，鼻涕量多而白黏或黄稠，嗅觉减退，头痛，可兼有发热恶风，汗出，或咳嗽，痰多，舌质红，舌苔薄白，脉浮数。检查见鼻黏膜充血肿胀，尤以中鼻甲为甚，中鼻道或嗅沟可见黏性或脓性分泌物。头额、眉棱骨或颌面部叩痛，或压痛。

［治法］疏风清热，宣肺通窍。

［方药］银翘散加减。

2. 胆腑郁热

［症状］鼻涕脓浊，量多，色黄或黄绿，或有腥臭味，鼻塞，嗅觉减退，头痛剧烈。可兼有烦躁易怒、口苦、咽干、耳鸣耳聋、寐少梦多、小便黄赤等全身症状，舌质红，舌苔黄或腻，脉弦数。检查见鼻黏膜充血肿胀，中鼻道、嗅沟或鼻底可见有黏性或脓性分泌物潴留，头额、眉棱骨或颌面部可有叩痛或压痛。

［治法］清泻胆热，利湿通窍。

［方药］龙胆泻肝汤加减。

3. 脾胃湿热

［症状］鼻塞重而持续，鼻涕黄浊而量多，嗅觉减退，头昏闷，或头重胀，倦怠乏力，胸脘痞闷，纳呆食少，小便黄赤，舌质红，苔黄腻，脉滑数。检查见鼻黏膜红肿，尤以肿胀更甚，中鼻道、嗅沟或鼻底见有黏性或脓性分泌物，颌面、额头或眉棱骨压痛。

［治法］清热利湿，化浊通窍。

［方药］甘露消毒丹加减。

4. 肺气虚寒

［症状］鼻塞或重或轻，鼻涕清白，稍遇风冷则鼻塞加重，鼻涕增多，喷嚏时作，嗅觉减退，头昏，头胀，气短乏力，语声低微，面色苍白，自汗畏风寒，咳嗽痰多，舌质淡，苔薄白，脉缓弱。检查见鼻黏膜淡红肿胀，中鼻甲肥大或息肉样变，中鼻道可见有黏性分泌物。

［治法］温补肺脏，散寒通窍。

［方药］温肺止流丹加减。

5. 脾气虚弱

［症状］鼻涕白黏或黄稠，量多，嗅觉减退，鼻塞较重，食少纳呆，腹胀便溏，脘腹胀满，肢困乏力，面色萎黄，头昏重，或头闷胀，舌淡胖，苔薄白，脉细弱。检查见鼻黏膜淡红，中鼻甲肥大或息肉样变，中鼻道、嗅沟或鼻底见有黏性或脓性分泌物潴留。

［治法］健脾利湿，益气通窍。

［方药］参苓白术散加减。

6. 肾阳亏虚

［症状］长年性鼻痒不适，喷嚏连连，清涕难敛，早晚较甚，鼻甲黏膜苍白水肿。平素颇畏风冷，甚则枕后、颈项、肩背亦觉寒冷，四肢不温，面色淡白，精神不振。或见腰膝酸软，遗精早泄，小便清长，夜尿多。舌质淡，脉沉细弱。

［治法］温肾壮阳，益气固表。

［方药］金匮肾气丸。

（二）推拿疗法

［选穴及部位］印堂、迎香、合谷。

［主要手法］一指禅推法、揉法。

［操作方法］

（1）患者坐位或仰卧，以拇指推擦印堂穴1分钟。

（2）以中指指腹按揉迎香穴1~3分钟。使局部产生灼热感为度。

（3）掐揉双侧合谷穴各1分钟。

（三）刮痧疗法

［选穴及部位］上星、迎香、印堂、曲池、手三里、合谷、风池、风门。

［刮拭顺序］先刮风池、风门，再刮头面部上星、印堂、迎香，再刮前臂、手三里，最后刮手部合谷。

［刮拭方法］局部涂少许活血润滑膏，用刮痧板在以上部位，除印堂、迎香穴外，适度用力，出痧为好。印堂、迎香二穴以适度点压按摩为好。刮痧后饮一杯温开水。每日2~3次，每次3~5分钟。

（四）拔罐疗法

1. 留罐法

［选穴］肺俞、大椎、曲池、脾俞。

［操作方法］患者取坐位，选择口径适度的玻璃火罐，以闪火法在上述穴位拔罐，留罐15分钟，每日1次，4次为1个疗程。

2. 针罐法

［选穴］大椎、肺俞、曲池。

［操作方法］患者取坐位，局部皮肤常规消毒，以三棱针点刺出血后，选择合适口径的玻璃火罐或气罐，以闪火法或抽气法拔罐，留罐10分钟，隔日1次。

（五）针刺疗法

［主穴］上迎香、印堂、列缺、合谷。

［配穴］肺气虚寒配肺俞、气海；脾气虚弱配脾俞、胃俞；肾阳亏虚配肾俞、命门；肺肾阴虚配太溪、三阴交。

［方义］鼻为肺窍，故取肺经络穴列缺，宣肺气，祛风邪。迎香、合谷可疏调手阳明经气，清泻肺热；其中迎香治鼻塞不闻香臭最为有效。印堂位于督脉而近鼻部，可散局部之郁热以通鼻窍。

（六）灸疗法

［选穴］主穴：迎香、合谷、印堂、大椎；配穴：气短乏力加肺俞；消瘦纳呆加脾俞、足三里；腰膝酸软加命门。

［施灸方法］

（1）温和灸：辨证取3~5个穴，每日灸1~2次，每次20~30分钟，7次为1个疗程。

（2）隔姜灸：艾炷如枣核大，每穴3~7壮，每日1次，7次1个疗程。

印堂、迎香为面部穴位施灸时应加倍注意，一般不采用艾炷灸。

（七）食疗法

1. 辛夷花汤：辛夷花15克，鸡蛋4个。用辛夷花熬水煮鸡蛋，吃蛋喝汤，每日1剂，分2次食用。散风通窍，补脾益胃。

2. 侧柏蛋：侧柏叶30克，鸡蛋4个。加水用文火同煮2小时，取出用凉水过，只吃蛋。每日1剂，分2次食用。凉血止血，清热消炎。

3. 菊栀薄荷茶：菊花10克，栀子花10克，薄荷3克，葱白3克。沸水浸泡，加蜂蜜调味，代茶饮。疏风清热，散邪通窍。

4. 芪莲猪肺汤：黄芪50克，莲子50克，猪肺1具（洗净）。加水，放佐料，同炖至猪肺熟时，加食盐调味。饮汤，食猪肺、莲子，可加葱白以通鼻窍。补肺健脾，益气固表。

【注意事项】

1. 平时应注意保暖，治疗中防止感冒，避免加重病情。

2. 患者应尽量避免粉尘、花粉等物质的接触，可减少本病的发生。

【实训】

1. 复习思考题

鼻渊有几种分型？中医治疗鼻渊的方法有哪些？

2. 案例分析

王某，男，30岁。2012年12月12日初诊。自诉患鼻炎3年，每日早晨起床后打5～10个喷嚏。近因劳累、受凉加重，日喷嚏20个以上，需用半卷卫生纸。时鼻塞，汗出，纳可，大便不畅，较常人怕冷，多梦。舌淡，脉细。请根据以上现病史做出诊断分型，并列出适宜的治疗方案。

第二节　近视

【教学要求】

1. 了解近视的概念、病因病机；

2. 熟悉近视的临床表现和诊断要点；

3. 掌握近视的适宜养疗技术。

【概念】

近视又称近视眼，是以视近物较为清楚、视远物费力且模糊不清为特征的一种眼病。在不使用调节器的情况下，5米外的平行光线在视网膜前聚集成焦点，而视网膜上的物像模糊不清，这一屈光状态称为近视。可分为单纯性近视或病理性近视。

【病因病机】

研究表明，遗传因素和环境因素是近视眼发生和发展的重要因素，一般高度近视多与遗传有关，一般性近视属于多因子遗传，遗传倾向不明显。在眼球未发育成熟或从事长久而紧张的近作业，环境因素就成为近视眼的主要原因。青少年在阅读时如不注意用眼卫生，如照明不够亮，用眼姿势不正确，阅读写字距离过近及连续几小时不休息等容易使睫状肌形成调节痉挛，视力疲劳，进一步发展则使眼球前后径变长，形成近视眼。

【临床表现】

1. 视力减退：一般以视近物较为清楚，视远物费力且模糊不清。

2. 视力疲劳：患者易发生眼肌性疲劳，出现视物双影、眼球胀痛、头痛、恶心等症状。

3. 眼球突出：高度近视眼由于辐辏增长，眼球变大，外观上呈现眼球向外突出的状态。

【辨证要点】

凡近视力正常，远视力明显减退，或5.0对数视力表检查低于1.0，并用凹透镜能加以矫正的，即可诊断为近视。

【治疗原则】

疏经通络，解痉明目。

【适宜养疗技术】

（一）中药辨证论治

1. 气血不足

[症状] 视近清楚，视远模糊，眼底或可见视网膜呈豹纹状改变；或兼见面色㿠白，神疲乏力；舌质淡，苔薄白，脉细弱。

[治法] 补气养血明目。

[方药] 当归补血汤加减。

2. 肝肾两虚

[症状] 能近怯远，可有眼前黑花飘动，眼底可见玻璃体液化混浊，视网膜呈豹纹状改变；或有头晕耳鸣，腰膝酸软，寐差多梦；舌质淡，脉细弱或弦细。

[治法] 调补肝肾。

[方药] 驻景丸加减。

（二）推拿疗法

[选穴及部位] 阳白、太阳、印堂、睛明、攒竹、鱼腰、丝竹空、养老、光明。

[主要手法] 一指禅推法、揉法、抹法。

[操作方法] 患者取仰卧位，双目微闭，术者坐于其右侧。以一指禅推法从右侧太阳处开始，慢慢地推向右侧阳白，然后经过印堂、左侧阳白，推到左侧太阳处为止。再从左侧太阳穴处开始，经左侧阳白、印堂、右侧阳白，到右侧太阳为止，反复操作 5 遍。用双手拇指指端或中指端轻柔双侧睛明、攒竹、鱼腰、丝竹空、太阳等穴，每穴 1 分钟。用双手拇指指腹分抹上下眼眶，从内向外反复分抹 3 分钟左右。用拇指指端按揉养老、光明，每穴 1 分钟。

（三）刮痧疗法

近视的治疗穴位都在眼周，一般不做刮痧治疗，但可用刮痧板棱角点按太阳、鱼腰、丝竹空、养老、光明等穴。

（四）拔罐疗法

[选穴] 肝俞、太阳、印堂。

[操作方法] 先在上述各穴拔罐，留罐 10 分钟，每日 1 次，5 次为 1 疗程。

（五）针刺疗法

[主穴] 睛明、承泣、四白、太阳、风池、光明。

［配穴］肝肾亏虚配肝俞、肾俞；心脾两虚配心俞、脾俞。

［方义］睛明、承泣、四白、太阳均位于眼周，可通经活络，益气明目，是治疗眼疾的常用穴；风池为足太阳与阳维之交会穴，内与眼络相连，光明为足少阳胆经络穴，与肝相通，两穴相配，可疏调眼络，养肝明目。

（六）灸疗法

［选穴］可参考针刺治疗选取的穴位。

［施灸方法］

（1）间接灸：眼周穴位一般选用间接灸，艾灸时随时观察患者反应，及时调整灸火与皮肤间距离，防止灸火脱落灼伤患者皮肤及衣物。

（2）温灸器灸：患者取坐位或卧位，用眼部温灸器里面放置专用艾条点燃，可以在眼周穴位来回艾灸，自己感觉微热或周围皮肤潮红，然后艾灸睛明、鱼腰、瞳子髎、四白，每穴艾灸5~10分钟。可以用单眼艾灸盒艾灸风池和大椎穴。每天艾灸1次，10天为1个疗程。1个疗程后休息3天，再继续下1个疗程的治疗。

（七）食疗法

1. 仁粳米八宝粥：用赤豆、扁豆、花生仁、薏苡仁、核桃肉、龙眼、莲子、红枣各30克，粳米500克，加水煮粥，拌糖温食。可获健脾补气、益气明目之功用。宜近视、不耐久视、寐差纳少、消化不良等症。

2. 生瓜子枣豆糕：花生米100克，南瓜子50克，红枣肉60克，黄豆粉30克，粳米粉250克，与枣肉共捣为泥，再调入些面粉，加适量油与水，调匀做糕，蒸熟，一日吃完。有补脾益气、养血明目之功。可用于治疗近视、视物模糊，伴心悸气短、体虚便秘者。

【实训】

1. 复习思考题

近视的推拿疗法操作要点有哪些？

2. 案例分析

小明，高一学生，近几个月发现视近物较为清楚，视远物费力且模糊不清，自习后易发生视力疲劳，出现视物双影、眼球胀痛、偶尔会头痛、恶心。到眼科查视力，5.0对数视力表检查低于1.0，用凹透镜能加以矫正。请根据以上现病史做出诊断，并列出适宜的治疗方案。

主要参考书目 ▷▷▷▷

［1］孙广仁．中医基础理论．第二版．北京：中国中医药出版社，2008.

［2］何晓辉．中医基础学教学病案精选．第一版．长沙：湖南科学技术出版社，2000.

［3］张明雪．中医临床医学概论．第一版．北京：中国中医药出版社，2017.

［4］何晓辉．中医基础理论．第二版．北京：人民卫生出版社，2010.

［5］王琦．中医体质学．北京：人民卫生出版社，2005.

［6］潘年松．中医学．第四版．北京：人民卫生出版社，2009.

［7］何晓辉．中医基础学．北京：学苑出版社，2000.

［8］陈家旭，邹小娟．中医诊断学．北京：人民卫生出版社，2012.

［9］高学敏．中药学．第二版．北京：中国中医药出版社，2009.

［10］李家邦．中医学．第七版．北京：中国中医药出版社，2007.

［11］周仲瑛．中医内科学．第二版．北京：中国中医药出版社，2008.

［12］石学敏．针灸学．第二版．北京：中国中医药出版社，2007.

［13］邓中甲．方剂学．第二版．北京：中国中医药出版社，2010.

［14］郭海英．中医养生学．北京：中国中医药出版社，2009.

［15］邓沂，徐传庚．中医养生学．西安：西安交通大学出版社，2014.

［16］陈桂敏．艾灸五十病．北京：人民军医出版社，2011.

［17］朱文峰．中医诊断学．北京：中国中医药出版社，2009.

［18］李灿东．中医诊断学．北京：中国中医药出版社，2017.

［19］贾春华．中医护理学．北京：人民卫生出版社，2000.

［20］陈家旭，邹小娟．中医诊断学．北京：人民卫生出版社，2021.

舌诊图

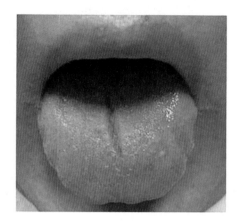

扫一扫，看彩图

彩图 1 淡红舌，薄白苔

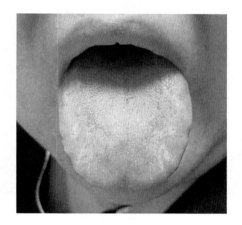

彩图 2 淡白舌

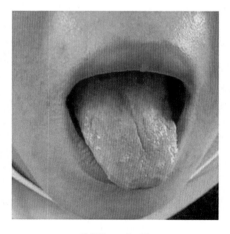

彩图 3 红舌

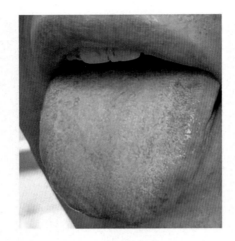

彩图 4　紫舌

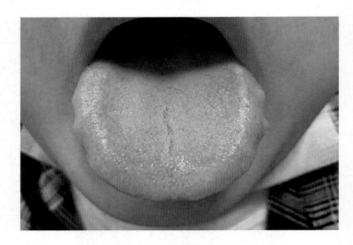

彩图 5　胖大舌

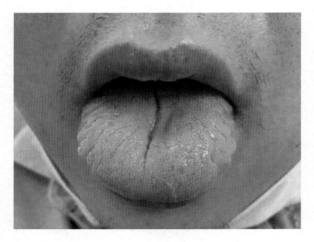

彩图 6　裂纹舌

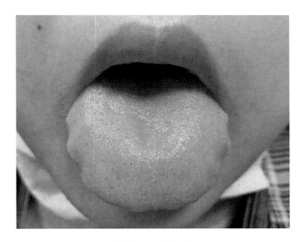

彩图 7　齿痕舌

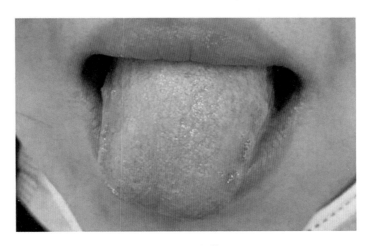

彩图 8　白苔

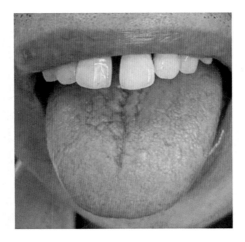

彩图 9　黄苔

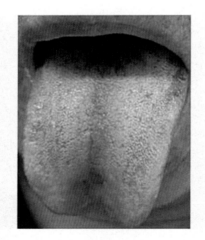

彩图 10　灰苔

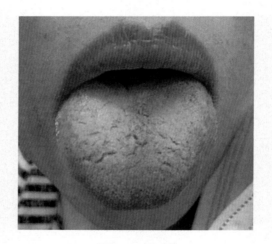

彩图 11　腐腻苔

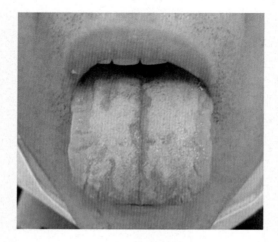

彩图 12　剥落苔